全国卫生高等职业教育规划教材

供护理类专业用

# 健康评估

第2版

主　编　吴光煜

副主编　孙玉梅　黄笑燕

编　委（按姓名汉语拼音排序）

黄笑燕（江西医学高等专科学校）
贾红红（哈尔滨医科大学大庆校区）
刘长江（北京大学医学部）
孙玉梅（北京大学医学部）
佟玉荣（首都医科大学）
王小林（北京大学医学部）
吴光煜（北京大学医学部）
曾妤平（惠州卫生职业技术学院）
张华斌（北京大学医学部）

北京大学医学出版社

JIANKANGPINGGU

**图书在版编目（CIP）数据**

健康评估 / 吴光煜主编 . —2 版 . —北京：
北京大学医学出版社，2015. 3

ISBN 978-7-5659-0986-3

Ⅰ . ①健… Ⅱ . ①吴… Ⅲ . ①健康－评估－高等职业教育－
教材 Ⅳ . ① R471

中国版本图书馆 CIP 数据核字（2014）第 270380 号

**健康评估（第 2 版）**

**主　　编：**吴光煜
**出版发行：**北京大学医学出版社
**地　　址：**（100191）北京市海淀区学院路 38 号　北京大学医学部院内
**电　　话：**发行部 010-82802230；图书邮购 010-82802495
**网　　址：**http://www.pumpress.com.cn
**E-mail：**booksale@bjmu.edu.cn
**印　　刷：**北京瑞达方舟印务有限公司
**经　　销：**新华书店
**责任编辑：**赵　爽　　**责任校对：**金彤文　　**责任印制：**李　啸
**开　　本：**787mm × 1092mm　1/16　　**印张：**20.5　　**字数：**525 千字
**版　　次：**2008 年 1 月第 1 版　2015 年 3 月第 2 版　2015 年 3 月第 1 次印刷
**书　　号：**ISBN 978-7-5659-0986-3
**定　　价：**37.00 元

# 全国卫生高等职业教育规划教材修订说明

北京大学医学出版社于1993年和2002年两次组织北京大学医学部和8所开办医学专科教育院校的老师编写了临床医学专业专科教材（第1版和第2版），并于2000年组织编写了护理专业专科教材（第1版）。2007年同时对这些教材进行了修订再版。因这两套教材内容精炼、实用性强，符合基层卫生工作人员的培养需求，受到了广大师生的好评，并被教育部中央广播电视大学选为指定教材。“十一五”期间，这两套教材中有24种被教育部评为**普通高等教育“十一五”国家级规划教材**，其中3种入选**普通高等教育精品教材**。

进入“十二五”以来，专科教育已归入职业教育范畴。为适应新时期我国卫生高等职业教育发展与改革的需要，在广泛调研、总结上版教材质量和使用情况的基础上，北京大学医学出版社启动了临床医学、护理专业高等职业教育规划教材的修订再版工作，并调整、新增了部分教材。本套教材有22种入选**“十二五”职业教育国家规划教材**，修订和编写特点如下：

**1. 优化编写队伍** 在全国范围内遴选作者，加大教学经验丰富的从事卫生高等职业教育工作的作者比例，力求使教材内容的选择具有全国代表性、贴近基层卫生工作人员培养需求，提高适用性；遴选知名专家担纲主编，对教材的科学性、先进性把关。

**2. 完善教材体系** 针对不同院校在专业基础课设置方面的差异，对部分专业基础课教材实行双轨制，如既有《人体解剖学》《组织学与胚胎学》，又有《人体解剖学与组织胚胎学》《正常人体结构》教材，便于广大院校灵活选用。

**3. 锤炼教材特色** 教材内容力求符合高等职业学校专业教学标准，基本理论、基本知识和基本技能并重，紧密结合国家临床执业助理医师、全国护士执业资格考试大纲，以“必需、够用”为度；以职业技能和岗位胜任力培养为根本，以学生为中心，使教材更适合于基层卫生工作人员的培养。

**4. 创新编写体例** 完善、优化“学习目标”；教材中加入“案例”“知识链接”，使内容与实践紧密结合；章后附思考题，引导学生自主学习。力求体现专业特色和职业教育特色。

**5. 强化立体建设** 为满足教学资源的多样化需求，实现教材立体化、数字化建设，大部分教材配套实用的学习指导和数字教学资源，实现教材的网络增值服务。

本套教材主要供三年制高等职业教育临床医学、护理类及相关专业用，于2014年陆续出版。希望广大师生多提宝贵意见，反馈使用信息，以逐步修改和完善教材内容，提高教材质量。

# 护理专业教材目录

说明：1．“十二五”：**“十二五”职业教育国家规划教材**（“十二五”含其辅导教材）。

2．“十一五”：普通高等教育“十一五”国家级规划教材。

3．“ * ”：普通高等教育精品教材。

4．辅导教材名称：《主教材名称+学习指导》，如《内科护理学学习指导》。

| 序号 | 教材名称 | 版次 | 十二五 | 十一五 | 辅导教材 | 适用专业 |
|---|---|---|---|---|---|---|
| 1 | 医用基础化学 | 4 | | ✓ | ✓ | 临床医学、护理类及相关专业 |
| 2 | 正常人体结构 | 1 | | | | 护理类 |
| 3 | 人体解剖学 | 4 | ✓ | ✓ | ✓ | 临床医学、护理类及相关专业 |
| 4 | 组织学与胚胎学 * | 4 | ✓ | ✓ | ✓ | 临床医学、护理类及相关专业 |
| 5 | 生理学 | 1 | | | | 护理类 |
| 6 | 生物化学 | 1 | | | | 护理类 |
| 7 | 疾病学基础 | 1 | | | | 护理类 |
| 8 | 病理学 | 4 | ✓ | | ✓ | 临床医学、护理类及相关专业 |
| 9 | 病理生理学 | 4 | ✓ | ✓ | ✓ | 临床医学、护理类及相关专业 |
| 10 | 病原生物与免疫 | 1 | | | | 护理类 |
| 11 | 医学免疫学与微生物学 | 5 | ✓ | ✓ | ✓ | 临床医学、护理类及相关专业 |
| 12 | 医学寄生虫学 * | 4 | ✓ | ✓ | ✓ | 临床医学、护理类及相关专业 |
| 13 | 护理药理学 | 4 | ✓ | ✓ | ✓ | 护理类 |
| 14 | 护理学基础 | 4 | ✓ | ✓ | ✓ | 护理类 |
| 15 | 健康评估 | 2 | | | ✓ | 护理类 |
| 16 | 内科护理学 | 3 | ✓ | ✓ | ✓ | 护理类 |
| 17 | 外科护理学 | 3 | | | ✓ | 护理类 |
| 18 | 妇产科护理学 | 3 | | ✓ | ✓ | 护理类 |
| 19 | 儿科护理学 | 3 | | ✓ | ✓ | 护理类 |
| 20 | 传染病护理学 | 3 | | ✓ | ✓ | 护理类 |
| 21 | 急诊护理学 | 3 | | ✓ | ✓ | 护理类 |

续表

| 序号 | 教材名称 | 版次 | 十二五 | 十一五 | 辅导教材 | 适用专业 |
|---|---|---|---|---|---|---|
| 22 | 康复护理学 | 2 | ✓ | | | 护理类 |
| 23 | 精神科护理学 | 1 | | | | 护理类 |
| 24 | 眼耳鼻喉口腔科护理学 | 1 | | | | 护理类 |
| 25 | 中医护理学 | 1 | | | | 护理类 |
| 26 | 护理管理学 | 5 | ✓ | ✓ | | 护理类 |
| 27 | 社区护理学 | 2 | | | | 护理类 |
| 28 | 老年护理学 | 1 | | | | 护理类 |
| 29 | 医护心理学 * | 3 | | ✓ | | 临床医学、护理类 |
| 30 | 护理礼仪与人际沟通 | 1 | | | | 护理类 |
| 31 | 护理伦理学 | 1 | | | | 护理类 |

# 全国卫生高等职业教育规划教材编审委员会

# 序

近十余年来，随着国家教育改革步伐的加快，我国职业教育如雨后春笋般蓬勃发展，在总量上已与普通教育并驾齐驱，是我国教育体系构成的重要板块。卫生高等职业教育同样取得了可喜的成绩。开办卫生高等职业教育的院校与日俱增，但存在办学、培养不尽规范等问题。相应的教材建设也存在内容与职业标准对接不紧密、职教特色不鲜明、呈现形式单一、配套资源开发不足、不少是本科教材的压缩版或中职教材的加强版、不能很好地适应社会发展对技能型人才培养的要求等问题。

进入“十二五”以来，独立设置的高等职业学校（含高等专科学校）、成人教育学校、本科院校和有关高等教育机构举办的高等职业教育（专科）统称为高等职业教育，由教育部职业教育与成人教育司统筹管理。教育部发布了**《教育部关于“十二五”职业教育教材建设的若干意见》**等重要文件，陆续制定了各专业教学标准，对学制与学历、培养目标与规格、课程体系与核心课程等 10 个方面做出了具体要求。职业教育以培养具有良好职业道德、专业知识素养和职业能力的高素质技能型人才为根本，以学生为中心、以就业为导向。教学内容以“必需、够用”为度，教材须图文并茂，理论密切联系实际，强调实践实训。卫生高等职业教育有很强的特殊性，编好既涵盖卫生实践所要求具备的较完整知识体系又能体现职业教育特点的教材殊为不易。

北京大学医学出版社组织的临床医学、护理专业专科教材，是改革开放以来该专业我国第二套有较完整体系的教材，历经多年的教学应用、修订再版，得到了教育部和广大院校师生的认可与好评。斗转星移，转眼间距离 2008 年上一轮教材修订已 5 年，随着时代的发展，这两套教材中部分科目需要调整、教学内容需要修订。在大量细致调研工作的基础上，北京大学医学出版社审时度势，及时启动了这两套教材的修订再版工作，成立了教材编审委员会，组织活跃在卫生高等职业教育教学和实践一线的专家学者召开教材编写会议，认真学习教育部关于高等职业教育教材建设的精神，结合当前高等职业教育学生的特点，经过充分研讨，确定了教材的编写原则和编写思路，统一了教材的编写体例，强化了与教材配套的数字化教学资源建设，为使这两套教材成为优秀的立体化教材打下了坚实的基础。

相信经过本轮修订，在北京大学医学出版社的精心组织和全体专家学者对教材的精雕细琢下，这两套教材一定能满足新时期我国卫生高等职业教育人才培养的需求，在教材建设“百花齐放、百家争鸣”的局面中脱颖而出，真正成为好学、好教、好用的精品教材。

本轮教材修订工作得到了各参编院校的高度重视和大力支持，众多专家学者投入了极大的热情和精力，在主编带领下克服困难，以严肃、认真、负责的态度出色地完成了编写任务，谨在此一并致以衷心的感谢！诚恳地希望使用本套教材的广大师生不吝提出建议与指正，使本套教材能与时俱进、日臻完善，为我国的卫生高等职业教育事业做出贡献。

感慨系之，欣为之序！

程伯基

# 第2版前言

随着医学模式的转变及护理学的迅速发展，在临床工作中广泛开展和实施了“以人为中心”“以护理程序为基础”的整体护理。护理程序的第一步骤——评估是最重要、最关键的一步，它既是执行护理程序的基础，又贯穿于整个护理过程中，这就要求护理人员应该而且必须具有收集护理对象主、客观资料的能力，因此学习健康评估的基本知识和技能的重要性日益受到护理教育工作者的重视，健康评估也逐渐成为高等护理教育中一门重要的主干课程。

健康评估是讲授收集护理对象生理、心理及社会等方面主、客观资料，而后对现存和潜在健康问题做出护理诊断的一门基本理论、基本知识、基本技能和培养临床思维方法的课程，是由医学基础课程、护理学基础课程过渡到临床各专科护理课程之间的桥梁课程。学生通过学习应掌握交谈、常见症状评估、心理及社会评估、身体评估的方法，以及常用辅助检查的内容、方法、临床意义等，并会应用上述收集到的资料进行分析、综合、判断而后做出准确、恰当的护理诊断；学习书写完整的护理病历；同时也应学会应用所学知识监测病情变化、预测病情发展，为今后学习临床各专科护理打下良好的基础。

近年来，随着护理专业高职教育发展的需要，在北京大学医学出版社支持下，我们编写了具有护理专业特点、符合护理专业高职教学需要的第一版《健康评估》教材，在教学中得到广泛应用。随着教育事业的发展，根据教育部关于“十二五”职业教育教材建设的要求，在第一版《健康评估》教材基础上做了修订，编写第二版《健康评估》教材。

本次修订新增加了“心理、社会评估”一篇，编入此篇的目的是为了使学生更完整、系统地学会心理、社会评估内容、方法，以期提高护理专业学生对心理、社会评估的重视程度，并将心理、社会评估的方法更好地应用于临床实践中，提高护理水平及质量。身体评估部分还增加了一些笔者护理学院自拍的图片，可以帮助学生更好地理解和掌握教材内容。实验室检查部分也做了较大删减及调整，内容以常用、重要、够用为原则，并改变了过去的编排方式，而代之以按检查标本的不同来划分节进行编写，以保持其逻辑性和条理性，并注意编入了临床检验的最新进展。其他辅助检查也增加了与临床新进展及护理有关的内容，删除了一些学生较难理解的部分，以保证本教材的先进性及实用性，使内容更适合护理专业高等职业教育学生的水平及需要。

本次修订还在每一章正文前编写了学习目标，以使学生明确学习要求，每章学习结束后，学生可对照学习目标检查是否达到要求，以评价学习效果。而且在教材每章中均编写了1个或几个临床真实案例，每个案例后面还提出了需要思考的问题，以帮助学生掌握教学内容与知识点，促进医学基础课程尽早与临床课程联系，提高学生学习兴趣及培养学生临床思维、分析问题、解决问题的能力。另外，在正文中还加入相关内容的知识链接，以开阔学生视野、扩大知识面、增强学生对本门课程的学习兴趣。每章后附思考题，以引导学生自主学习。

本教材还编写了与主教材相配套的学习指导及多媒体课件，可供学生学习及参考，帮助学生理解和掌握教材内容，也可对教师教学及指导学生学习提供帮助。

在本教材编写前编者们对教材内容进行了广泛、深入的讨论，明确了应根据护理专业培养目标要求，体现以人为中心的整体护理为主导思想进行编写，在内容选择和编写上要具有护理专业特点、符合护理专业教学需要。在编写过程中，编者们广泛参阅了国内外有关教材和专著，并结合我国国情及个人多年的教学和临床实践经验，同时还注意了要符合护理专业高职培养临床护理实用型人才的目标要求，故在教材中既编入了学生学习本门课程所必需掌握的基本理论、基本知识和基本技能，又注意从临床护理工作实际需要出发删繁就简、深入浅出、简单、实用。本书还反映了临床各学科的新进展、新技术，故本书具有实用性、先进性、科学性、系统性，是教授和学习健康评估课程较为理想的教材。

本教材共分为七篇，第一篇交谈，第二篇常见症状评估，第三篇心理、社会评估，第四篇身体评估，第五篇实验室及其他检查，第六篇健康评估资料的整理与分析，第七篇护理病历的书写，分别由全国5所高等院校具有丰富教学及临床经验的护理专业教师、医师编写。

本教材内容丰富，可作为护理专业高职学生学习健康评估的教材，也可作为护理专业教师及临床护理人员学习提高之参考书。

本书的全体编者以高度认真、负责的态度参与了工作，但由于时间仓促，缺点及疏漏在所难免，望各院校师生在使用本教材过程中，能提出宝贵意见和建议。

吴光煜

# 目录

## 第三篇 心理、社会评估



## 第四篇 身体评估

# 第五篇 实验室及其他检查

## 第六篇 健康评估资料的整理与分析



## 第七篇 护理病历的书写

# 绪论

近年来，我国护理学科迅速发展，为护理对象提供高质量的护理服务，实施“以人为中心、以护理程序为基础”的整体护理已成为当今的护理理念。护理程序是一个由评估、诊断、计划、实施和评价五个步骤组成的循序渐进、循环往复的动态过程，其中第一步骤评估是最重要的、最关键的一步，它既是执行护理程序的基础，又贯穿于整个护理过程中。评估过程所收集的资料是否全面、准确，将直接影响到护理诊断、护理计划的正确性。因此，护理专业的学生必须掌握健康评估的基本知识、技能和方法，才能全面、准确地收集、整理与分析护理对象的主、客观资料，并正确做出护理诊断，为采取相应的护理措施提供可靠的依据。

健康评估是一门研究收集护理对象的主、客观资料，以确定其健康状况及护理需要的基本理论、基本知识、基本技能和培养临床思维能力的临床学科。该课程是护理专业的一门重要课程，它以学生已掌握的医学基础知识、护理基本理论、护理程序的基本概念为基础，通过本课程的学习，学生应掌握对护理对象生理、心理、社会的主观资料的评估；身体评估、实验室及其他检查等客观资料的评估，并学习、掌握对资料的整理、综合、分析、判断，以正确做出护理诊断，还应学会正确记录所收集到的主、客观资料，为进一步学习临床护理专业课程奠定坚实的基础。

## 一、健康评估的教材内容

1．交谈　交谈是护理人员通过对护理对象或知情者进行有目的、有计划的系统询问，从而获得健康史的过程。本篇讲述了交谈的原则、技巧和交谈内容。

2．常见症状评估　症状是指在疾病状态下，机体生理功能发生异常时的体验和感受。本篇详述了常见症状的病因、发生机制、临床表现、病人出现症状时的身心反应、评估要点及相关护理诊断等。症状是护理对象重要的主观资料，学生应学会对护理对象所出现的症状进行评估后正确做出护理诊断，为制订整体护理的护理措施奠定基础。本书所述症状除了生理功能异常所出现的症状外，还包括焦虑、抑郁两个症状，以帮助学生掌握病人常见心理障碍方面的知识。

3．心理、社会评估　心理、社会评估从认知能力、情感与情绪、应激与应对、自我概念、社会角色、所属家庭及所处环境等方面，全面阐述了心理、社会评估的意义和方法，及如何获得病人的心理和社会资料等，以帮助学生掌握评估病人心理、社会方面的知识，为今后学生在临床工作中作好心理、社会评估打下坚实的基础。

4．身体评估　身体评估是指评估者用自己的感官或借助简单的工具对护理对象进行细致的观察和系统的检查，以认识正常人体应有的身体特征，发现异常体征的评估方法。体征是护理对象体表或内部结构发生的、能客观检查到的改变，如水肿、心脏杂音等。本篇讲述了身体评估的内容、基本评估方法、异常体征的发生机制及临床意义等。身体评估是获取护理对象客观资料、制订护理诊断的重要手段。学生既要了解相关知识，又必须掌握身体评估的技能和技巧，以便获得护理对象准确的客观资料。

5．实验室检查　是综合运用实验室的各种方法和技术对病人的标本（血液、排泄物、分泌物、体液等）进行检验，从而获得反映机体功能状态、病理变化或病因等的客观资料。本章讲述了临床常用实验室检查项目及其参考值、临床意义、注意事项等，对于近年来临床新开展的检查项目也作了介绍，以反映临床实验室检查技术的新进展。为了适应护理专业教学需要，本章还详述了与护理工作密切相关的实验室标本采集的目的、采集与保存方法、注意事项等有关内容。实验室检查是客观资料的重要组成部分，可帮助护理人员观察病情、判断病情，做出恰当的护理诊断。

6．心电图检查　心电图是应用心电图机描记的心肌生物电流的动作图像，是当前检查某些心脏疾病的重要手段。本章详述了心电图基本知识、正常心电图、临床常见异常心电图的特征及临床意义。本书还收集了多帧临床典型心电图图形，以帮助学生理解与记忆。心电图检查结果是进行健康评估的重要客观资料之一，心电图检查也是临床监测病人、观察与判断病情常用的重要方法。

7．放射影像学检查　放射影像学检查（包括常规X线检查、CT、MRI等）是利用X线特性研究人体结构和器官在生理和病理状态下的形态、功能改变，从而协助临床诊断的一门学科。本章讲述了X线、CT、MRI检查的基础知识；人体重要系统正常、基本病变及临床常见病的X线表现。为了适应护理专业教学及临床护理工作需要，本章还重点介绍了普通X线检查、X线造影检查、CT、MRI检查前的准备及护理。为了帮助学生更好地理解教学内容，本书还附有编者们在临床工作中积累的多幅图片。放射影像学检查结果也是客观资料的重要组成部分。

8．超声检查　是利用超声波的反射原理，对人体软组织的物理特性、形态、结构及功能状态做出判断的一种非创伤性的检查方法。本章介绍了超声波检查的基础知识；正常腹部主要脏器声像图、常见腹部疾病（如肝、胆道系统、肾）和女性生殖系统的声像图特点；为了护理专业教学及临床护理工作需要，还介绍了超声波检查的护理。超声波检查也是取得客观资料的重要手段之一。

9．资料的整理与分析　通过交谈、身体评估以及实验室及其他检查等所获得的护理对象健康状况的主、客观资料，只是完成了护理评估收集资料的过程，此后还必须对所收集的资料进行整理、分析，才能做出准确、全面的护理诊断。本篇介绍了资料整理与分析的基本方法和步骤，以帮助及培养学生以科学的方法发现问题、分析问题和解决问题的临床思维能力。

10．护理病历的书写　对于健康评估所收集到的资料进行综合、分析、归纳和整理，并以文件的形式记录下来，即为护理病历。本篇介绍了书写护理病历的要求、格式和内容。在目前我国尚无普遍认可的、统一的护理病历格式的情况下，本章介绍了北京大学护理学院的入院护理病历格式，并附了病历示例，可作为学生书写护理病历的参考。学生应通过教学及临床实践，掌握护理病历的书写内容、要求，并按要求会书写完整的护理病历，以此培养临床思维能力。

## 二、健康评估的学习方法及要求

健康评估是从医学基础课程过渡到临床护理课程的一门重要课程，其学习方法及要求与学习医学基础课程有很大不同，除课堂讲授外，最突出的变化是从在实验室学习转为面向人体的学习，不仅要在示教室内进行各种技能训练，还要进入医院进行临床实践，在学习中要体现“以人为中心”的护理理念，处处关心、体贴病人，注意建立良好的护患关系。此外，学生还应注意，学习本门课程除要认真学习收集主、客观资料的基本理论和基本知识外，还要注意通过训练牢固掌握各种基本技能、技巧和培养临床思维方法，以提高发现问题、分析问题和解决问题的能力。因此，要理论联系实际，反复实践，勤学苦练，才能学好本门课程，为今后临床各科护理课程的学习打下坚实的基础。

学习本课程的具体要求如下：

1．牢固掌握本课程的基本理论、基本知识，熟练掌握基本技能。

2．学会交谈技巧。

3．掌握临床常见症状及心理、社会评估的基本知识，并能利用交谈技巧收集主观资料。

4．能熟练地进行系统、全面和规范的身体评估。

5．熟悉临床实验室检查项目的参考区间及异常改变的临床意义；实验室标本采集、保存的要求及注意事项等。

6．会区分正常心电图及常见异常心电图图形，并能说明其临床意义。

7．了解放射影像学检查前病人要做的准备和检查结果的临床意义。

8．能根据交谈所收集的主观资料、身体评估、实验室及其他辅助检查结果，按照护理评估要求进行分析与综合，作出初步护理诊断，并予以正确的记录。

9．学会书写及记录完整、规范的护理病历。

（吴光煜）

# 第一篇 交谈

交谈（interview）是护理人员通过对患者或知情者进行有目的、有计划的系统询问，从而获得患者健康史等相关资料的过程，是启动护理服务的第一步。通过交谈所获得的健康史等资料是确定护理诊断和制订护理计划的重要依据之一。同时，健康史的采集为进一步的身体评估及实验室检查结果的收集等提供了线索和依据。此外，通过交谈可以使护理人员与患者建立起相互信任、共同合作的良好互动关系，这对确保护理活动顺利进行是非常重要的。

## 第一章

## 交谈的原则与技巧

### 学习目标

通过本章学习，学生应能够

1. 解释交谈的目的和意义。
2. 复述交谈的基本原则和常用技巧。
3. 根据实际情况做好交谈前的准备。
4. 解释不同交谈技巧的特点及要求。
5. 运用交谈的相关技巧有效地进行资料的收集。

### 案例

许XX，女性，65岁，因“反复咳嗽、喘憋5年”，门诊以“慢性阻塞性肺疾病（COPD）”收治入院。

问题：

1. 你作为该患者的责任护士，在进行交谈前应做好哪些准备？
2. 你认为交谈的重点内容是什么？
3. 你应如何展开交谈？

交谈不仅是收集资料的一种手段，而且更是一门艺术。为使交谈有效进行，达到预期目的，护理人员必须遵循一定的原则，运用相应的技巧。交谈技巧不仅与收集资料的数量和质量密切相关，而且还关系到能否成功建立治疗性护患关系。因此，护理人员必须认真学习和掌握交谈技巧，并在实践过程中不断积累经验。本章主要介绍交谈的基本原则和技巧，但在临床实际工作过程中，会遇到各种不同情况，还需要大家以基本原则和技巧为指导结合具体情况灵活处理。

## 一、交谈前的准备

在正式交谈开始前，应做好如下准备：

1．交谈环境　首先要保证交谈环境安静、舒适。此外，还要注意能够保护隐私。必要时，应选择单独的房间进行。

2．交谈内容的准备　事先考虑好交谈中要了解的主要资料及其顺序等。必要时，可将交谈提纲写在纸上，以免遗漏。

3．预测可能出现的问题　事先了解患者的基本情况，预测交谈中可能遇到的问题及需采取的相应措施。

4．交谈时机的选择　应根据具体情况选择适当的时机进行交谈。病情急重者，应及时进行重点资料的收集。若病情允许，尽量选择患者已安顿后，且没有相关检查等其他事情干扰的情况下进行。必要时可与患者协商决定。

## 二、交谈的一般原则和技巧

交谈过程中，护理人员必须保持高度的同情心和责任感。态度要诚恳热情，耐心倾听患者的诉说。必要时可进行适当的引导、提问、反馈等。同时要注意观察患者的非语言行为，如眼神、动作等所传递的信息。交谈的基本原则及常用技巧如下：

### （一）交谈开始

1．有礼貌地称呼对方　可根据患者的年龄、性别、职业、文化背景等不同而有所选择。应避免以床号称呼对方。

**知识链接**

**称呼语**

称呼语指的是在称呼某人时所用的词语。根据与称呼对象的关系，可分为亲属称呼和非亲属称呼（也称社会称呼）。称呼语可以是人称代词、个人姓名、表示亲属关系的名词，或者是头衔、昵称以及名词词组等。称呼语不仅仅具有语言功能，更重要的是它体现了交流双方之间的角色关系、彼此的感情基础。因此，在人际交往过程中，要特别重视称呼语的选择和使用。

2．自我介绍　护理人员应先做自我介绍，包括姓名、职称以及在护理该患者中的角色等。

3．有关说明　应向患者介绍交谈的目的及所需的大概时间，并保证其隐私将受到保护。

4．进行一般性交谈　先进行一般性交谈，如询问患者的姓名、年龄、民族、职业等，并积极寻求与患者之间的共同之处，以缓解患者的紧张情绪，使交谈在轻松和谐的气氛中进行。

**（二）交谈过程**

由一般性交谈过渡到健康史的收集，是护患交谈的主要目的所在。为在有效的时间内全面、准确地收集健康史的有关资料，应注意采取以下原则和技巧：

1．循序渐进逐步深入　一般由简单问题开始，逐步深入进行有目的、有层次、有顺序的询问。如首先可询问患者“您哪儿不舒服？”，“您这次就诊的主要目的是什么？”。然后，再通过一系列问题逐步深入了解其本次疾病的原因、经过、有关症状的特点等。

2．采取适当的提问形式　交谈常常是通过护理人员的提问逐渐进行的，不同的提问方式有不同的效果。交谈过程中，应根据具体情况采取适当的提问形式。

（1）开放式问题：提问没有可供选择的答案，可以使患者对有关问题进行更详细的描述，如“发热后，您是如何处理的？”。其缺点是患者可能抓不住重点，甚至离题而占用大量时间。

（2）闭合式问题：可以用简单的一两个词，或“是”，“否”就能回答的问题，如“您的年龄？”，“您吸烟吗？”等。除年龄、性别等特定问题外，闭合式问题还用于患者存在焦虑、语言受限或身体不适等情况下。其缺点是不利于患者表达自己的感受及提供额外信息，使获得的资料不够准确和全面。若交谈中过多使用，还会使患者产生压抑感、被动感，不利于主动参与交谈。

此外，应注意在询问敏感问题时，可采用委婉的提问方式，以消除其对回答这类问题的顾虑。例如，可以对一个男性患者说，“许多男患者都很关心性传播疾病的问题，您对这方面有什么疑问吗？”。

3．避免暗示性提问　暗示性提问是一种能暗示提问者倾向性的提问方式，如“你的大便发黑吗？”，此时，患者可能会为了迎合提问者而随声附和。更恰当的提问方式应该是“你的大便什么颜色？”。

4．避免使用医学术语　护理人员应使用患者能够理解的、熟悉的词汇进行询问与交流，避免使用医学术语，否则容易造成误解或交谈的中断。

5．采取接受和尊重的态度　倾听往往是最有效的沟通技巧，可以使患者感到自己的话受到重视而愿意继续交谈下去。对患者所说的话不要予以评判或给予不切实际的保证。护理人员也可以适时给予语言上的支持，如“作为一个母亲，我很理解您的苦衷”等。在交谈过程中，可通过患者的语言及非语言行为察觉其躯体不适或情绪反应，给予适当调整。对不愿回答的问题，不要强迫其回答。若为重要的资料，则需向患者做好解释，解除其顾虑。

6．切入 / 重回主题　在交谈过程中，经常遇到患者抓不住重点、离题或试图避免谈及某项问题等情况。如果断然中断谈话或改变话题，是很不礼貌的行为，会令对方不舒服甚至产生敌对情绪而破坏交谈气氛。此时，必须运用相应技巧帮助对方回到原来的主题，并就重点问题展开描述。如“我很愿意在稍后的时间与您讨论这些问题，现在您先谈谈这次发热的情况，好吗？”。

7．非语言性沟通技巧　在交谈中，除要掌握语言性沟通技巧外，还应善于运用非语言性沟通技巧。交谈中常用的非语言性沟通技巧有：

（1）保持双目平视：表示交谈双方是平等的，对交谈有兴趣，愿意与之交谈，可以使患者畅所欲言，避免产生受压抑感。

(2) 体态语言：如护理人员以舒适的姿势坐下来，暗示出交谈需要一定的时间以及对交谈的兴趣；适时点点头或会意的一笑表示听清楚并接受对方所说的话等，鼓励对方继续说下去。

(3) 距离：是指护理人员与患者在谈话时所保持的距离。过远或过近均可影响交谈的有效进行。过近，容易使人感到不舒服；过远，则容易使人感到彼此缺乏信任、对交谈缺乏兴趣。理想的谈话距离与双方的关系及文化背景等有关。一般以彼此能清楚地观察对方的反应，听到对方适中音量的交谈，而不受对方体味的干扰为宜。

**知识链接**

### 人际交往距离

交往双方的人际关系以及所处情境决定着相互间自我空间的范围。美国人类学家爱德华·霍尔博士划分了四种距离，即公共距离、社交距离、个人距离、亲密距离。公众距离，一般在3.7m以上，适用于演讲者与听众、教室里的教师与学生等场合；社交距离一般在1.3 ~ 3.7m之间，适用于彼此关系不是很熟的情况下；个人距离是非正式的个人交谈时最常保持的距离，多适用于朋友之间或一些特殊场合，一般为0.45 ~ 1.2m。亲密距离是很熟的朋友、亲人、情侣和夫妻之间才会出现，可以在0.45m以内。

(4) 触摸：在非语言沟通中代表一种亲密的行为，表示彼此关系密切，具有鼓励和关爱的含义，有助于建立彼此信任的关系。但由于交谈双方的年龄、性别和文化背景不同，其被接受的程度及表现形式不同，若使用不当会产生负面效果。因此，在运用触摸技巧时应加以注意。

**知识链接**

### 触摸的文化差异

在马来西亚，不要触摸被其视为神圣不可侵犯的头部和肩部。地中海以南的国家，如土耳其人或者西班牙人，其彼此之间的触摸程度远比北欧文化或亚洲文化高得多。很多亚洲人和印第安土著人甚至家族成员之间的触摸都很少。意大利人喜欢不停地拍拍、碰碰人，表示亲热和友好。美国大部分人不喜欢触摸，除非是熟人或友人。

(5) 沉默：沉默给人以思考和调适的机会。适当的沉默对护理人员及患者都是有益的。一方面，它为患者提供了思考所提问题、组织自己的想法及调整情绪的机会。另一方面，护理人员可借此观察患者的情绪状态及非语言性表达，以及思考患者所反映的问题等。

8．及时核实信息　为确保所获得的资料的准确性，在交谈中必须对含糊不清或存有疑问或矛盾的内容进行核实。常用的核实方法有：

（1）澄清：要求患者对模棱两可或模糊不清的内容做进一步的解释说明。如“您说您感到压抑，请具体说一下是怎样的情况，好吗？”。

（2）复述：以不同的表述方式重复患者所说的内容。“您说的是：三天前您开始不爱吃东西，特别是油腻的食物，曾吐过一次，而且感觉浑身无力，一天前发现尿色变深。是这样吗？”。

（3）反射（反问）：以询问的口气重复患者所说的话，不但可避免加入自己的观点，还可鼓励患者提供更多的信息。“您说您夜里睡眠不好？”。反射也可以用于描述患者非语言行为，并询问其原因。如“我注意到您总爱向窗外看，有什么原因吗？”。

（4）质疑：用于患者所说的与你所观察到或其前后所说的内容不一致时。如“您说您对自己的病没有任何顾虑，可您的眼睛却红红的，能告诉我这是为什么吗？”。

（5）解析：对患者所提供的信息进行分析和推论，并与患者交流。患者可以对你的解析加以确认、否认或提供另外的解释等。

#### （三）交谈结束

在交谈即将结束时，护理人员应有所暗示或提示，如看看表或对交谈内容做出结语等，切忌突然结束话题。结语是指护理人员以简单、扼要的方式对患者所叙述的内容进行总结、复述。结语可使交谈双方找出所讨论的主要内容、所涉及的内容是否全面等。尤其是在患者语言表述漫无边际、对事件描述缺乏顺序的情况下，这样做是非常有帮助的。

此外，在交谈过程中，由于所涉及的内容比较多，在由一个内容转向另一个内容时，也要注意有所提示。如“我现在已经了解了您这次患病的情况，为了更好地为您提供护理，还需要了解一下您平时生活习惯等，您能说一说您平时的饮食习惯吗？”。

### 三、特殊情况的交谈技巧

在交谈过程中，可能会遇到交谈对象缄默不语、伤心哭泣、充满敌意等情景，亦或交谈对象病情危重、语言障碍或来自不同的文化背景等。护理人员必须掌握面对这些特殊情况时的交谈技巧，必要时应对交谈的环境安排、内容及时间的选择等进行适当调整。常见的特殊情景有：

#### （一）情绪改变或异常

1．缄默与忧伤　缄默是交谈过程中经常遇到的现象。引起缄默的可能原因有：①患者因疾病而使情绪难以控制，或护理人员所提问题触及其敏感处而致伤心；②对护理人员的提问或表现不满而沉默不悦；③护理人员过多、过快的直接提问使患者惶惑而被动。患者若因患病而伤心、哭泣、情绪低落，护理人员应予以安抚、理解以及适当等待，待患者镇定后再继续询问。对于交谈不当引起者，护理人员应及时察觉，予以避免。

2．焦虑与抑郁　患者由于疾病、住院等常会出现焦虑不安等情绪，护理人员可从其言语、表情和行动中观察到。应鼓励患者讲出其感受，确定问题的性质，给予适当的宽慰和保证，但应注意分寸。抑郁也是临床常见的异常情绪，应予以重视。交谈时可较多采用直接提问，并应注意与患者的感情交流，努力成为其朋友，以便逐渐找出其抑郁的原因。对疑有抑郁症者应请精神科会诊。

3．愤怒与敌意　可能由于疾病而情绪失控，迁怒他人，也可能护理人员举止或言语不当而致患者愤怒或怀有敌意。此时，护理人员一定不能发怒或耿耿于怀，应采取坦然、理解、不卑不亢的态度，尽量发现其发怒的原因并予以说明，注意切勿使其迁怒他人或其他部门。

**（二）多种症状并存**

有的患者同时存在多种症状，特别是慢性过程而又无侧重时，应注意在众多症状中抓住关键、把握实质。此外，还要注意在排除器质性疾病的同时，应考虑由精神因素引起的可能症状。一经核实，不必深究。

**（三）重危、晚期患者**

若病情紧急，为争取时间，重点应放在对目前主要问题的评估，而且要边评估边给予抢救处理，对于与目前紧急情况无关或关系不大的资料（如既往健康状况等）可在以后补充完善。若病情危重、病痛或治疗等导致语言表达受限时，可适当应用非语言表达方式，突出重点以缩短交谈时间，其余资料可由亲属或其他来源获得。临危或疾病晚期患者因对治疗失去信心可有拒绝、抑郁、沮丧、孤独等情绪，应给予特别的关心，引导其做出反应。此时，亲切的言语、关切的目光以及表示愿意在床旁多待些时间等对患者都是极大的安慰和鼓励。对诊断、预后等的回答要力求中肯，更不要与其他医务人员的回答相矛盾。

**（四）文化程度低**

文化程度低一般不妨碍其提供适当的健康资料。但要注意的是他们常常对病痛的忍耐力较强，常不能主动陈述；对医护人员的尊重以及对环境的生疏等而表现得过于顺从。交谈时，态度应诚恳、热情，鼓励其谈出真实的感受，解除不必要的顾虑；语言应通俗易懂，减慢语速，对不易理解的问题应做必要的重复及核实。

**（五）儿童与老年人**

不同年龄阶段的患者，由于所处的生理及心理发展阶段不同，其参与交谈的能力不同。对于成年人来说，交谈的主要对象可以是其本人。而对于儿童或婴幼儿来说，信息的主要提供者可能是其父母或保姆等。此时，应特别注意保持儿童或婴幼儿本人参与交谈的重要性。护理人员可通过自我介绍、询问某些问题或让其触摸仪器等，使其感到自己也是交谈的一员。如果是老年人，则可能存在听力、视力、记忆力等生理功能的减退，交谈时应注意减慢语速、提高音量，以及采取面对面交流的方式使其能看清你的表情及口型等。同时应注意观察患者的反应，必要时应做适当的重复及核实。

**（六）残疾人或语言障碍**

对于残疾人应给予更多的关心、同情和支持。对于聋哑人或其他原因导致语言障碍者，可用简单明了的手势或体语，也可请其他知情者代述或解释，并注意观察患者的表情。必要时可做书面交流。对于盲人应给予适当的帮助和支持，交流前应先向患者介绍现场的人员及器具摆放情况，并搀扶其就坐，确保患者舒适。交谈时应仔细聆听，及时做出语言应答。

**（七）不同文化背景**

不同文化背景的人在对健康或疾病的看法、与他人分享自己的想法以及维护隐私等方面存在着许多差异。护理人员在安排交谈内容及选择交谈技巧时，必须考虑到患者文化背景的影响。

若语言不通，则最好找到翻译，并请如实翻译，不可只是解释或总结。同时要注意反复核实。有时也可借助体语、手势等非语言交流手段。

## 思考题

1．请结合自己或他人患病就诊时的经历，说明在交谈过程中应注意的问题。

2．你即将接诊一位信奉伊斯兰教、拟行胃大部切除术的患者，在与之交谈之前你需要做哪些准备？为什么？

3．你认为护士通过与患者的交谈可以了解哪些信息？了解这些信息的意义是什么？

（孙玉梅）

# 第二章

# 交谈内容

**学习目标**

通过本章学习，学生应能够
1. 描述交谈的主要内容及其意义。
2. 解释主诉及现病史的概念、现病史的主要内容。
3. 描述日常生活型态、既往史、个人史、过敏史及家族史的主要内容及注意事项。
4. 解释心理、社会状况评估的主要方法、内容及注意事项。
5. 全面准确地进行一般资料、健康史资料的收集。

**案例**

谭XX，男，35岁，昨天晚餐后出现腹部不适、恶心、呕吐，进而腹痛难忍，于今晨前来急诊。

问题：

在与患者进行交谈时，你认为应重点了解哪些信息？为什么？

交谈的主要目的在于了解患者目前、过去的健康状况及其影响，是对患者生理、心理及社会等各方面整体健康状况的全面系统的主观资料收集过程。交谈所收集的资料统称为健康史，主要包括入院原因、日常生活型态、既往史、个人史、过敏史、家族史、心理社会状况等。除健康史以外，还应了解患者的年龄、性别等一般资料。

## 一、一般资料

一般资料包括姓名、性别、年龄、出生地、民族、婚姻状况、文化程度、职业等。许多健康问题的发生与性别、年龄、出生地、婚姻状况及职业等有关。不同的民族往往有不同的饮食、生活习惯和宗教信仰。文化程度及职业等可帮助我们理解和预测其对健康状况的变化等的反应、选择适宜的健康教育方式等。其中，年龄应为实足年龄，不应以“儿童”，“成人”等代替。职业应记录具体的工种。

除此以外，还应包括患者的通讯地址、电话、联系人及联系方式等，以便与其家人联系和今后的随访。同时应注明资料来源（若资料来源并非患者本人，应注明其与患者的关系）及可靠程度、资料收集日期等，便于今后查阅时参考。

## 二、入院原因

### （一）主诉

主诉是患者感觉最痛苦或最主要的1个或2～3个症状或体征及其经过时间，也是本次就诊的主要原因。陈述时要简短、扼要，具有高度的概括性。确切的主诉可以初步反映病情的轻重缓急。如“发热、头痛16小时”，“乏力、纳差5天，尿黄3天”。对当前无明显症状或体征，诊断资料和入院目的十分明确者，也可以用以下方式记录，如“胸部X线发现右肺阴影1周”，“乳癌术后半年，第5次化疗”等。

### （二）现病史

现病史是关于患者目前所出现的健康问题的发生、发展及应对的全过程的描述。主要内容如下：

1．起病情况与患病时间　不同疾病的起病或发作有不同的特点。有的疾病起病急骤，如脑栓塞、心绞痛等；有的疾病起病潜隐，如结核病、肿瘤等。脑血栓常发生于睡眠时，而脑出血则常发生于激动或紧张的状态下。详实的起病情况可为寻找病因提供重要线索。患病时间是指起病至就诊或入院的时间。时间长者可按年、月、日计算；起病急骤者可按小时、分钟计算。几个症状先后出现者，应按其出现的时间顺序分别加以描述。

2．主要症状的特点　包括主要症状出现的部位、性质、发生的频率、持续时间和程度、诱发因素、加重或缓解因素等。症状出现的部位、性质等常为寻找病因提供重要依据，同时也是确定护理诊断及制订相应护理措施的重要依据。如上腹痛常提示为胃、十二指肠或胰腺病变；右下腹痛则多为阑尾炎所致。心肌梗死常为心前区压榨性痛；胃、十二指肠溃疡多表现为周期性、节律性隐痛。支气管哮喘常于接触过敏原后发作；而胆道、胰腺疾病疼痛多因进食而诱发或加重，禁食后可缓解。

3．伴随症状　与主要症状同时或随后出现的其他症状。伴随症状常可为确定病因提供重要线索。如胸痛伴咳嗽、咳痰或咯血者提示为肺部疾病所致；腹泻伴呕吐，则可考虑为饮食不洁或误食毒物所致的胃肠炎。对伴随症状也应详细询问其特点，并提出相应护理诊断。

4．病情的发展演变过程　包括有关症状的变化及有无新的症状出现等。如有消化性溃疡史者突然出现全腹剧烈疼痛，则应考虑胃肠道穿孔的可能。

5．所采取的处理措施及其效果　包括疾病发生后，患者是如何看待和处理的、曾接受了哪些诊疗及护理措施、其效果如何？这些内容不仅反映了患者对疾病的态度、重视程度以及应对型态，同时也为制订护理措施提供了参考。曾进行的治疗应问明药物名称、剂量及时间等，记录时所提及的药物名称、曾做的诊断应以双引号进行标注。

## 三、日常生活型态及自理能力

对日常生活型态及自理能力的了解有助于发现其可能存在的不良生活行为，并可根据其不同的生活习惯找出适宜的方法帮助其维持和恢复健康。收集资料的主要内容如下：

### （一）饮食与营养型态

平素的饮食习惯包括饮食类型及营养搭配、每日的进食量及餐次、饮水情况、进食和饮水有无特殊习惯等，咀嚼及吞咽习惯，营养状况。此次患病后在饮食习惯、食欲及体重等方面有无变化或特殊要求等。

**（二）排泄型态**

大便：平素有无规律及时间，每日大便的次数、性状和量，有无排便困难及影响排便的因素，是否使用泻药或其他辅助排便的方法等。此次患病后有无排便习惯的改变及可能的原因等。

小便：平素每日小便的次数、性状和量，有无尿频、尿痛、排尿困难等。此次患病后排尿习惯有无改变及可能的原因等。

**（三）休息与睡眠型态**

指睡眠、休息及放松的方式与习惯。主要内容包括平素睡眠有无规律、每日睡眠时间、晚间入睡及晨起的时间、是否午睡、是否需要药物或其他方式辅助睡眠、醒后是否感觉精力充沛。此次患病后有无睡眠规律及睡眠质量的改变等。

**（四）自理能力及日常活动**

自理能力是指完成日常活动，包括进食、穿衣、洗漱、如厕、做饭、购物等的能力。应注意有无自理能力受限，受限的范围、程度、原因及表现，有无使用辅助器具等。此外，还要了解其平素的锻炼及休闲习惯，如有的人喜静而少活动，有的人喜动而乐于各种锻炼，而这些习惯常与疾病的发生、发展有一定的联系。

若日常生活型态及自理能力的改变已在现病史中描述，则不必重复，可标注为“详见现病史”。

**知识链接**

**功能性健康型态**

Marjory Gordon 于 1974 年提出了功能性健康型态的理论框架，包括以下 11 种功能性健康型态：健康感知—健康管理型态、营养—代谢型态、活动—运动型态、排泄型态、睡眠—休息型态、认知—感知型态、自我感知—自我概念型态、角色—关系型态、性—生殖型态、应对—应激耐受型态、价值—信念型态。功能性健康型态不仅充分体现了整体护理的理念，同时由于其与护理诊断有较好的对应关系，被广泛地应用于临床，用以指导护理人员收集、分析和整理患者健康资料的理论框架。

## 四、既往史

收集既往史的主要目的是了解患者过去所存在的健康问题、求医经验及其对自身健康的态度等。患者过去所患疾病可影响其目前健康状况及需求，同时，通过对其过去健康问题反应的了解可以预测其对目前及将来健康问题的可能反应。因此，既往史的收集可以为制订和选择今后的治疗与护理方案提供重要的依据。

既往史包括以下内容：①既往的健康状况；②曾患过疾病的时间、诊疗经过及转归情况等；③有无外伤史、手术史以及住院经历等，有者应详细询问其时间、原因，手术的名称，外伤的诊疗与转归等。

## 五、个人史

1．出生及成长情况　包括出生地、居住地与居留时间（尤其是疫源地和地方病流行地区）、传染病接触史及预防接种史等。对于儿童应详细了解其出生、喂养、生长发育等情况。

2．月经史　对于青春期后的妇女应询问其月经初潮年龄、月经周期和经期的天数、经血的量和颜色、经期症状、有无痛经和白带及末次月经日期。对于已绝经妇女还应询问其绝经年龄。记录格式如下：

$$\text{初潮年龄}\ \frac{\text{行经期（天）}}{\text{月经周期（天）}}\ \text{末次月经时间（LMP）或绝经年龄}$$

3．婚育史　婚姻史包括婚姻状况、结婚年龄、对方的健康状况、性生活情况、夫妻关系等；女性应询问妊娠与生育次数和年龄、人工或自然流产的次数、有无死产、手术产、产褥热和计划生育状况；男性应询问有无生殖系统疾病等。

4．嗜好　主要了解患者有无烟、酒、麻醉品或其他特殊嗜好。若有，应详细询问应用的时间与摄入量，以及有无戒除等。

## 六、过敏史

应记录有无对食物、药物或其他接触物的过敏史。若有，应记录发生时间、过敏原和过敏反应的具体表现。

## 七、家族史

主要是了解其直系亲属，包括父母、兄弟、姐妹及子女的健康状况、患病及死亡情况。特别应注意询问有无遗传性、家族性、传染性疾病或同样疾病，以及直系亲属死亡年龄及死因等，以明确遗传、家庭及环境等对患者目前的健康状况和需求的影响。

## 八、心理、社会状况

心理、社会状况主要通过交谈以及在交谈过程中对患者言行举止的细心观察进行分析和判断，必要时可进行相应的检查，或借助某些测量工具，如焦虑量表、社会支持量表等进行评定。

良好的护患关系、隐私的保护及必要的解释是做好心理、社会状况评估的关键和基础。许多心理、社会资料在交谈之初很难准确获得，但常可在今后的护理过程中，随着患者对医护人员信任的增加而逐渐明晰。

心理、社会状况评估是健康评估的重要内容之一，涉及的内容也较为广泛，结合目前国内的临床实际工作情况，心理社会状况的评估主要包括以下几个方面：

1．情绪状态　评估时，应鼓励患者谈出自己的心境、持续时间、原因、对目前状况的感受以及对未来的看法等。通过患者的自我描述，结合评估者对其语音、语调、外部表情及行为的观察等判断其目前的情绪状态，尤其是患病等对其情绪的影响，注意有无焦虑、抑郁、失望、沮丧、恐惧、愤怒等。记录时，患者的描述尽量引用其原话。

临床上较常见的情绪反应为焦虑和抑郁。有关内容详见第二篇常见症状评估。

2．对所患疾病的认识　除本次入院的主要疾病外，还应包括同时伴发的其他疾病，尤其是伴发的各种慢性病。主要是患者对所患疾病的病因、发展与转归、预防与康复措施等相关知识的了解程度、对参与护理的意愿与态度、自我管理行为等。通过这些资料可确认患者是否存在认识上的误区或相关的知识缺乏等，为确定护理诊断及制订有针对性的护理计划提供重要依据。对所患疾病的认识是以良好的认知功能状态为基础的，若患者存在相应的认知功能障碍，应加以注明。

3．应激与应对能力　每个人在生活过程中都会遇到各种应激源的刺激而引起应激反应。适度的应激是个体成长所必须的，对健康是有益的。若应激反应过强、持续时间过长，则不利于健康，甚至可导致疾病。评估时应注意询问日常生活中，可利用的应对资源、对应激事件的反应、所采取的主要应对方式及其效果等；近期有无重大应激事件，由此而引起的应激反应、所采取的应对措施及其效果、期望得到的帮助等。必要时可参考应激与应对的有关量表或问卷，如生活事件量表（LES）、特质应对方式问卷、医学应对方式问卷等。

4．社会支持系统　主要通过家庭关系、社会交往及社会保障等方面加以体现。家庭关系包括家庭的成员结构、成员间的相互关系与家庭氛围、患者在家庭中的角色、地位及其与家人的关系等，由此可以判断患者是否拥有良好的家庭支持系统以及对其休养和康复可能带来的影响等。社会交往主要包括患者与周围人（如朋友、同事、领导等）的人际关系、经常参加的社交活动及所扮演的角色等。此外，还应注意了解患者可利用的其他社会资源等。必要时，可借助相关的评估量表，如社会支持评定量表等进行评估。

5．生活与工作环境　应注意了解其生活及工作环境中是否存在影响其目前健康状况的因素，所从事的工作及工作环境、与工业毒物接触情况及时间等。

6．经济状况　包括主要的经济来源、收入状况、有无经济负担等。

7．文化评估　可通过患者的籍贯、宗教信仰、所使用的语言等初步判断患者的文化背景，初步判断是否存在可能的文化差异。若存在文化差异，应对患者的风俗习惯、有无相关的禁忌等做进一步的了解和询问，并注意采取患者能够接受和熟悉的方式与患者进行沟通以及开展以后的护理工作，努力避免和减轻患者可能的文化休克。

**知识链接**

### 文化休克与文化强迫

文化休克是指在试图理解或适应不同文化群体时，由于不同的文化价值观、信念和习惯而经历的不舒服、无助以及不知所措的感觉。文化休克的程度与文化差异的程度及个人的背景因素等有关：文化差异越大，个人所处的文化越单纯，过去接触其他文化的经验越少，其文化休克的程度越大。

文化强迫是指有意或无意地将自己的文化价值观、信念和行为强加于来自另一文化的个人或群体。在护理过程中，若护士不了解患者的不同文化背景的可能影响，就可能出现文化强迫，导致患者出现应激、不合作、文化冲突以及伦理或道德问题。

## 思考题

1．如何才能做到全面、准确地进行现病史的收集？
2．如何准确判断患者的情绪状态？
3．患者“对所患疾病的认识”包括哪些内容？了解这些内容的目的是什么？

（孙玉梅）

# 第二篇　常见症状评估

## 第三章

## 发　热

学习目标

通过本课程学习，学生应能够

1．叙述发热的定义。

2．解释发热的病因、发病机制。

3．解释发热的临床过程、各种热型的特点及临床意义。

4．应用所学知识对发热患者进行护理评估并作出相关护理诊断。

案例

患者男，33岁。因3日来发热、咳嗽、胸痛急诊入院。患者3日前因淋雨受凉后出现畏寒、发热，体温持续在39～40℃，并咳嗽，有少量痰，为铁锈色，同时伴有气促、右侧胸痛，咳嗽或深呼吸时胸痛加剧，为进一步诊治收入院。

问题:

1．该患者发热的原因及机制可能是什么？

2．该患者发热是什么热型？

3．该患者主要护理诊断是什么？

机体在致热原的直接作用下，或各种原因引起体温调节中枢功能紊乱，导致产热过多，散热减少，体温升高超过正常范围，称为发热（fever）。发热是临床最常见症状之一，又是发热性疾病所共有的一种病理生理过程。

【体温的调节及正常范围】

体内产热主要在肝及肌肉，特别是骨骼肌产热尤为突出，散热大部分从人体表面，通过辐射、对流和蒸发出汗散出。体温调节中枢位于下丘脑，下丘脑后区为产热中枢，前区为散热中枢。体温受大脑皮质及丘脑下部体温调节中枢所控制，又受神经、体液因素调节产热、散热过程，以保持其动态平衡，维持人体体温在正常范围内。

一般认为休息状态下，口腔温度不超过37.2℃，直肠温度不超过37.6℃，腋窝温度不超过37℃，超过以上界线时，临床上多认为是体温增高，即发热。

**知识链接**

### 体温的生理变异

体温受人体内外环境影响可稍有变化。昼夜间有一定变动，清晨体温较低，下午6点到晚上10点可达最高峰，一般不超过1℃。剧烈体力活动后、情绪激动、紧张都使产热增加。高温环境下工作、炎热的夏季，人体体温均可暂时升高，这种生理性升高，通过自动调节，不久就可恢复正常。内分泌功能生理周期的改变也会影响体温，例如妇女在月经前和妊娠期体温可稍高于平日。还应注意体温与年龄的关系，如小儿年龄越小，体温调节功能越差；老年人代谢率较低，则体温相对较低。

【病因】

**（一）感染性发热**

临床上以感染性发热多见。常见于各种病原体如细菌、病毒、真菌、支原体、原虫等引起的发热。细菌感染如肺炎、肾盂肾炎、结核、伤寒等；病毒感染如流行性感冒、乙型脑炎、流行性出血热、麻疹等；原虫感染如疟疾、阿米巴病等。

**（二）非感染性发热**

1．无菌性组织损伤　包括机械性、物理性或化学性因素所致组织损伤，如大手术后组织损伤、内出血形成血肿、体表大面积烧伤等。血管栓塞或血栓形成而引起的心肌、肺等内脏梗死或肢体坏死。

2．恶性肿瘤　原发性肝癌、淋巴瘤、急性白血病等癌症易引起发热。

3．免疫性疾病　由于抗原、抗体反应，常见的有药物热、类风湿性关节炎、系统性红斑狼疮等。

4．中枢神经性发热　如中暑、脑出血、颅骨骨折等。以上原因可以直接损害体温调节中枢，致使其功能失常而引起发热。

5．产热、散热异常　产热过多可引起发热，如剧烈运动后、甲状腺功能亢进症、癫痫等。散热障碍引起发热，如广泛性皮炎、慢性心功能不全时，由于心搏出量降低，皮肤血流量减少及水肿隔热作用，使散热减低易引起低热。

6．自主神经功能紊乱　由于自主神经功能紊乱，影响正常的体温调节过程，使产热大于散热，体温升高，多为低热，常伴有自主神经功能紊乱的其他表现，属于功能性发热，包括夏季热、女性月经前或早孕期发热。

【发生机制】

**（一）致热原性发热**

是导致发热的主要原因，致热原分外源性及内源性两种：

1．外源性致热原　包括各种病原体及其代谢产物、抗原抗体复合物、炎症性渗出物、组织坏死物质等。外源性致热原不能直接作用于体温调节中枢。

2．内源性致热原　又称白细胞致热原，如白介素（IL-1）、肿瘤坏死因子（TNF）和干扰素等。主要来源于中性粒细胞和单核细胞，这些细胞含有的无活动性微量致热原，在受到外源性致热原作用下被激活后，释放内源性致热原入血。内源性致热原分子量小，可通过血脑屏障，作用于下丘脑体温调节中枢而引起发热。

**（二）非致热原性发热**

1．体温调节中枢直接受损　如颅脑外伤、出血、炎症等。

2．引起产热过多的疾病　如癫痫持续状态、甲状腺功能亢进症等。

3．引起散热减少的疾病　如心力衰竭、广泛性皮肤病等。

【临床表现】

发热多表示疾病存在的一种信号，各类发热性疾病，其发热高低、起病缓急、热型及恢复情况有所不同，现将发热特点分述如下：

**（一）发热程度**

以口腔温度为标准，发热程度可分为：① 低热：37.3 ～ 38℃；② 中等热：38.1 ～ 39℃；③ 高热：39.1 ～ 41℃；④ 超高热：41℃以上。

**（二）发热的临床过程及热型**

发热的临床过程一般可分为三个阶段（图 3-1）。

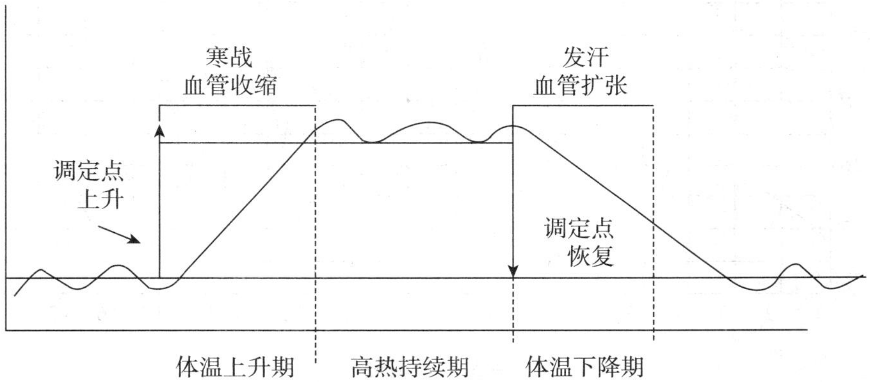


**图 3-1　发热的临床过程**

1．体温上升期　患者多感到疲乏无力、全身不适、肌肉酸痛、畏寒或寒战等。体温上升有两种形式：① 骤升型：体温迅速上升，在数小时内可达 39 ～ 40℃或以上，常伴有寒战。小儿易出现惊厥。多见于大叶性肺炎、败血症、急性肾盂肾炎、输液反应等。② 缓升型：体温逐渐上升，经数日可达高峰，常见于伤寒、结核病等。

2．高热持续期　此期特点是产热和散热过程在较高水平上保持相对平衡。体温上升达高峰之后保持一段时间，可持续数小时、数天或数周。患者常自觉灼热，皮肤苍白转为潮红，呼吸加快。由于病因不同，发热的热型常见下列几种：

（1）稽留热：体温持续在 39 ～ 40℃或更高，可保持数日或数周，体温每日波动在 1℃以内。此种热型可见于大叶性肺炎、伤寒等（图 3-2）。

（2）弛张热：为持续高热39℃以上，每日体温波动在2℃以上，但最低温度仍不降至正常。此热型多见于化脓性感染、败血症、结核病等（图3-3）。

（3）间歇热：高热期与无热期交替出现。高热时体温可达39℃以上，持续数小时后体温骤降至正常；无热期体温正常可达数小时或数日，然后，体温又突然升高，如此反复发作。典型疾病见于疟疾、急性肾盂肾炎等（图3-4）。

（4）不规则热：为一种常见热型，体温变动极不规则，高热持续时间不定，每日体温波动的范围也不定。此种热型可见于风湿热、结核病、支气管肺炎等（图3-5）。

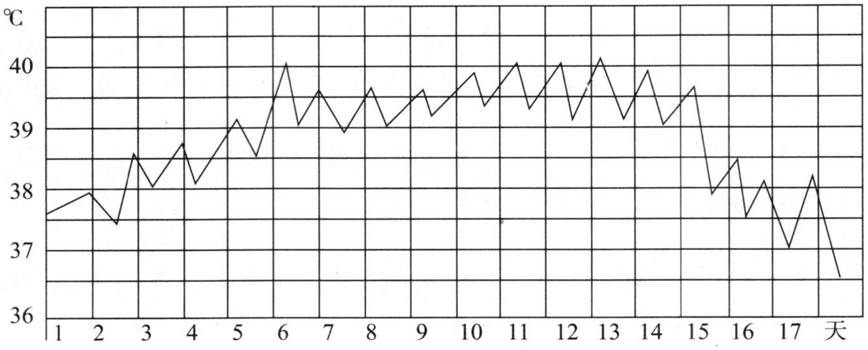


**图 3-2 稽留热**

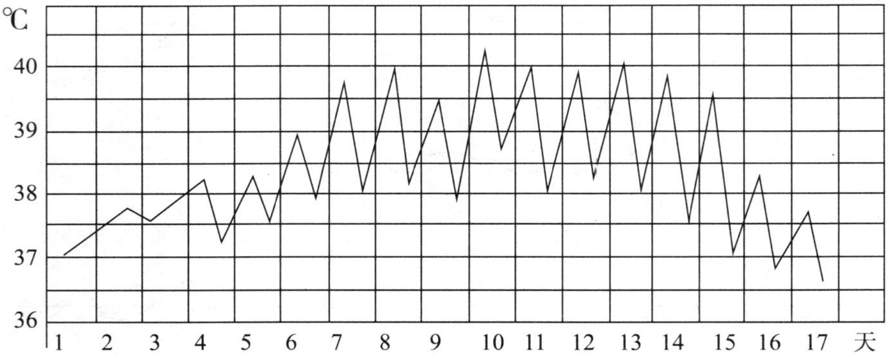


**图 3-3 弛张热**

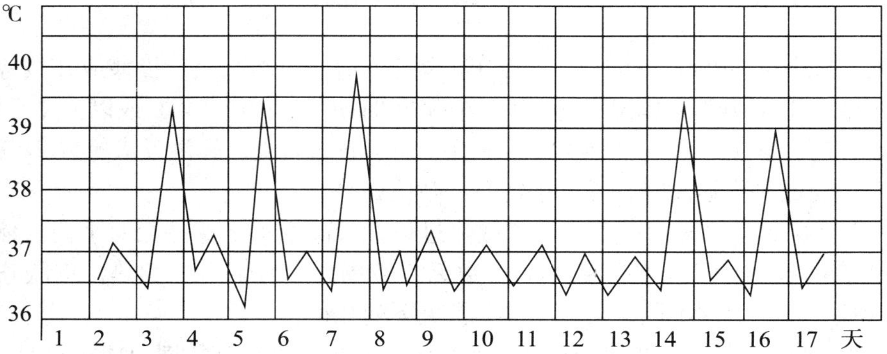


**图 3-4 间歇热**

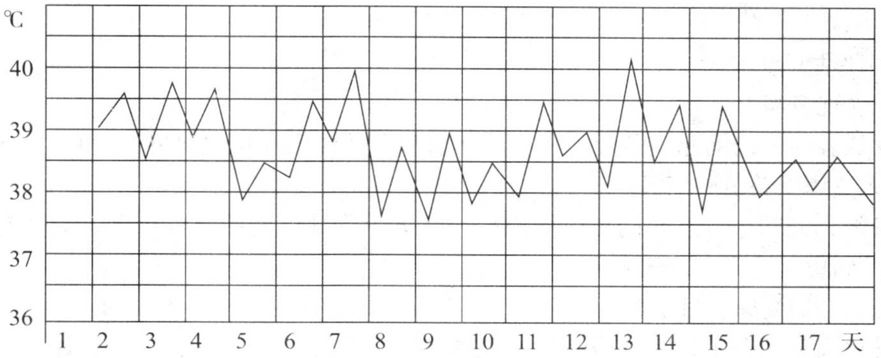


图 3-5 不规则热

3．体温下降期 此期特点是散热大于产热，体温随病因的消除而逐渐降至正常水平。患者主要表现出汗多、皮肤潮湿。体温下降可分两种形式：① 骤降型：在数小时内体温下降至正常水平，或稍低于正常，多伴有大量出汗。可见于大叶性肺炎、疟疾、急性肾盂肾炎、输液反应等。② 缓降型：发热经数日逐渐降到正常范围，见于伤寒、风湿热等。

**（三）伴随症状**

1．发热伴皮疹 某些传染病发热常伴有皮疹，如伤寒可见玫瑰疹；麻疹可见斑丘疹。

2．发热伴出血倾向 发热伴皮下出血或牙龈、鼻腔出血，多见于某些血液病、重症感染，如败血症、流行性出血热等。

3．发热伴关节肿痛 发热伴单发或多发关节红、肿、热、痛，可见风湿热、关节结核等。

4．发热伴淋巴结肿大，肝脾大 多见于急性白血病、病毒性肝炎、疟疾等。

【身心反应】

1．脉率、呼吸、血压的变化 ① 脉率：一般体温每升高 1℃，脉搏平均每分钟增加 10 次。少数发热性疾病脉率与体温升高不成比例，脉率增加少，称为相对缓脉，如伤寒。② 呼吸：体温升高 1℃，呼吸频率平均每分钟增加 3 ～ 4 次。当有肺部、胸膜疾患时，呼吸频率增加更多。③ 血压：急性发热或体温上升期，由于心率加快，末梢血管收缩，血压可略有升高；反之，体温下降期由于末梢血管扩张、大量出汗，血压可轻度下降。

2．中枢神经系统的变化 发热初期患者常感到头痛、头晕，高热患者可出现烦躁不安、谵语。小儿高热易伴有惊厥。

3．消化系统的变化 发热期由于唾液、消化液分泌减少，胃肠蠕动减弱，患者表现为口干、食欲不振或伴恶心、呕吐。

4．泌尿系统的变化 体温上升至高热时，可见尿量减少，尿比重升高。持续高热时，尿中可出现蛋白和管型。

5．脱水 体温下降期由于出汗增多，皮肤及呼吸道水分蒸发也增多，易导致机体脱水。

6．体重下降 发热时可使糖、脂肪、蛋白质分解代谢率增强，以供机体热能需要。蛋白质每日分解量可为健康人的 3 ～ 4 倍，故发热时间过长，会使患者体重减轻、抵抗力下降。

7．维生素缺乏 机体代谢亢进，维生素消耗量增多，高热患者易发生维生素 C 和 B 族缺乏。

8．心理反应 发热时，患者全身酸痛不适、头痛、头晕，因此可出现心情烦躁，尤其发热原因不明者，更会对自己的疾病有种种猜测，担心疾病预后不良，因而可出现焦虑、恐惧等。

【护理评估要点】

**（一）主观资料**

1．发热表现　询问起病急缓、热程、体温高度及体温变化规律（热型）。发热的伴随症状，如有无皮疹、关节肿痛等。

2．病因　询问患者发热的可能原因，如有无感染性疾病或其他原因，既往有无类似发热史及慢性病史。

3．诱因　如受凉、过度疲劳等。

4．发热引起的身心反应　发热后有无头痛、头晕、食欲不振、尿少、体重减轻、心情烦躁或焦虑等。

5．诊疗、护理情况　发热后曾做过的检查、治疗、护理，是否用药，药物的种类、剂量及疗效；是否采用过物理降温，方法及效果。

**（二）客观资料**

1．身体评估　发热原因未明者应该给予全面身体评估，发热原因确定者除一般评估外，重点评估患病部位。

一般评估：生命体征，注意脉率与体温升高是否成比例，观察营养状况、意识状态、浅表淋巴结、全身皮肤有无出血点、皮疹和皮肤弹性减退等脱水体征。

头、颈部：有无颜面潮红及出汗、咽及扁桃体有无红肿、颈部软硬度。

心脏：心界大小，心搏速率及节律、心音强弱、有无心脏杂音。

肺部：注意两侧语颤及叩诊音有无变化，听诊呼吸音有无减弱或消失，有无管状呼吸音及干湿性啰音。

腹部：腹部外形、软硬度，有无压痛、反跳痛，肝、脾大小，有无移动性浊音，肠鸣音变化。

其他：四肢关节有无红、肿、热、痛，检查生理反射及病理反射。

2．实验室检查　血、尿、便三大常规检查，必要时做血培养，肝肾功能测定等。

3．其他检查　X线胸片、腹部超声波检查等。

【相关护理诊断】

1．体温过高：与病原体感染有关；与手术损伤有关；与环境温度过高有关等。

2．体液不足或有体液不足的危险：与发热后出汗过多和或液体入量不足有关。

3．营养失调：低于机体需要量：与长期发热代谢率增高及营养物质摄入不足有关。

4．潜在并发症：意识障碍、惊厥。

## 思考题

1．发热的临床过程分哪几个阶段？各阶段的主要表现有哪些？

2．发热患者有哪些身心反应？

3．如何对发热患者进行护理评估及制订护理诊断？

（黄笑燕）

# 第四章

# 胸 痛

## 学习目标

通过本课程学习，学生应能够
1. 描述胸痛的病因。
2. 解释胸痛的发病机制及临床表现。
3. 归纳胸痛患者的身心反应。
4. 对胸痛患者进行护理评估并作出相关护理诊断。

## 案例

患者男，68岁，患者3小时前与家人吵架后突发心前区痛疼，压榨样，放射至左上肢内侧，持续几分钟后缓解，伴有头晕、冷汗，心前区痛阵发性发作3次，而来院急诊。

问题：
1. 该患者的突出症状是什么？有何特点？诱发因素是什么？
2. 可能为何种疾病？伴随症状及体征可能有哪些？
3. 作护理评估收集主观资料时还应询问哪些内容？

胸痛（chest pain）多因胸壁、胸膜及胸腔脏器疾病引起，少数由其他部位的疾病引起。其严重程度与病变严重程度不平行。胸痛的原因比较复杂，多为病理性。

【常见病因】

1. 胸壁疾病　如肋软骨炎、肋骨骨折、肋间神经炎、带状疱疹等。
2. 呼吸系统疾病　如胸膜炎、自发性气胸、胸膜肿瘤、肺炎、肺癌等。
3. 循环系统疾病　如心绞痛、急性心肌梗死、急性心包炎、肺梗死等。
4. 消化系统疾病　如食管炎、食管癌等。
5. 纵隔疾病　如纵隔肿瘤、纵隔炎症等。

【发生机理】

当胸部感觉神经纤维受到物理性、化学性、生物性刺激后，产生痛觉冲动并传入大脑皮质的痛觉中枢引起疼痛。胸部的感觉神经纤维有：①肋间神经感觉纤维；②支配心脏和主动脉的交感神经纤维；③支配气管和支气管的迷走神经纤维；④膈神经的感觉纤维。

除患病器官的局部疼痛外，还可见放射痛，也称牵涉痛，指除病变引起内脏的局部疼痛外，出现相应体表部位的疼痛。由于原发病灶的痛觉冲动经内脏神经传入，又引起相应脊髓节段感觉神经的兴奋，可产生不同程度及范围的放射痛。如心绞痛的疼痛可放射到胸椎第1～4神经节分布区，患者可感到左肩、左前臂内侧疼痛。

【临床表现】

**（一）胸痛部位**

疼痛的部位往往为病变所在的部位，但有些疾病也可出现牵涉痛，如心绞痛和急性心肌梗死等。

1．胸壁疾病　胸壁炎症所致疼痛位于病变处，局部有红、肿、热等表现。肋间神经炎疼痛沿着肋间神经走行分布。肋软骨炎病变位于肋骨与肋软骨交界处，局部有压痛，但无红肿表现。

2．呼吸系统疾病　肺部无感觉神经，因此，肺组织疾病本身并不引起疼痛，当病变侵犯胸膜时才引起疼痛。自发性气胸常在剧烈咳嗽、用力过度时，突然发生一侧胸痛，并向同侧肩背部放射。

**知识链接**

**气　胸**

气胸指任何原因导致胸膜破损，气体进入胸膜腔。无外伤或人为因素导致的气胸称为自发性气胸。气胸的诱因为剧烈运动、咳嗽、持重物等。如患者有严重呼吸困难、发绀、大汗、烦躁不安、表情紧张、脉快等，应考虑张力性气胸，为气胸中最危重者，需紧急处理，避免发生呼吸衰竭。

3．心血管系统疾病　心绞痛、急性心肌梗死疼痛多位于胸骨后中上1/3或心前区，可向左肩及左臂内侧放射，疼痛程度轻重不一。

4．食管及纵隔疾病　胸痛多位于胸骨后。

**（二）胸痛程度和性质**

胸痛程度可呈隐痛、轻微痛和剧烈痛。性质也不同，肋间神经炎呈刺痛或烧灼痛。自发性气胸呈尖锐刺痛。心绞痛、心肌梗死为压榨样、紧缩感或窒息感。肺梗死可突然发生胸部剧痛或绞痛。

**（三）诱发、加重及缓解的因素**

肋间神经炎因深呼吸、咳嗽或身体活动时疼痛加重。肋软骨炎于转身、咳嗽、同侧上肢活动时疼痛加重。胸膜炎、自发性气胸的胸痛常因咳嗽、深呼吸而加重，停止呼吸运动则疼痛减轻。心绞痛因体力活动、精神紧张可诱发或加重，休息或含硝酸甘油可好转。心肌梗死胸痛持续时间长，可达数小时或数天，休息或含服硝酸甘油无效。

【伴随症状】

1．胸痛伴咳嗽、咯血　见于肺炎、肺结核、支气管肺癌等。

2．胸痛伴呼吸困难　常见于气胸、渗出性胸膜炎等。

3．胸痛伴苍白、大汗、血压下降或休克　多见于心肌梗死、大面积肺栓塞等。

4．胸痛伴吞咽困难　多见于食管疾病。

【身心反应】

1．生命体征改变　疼痛可导致自主神经活动异常，使呼吸急促、心率加快、血压升高，甚至出现心律不齐。强烈的疼痛还可出现休克或心跳骤停。

2．缺氧　由于深呼吸使胸痛加重，因此患者不敢深呼吸，故而使呼吸变得浅、快，氧气吸入减少，造成缺氧。

3．分泌物滞留　由于咳嗽可使胸痛加剧，故患者咳嗽、咳痰受限，造成分泌物滞留，影响气体交换，进一步加重缺氧。

4．消化道症状　剧烈胸痛时常发生恶心、呕吐，严重呕吐可造成水、电解质紊乱。

5．睡眠及休息型态改变　剧烈胸痛影响睡眠，使患者睡眠型态发生改变。

6．心理反应　胸痛可使患者烦躁不安、精神不振，剧烈胸痛还可产生焦虑、恐惧感，如心绞痛或心肌梗死所致疼痛。

【护理评估要点】

**（一）主观资料**

1．胸痛表现特点　询问胸痛的部位、程度（可用 Wong-Banker 疼痛面部表情评估法评估见图 4-1）、性质、持续时间、起病急缓。有无咳嗽、咳痰、咯血、呼吸困难、吞咽困难等伴随症状。

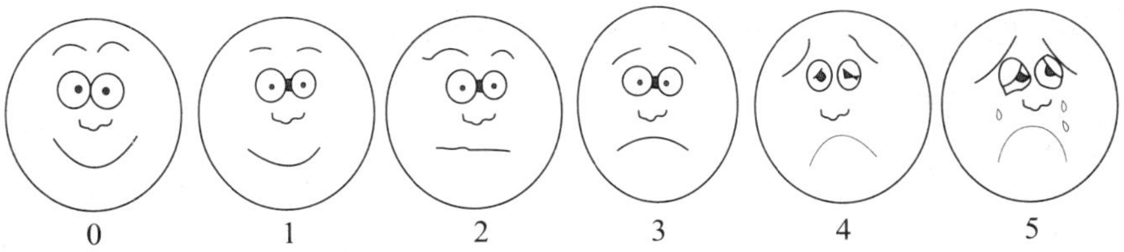


**4-1　Wong-Banker 疼痛面部表情评估法**

Wong-Banker 疼痛面部表情评估法：该方法用 6 种面部表情，从微笑、悲伤至哭泣来表达疼痛程度，其中 0 为全无疼痛，1 为轻微疼痛，2 为中度疼痛，3 为严重疼痛，4 为更严重疼痛，5 为最剧烈疼痛。此法适合任何年龄，没有特定的文化背景和性别要求，特别适用于急性疼痛、老人和表达能力丧失者。

**知识链接**

**疼痛评估方法**

除上述评估疼痛的方法以外，还有如视觉类似评分法、数字等级评分法、语音等级评分法、麦 - 吉疼痛问卷等，可供评估疼痛时选择。

2．病因　询问此次胸痛病因，如有无胸膜炎、自发性气胸、心绞痛、急性心肌梗死等；既往有无肺、胸膜疾病、心血管疾病、消化系统疾病等病史及既往胸痛发作情况。

3．诱发、加重及缓解的因素 如胸膜炎、自发性气胸的胸痛常因咳嗽、深呼吸而加重；体力活动、精神紧张可诱发心绞痛等。

4．胸痛引起的身心反应 有无恶心、呕吐、睡眠型态改变、焦虑、恐惧等。

5．诊疗、护理情况 做过何种检查，应用过何种止痛药或其他药物，用法及效果等。

**（二）客观资料**

1．身体评估 生命体征、意识状态、体位、姿势、面部表情、呼吸困难、发绀，胸痛局部有无压痛、有无气胸、胸腔积液体征。

2．实验室检查 血常规、心肌酶谱，胸腔积液常规及生化检查等。

3．其他检查 胸部 X 线检查、心电图、超声心动图及食管镜检查等。

【相关护理诊断】

1．疼痛、胸痛：与自发性气胸有关；与心肌梗死引起心肌缺血有关；与带状疱疹有关等。

2．睡眠型态紊乱：与胸痛有关。

3．潜在并发症：心律失常、心源性休克。

## 思考题

1．胸痛的常见病因有哪些？

2．胸痛有哪些临床表现及伴随症状？

3．对于胸痛患者应收集哪些主、客观资料进行护理评估？

（吴光煜）

# 第五章

# 腹 痛

学习目标

通过本课程学习，学生应能够
1. 描述腹痛的病因。
2. 解释腹痛的发病机制及临床表现。
3. 归纳腹痛患者的身心反应。
4. 对腹痛患者进行护理评估并作出相关护理诊断。

案例

患者男，42岁，5年来反复发作中上腹部胀痛，通常于饭前发生，进食后疼痛可好转，每次发作持续数日，每于秋、冬季之交时腹痛发作。近日来疼痛加剧，而来诊治。

身体评估：一般状况良好，腹软，上腹部轻压疼。

问题：
1. 该患者主要症状是什么？有什么特点？
2. 该患者腹痛发作与什么因素有关？
3. 你认为主观资料是否完整？还需要收集哪些资料？
4. 该患者主要护理诊断是什么？

腹痛（abdominal pain）是临床上最常见的症状之一，病因很多，绝大多数是由腹部脏器病变引起，但腹腔外疾病及全身性疾病也可引起。临床上一般将腹痛按起病缓急、病程长短分为急性腹痛与慢性腹痛。

【病因】

**（一）急性腹痛**

1. 腹腔脏器急性炎症　如急性胃炎、急性胆囊炎、急性胰腺炎、急性肠炎、急性阑尾炎等。

2. 空腔脏器梗阻　如急性肠梗阻、胆道结石、胆道蛔虫、泌尿系结石等。

3. 脏器破裂或扭转　如肝破裂、脾破裂、异位妊娠破裂、卵巢囊肿扭转等。

4．腹膜急性炎症　如胃肠道穿孔引起的急性腹膜炎。

5．心、肺疾病　如心绞痛、心肌梗死、肺梗死等可引起腹部牵涉痛。

6．其他　腹壁挫伤、过敏性紫癜、肠系膜动脉血栓形成等。

**（二）慢性腹痛**

1．腹膜及腹腔脏器慢性炎症　如结核性腹膜炎、慢性胃炎、慢性胰腺炎、慢性胆囊炎、溃疡性结肠炎等。

2．腹腔脏器溃疡、肿瘤　如消化性溃疡、胃癌、肠癌、胰腺癌、卵巢癌等。

3．腹腔内脏器包膜张力增加　如肝炎、肝脓肿、肝淤血、肝癌等。

4．其他　如尿毒症、胃肠神经官能症等。

【发生机制】

**（一）内脏性腹痛**

腹腔内某一器官的痛觉信号由交感神经传入脊髓而产生疼痛，称为内脏性腹痛。疼痛特点：①部位不准确。②感觉模糊，为钝痛、灼痛。③常伴有恶心、呕吐、出汗等自主神经兴奋症状。

**（二）躯体性腹痛**

来自腹膜壁层及腹壁的痛觉信号，经体神经传至脊神经根，反映到相应脊髓节段所支配的皮肤而引起的疼痛。其特点是：①常呈剧烈、持续性痛。②定位准确。③与病变内脏所在部位相符合。④多伴明显压痛及腹肌紧张。⑤腹痛可因咳嗽、体位变化而加重。

**（三）牵涉痛**

内脏性疼痛牵涉到身体体表部位，即内脏痛觉信号传至相应脊髓节段，引起该节段支配的体表部位疼痛，为牵涉痛。其特点是：①定位较明确。②有压痛、肌紧张。③可能有皮肤痛觉过敏等。如胆囊疾病疼痛可牵涉到右肩痛。

【临床表现】

**（一）急性腹痛**

1．腹痛部位、性质　一般来说，腹痛部位即为病变所在部位。如胃、十二指肠穿孔为突然出现上腹部剧烈疼痛，如刀割样。急性胰腺炎表现为上腹中部持续性剧痛，可向左腰背部放射，伴恶心、呕吐及发热。急性阑尾炎多先有上中腹钝痛，后转移至右下腹，持续性疼痛，逐渐加重，可伴发热、恶心、呕吐。肾、输尿管结石疼痛位于患侧腰部，沿输尿管向下放射至会阴部，常伴血尿，患者痛苦不安、面色苍白、出汗甚至出现虚脱。

2．诱发因素　如胃、十二指肠穿孔，多在进餐后发生。急性胆囊炎、胆石症常因进食油腻食物而诱发。急性胰腺炎发作前常有暴饮暴食、酗酒史。

3．腹痛与体位的关系　某些体位可以使腹痛加剧或减轻，如急性胰腺炎，胸膝位可以减轻疼痛。

**（二）慢性腹痛**

1．起病方式　慢性腹痛性疾病多数起病缓慢、病程长，也有急性起病后转为慢性过程，如急性胆囊炎治疗后转为慢性病变，以后间断急性发作。消化性溃疡病、溃疡性结肠炎等多有既往腹痛病史。

2．疼痛部位、性质及伴随症状　慢性腹痛部位多数与病变脏器部位一致。如胃、十二指肠溃疡疼痛在上腹部，为持续性钝痛、胀痛、烧灼痛和饥饿样不适感，有时可放射至背部，疼痛有节律性、周期性发作特点，可伴有胃灼热（反酸）、嗳气等。慢性胆囊炎为右上腹隐痛、刺痛。慢性肝疾病腹痛多为肝区或右上腹部，可伴有食欲不振、恶心、呕吐或黄疸。溃疡性结肠炎病变好发于乙状结肠，腹痛常位于左下腹，伴有腹泻、脓血便。

3．诱发因素　消化性溃疡疼痛的诱发因素为气候、情绪变化。慢性胆囊炎腹痛常在高脂肪饮食后加重。溃疡性结肠炎常因精神刺激、过劳、饮食不调而诱发。

【身心反应】

1．水、电解质及酸碱平衡紊乱　腹痛常伴恶心、呕吐，剧烈呕吐可引起水、电解质及酸碱平衡紊乱。

2．周围循环衰竭　有些急性腹痛性疾病如胃肠穿孔、肠梗阻、脏器破裂等，可引起血压下降、脉搏加快、面色苍白、四肢发凉，甚至休克等。

3．营养不良　慢性腹痛患者常伴有食欲减退、恶心、呕吐，从而引起体重下降，严重者可引起营养不良。

4．心理反应　急性腹痛患者痛苦不堪，尤其是急腹症发病急骤，患者可出现紧张、恐惧。慢性腹痛患者经长时间痛苦折磨，可出现焦虑、抑郁等心理反应。

【护理评估要点】

**（一）急性腹痛**

1．主观资料

（1）腹痛表现：询问起病情况、疼痛部位、性质、程度（可用Wong-Banker疼痛面部表情评估法评估，见胸痛评估）、持续时间、持续性或阵发性痛。有无发热、恶心、呕吐、黄疸、血尿等伴随症状。

（2）病因：询问引起此次急性腹痛发作的疾病，如急性胃炎、急性阑尾炎等；既往引起腹痛疾病的名称及类似发作情况。

（3）诱因：有无进食油腻食物、暴饮暴食、酗酒等。

（4）急性腹痛引起的身心反应：如有无脱水、电解质紊乱表现及紧张、恐惧等。

（5）诊疗、护理情况：询问做过的检查、腹痛缓解方式等。用药情况：包括药物的名称、剂量及效果等。

2．客观资料

（1）身体评估：生命体征、面部表情、有无坐卧不安、呻吟。重点评估腹部，注意腹部外形、有无胃肠型、蠕动波，有无压痛、肌紧张、反跳痛，能否触及肿大胆囊、肿块，肠鸣音变化。

（2）实验室检查：血、尿、便常规、血淀粉酶、心肌酶谱等。

（3）其他检查：X线腹部透视或平片、心电图、超声波、腹腔穿刺、内镜检查等。

**（二）慢性腹痛**

1．主观资料

（1）腹痛表现：应询问腹痛起病方式、病程、部位、性质、持续时间等。有无反酸、嗳气、食欲不振、恶心、呕吐、黄疸等伴随症状。

（2）病因：询问腹痛病因，如既往有无胆囊炎、溃疡病、肝疾病、溃疡性结肠炎等病史，有无类似腹痛发作及发作表现。

（3）诱因：如气候、情绪变化可诱发消化性溃疡腹痛发作；精神刺激、过劳、饮食不调可诱发溃疡性结肠炎发作。

（4）慢性腹痛引起的身心反应：如体重减轻、焦虑、抑郁等。

(5) 诊疗、护理情况：询问所做过的检查，腹痛的缓解方式及用药经过，如应用治疗溃疡病药、保肝药、免疫制剂等，包括治疗效果，不良反应等。

**（三）客观资料**

1．身体评估　生命体征、体重、营养状态、面容。腹部外形，有无胃型、肠型，有无压痛、肌紧张，如触及肿块，应注意其大小、软硬度及有无压痛。有无肝大、肝区叩击痛、脾大，移动性浊音，肠鸣音变化等。

2．实验室检查　血常规、便常规、大便隐血，肝功能等。

3．其他检查　X线钡餐造影、腹部CT检查、内镜检查等。

【相关护理诊断】

**（一）急性腹痛**

1．疼痛：腹痛：与胃穿孔有关；与急性胰腺炎有关；与急性胆囊炎、胆石症有关等。

2．恐惧：与急性腹痛有关。

3．潜在并发症：脱水；电解质及酸碱平衡紊乱；休克。

**（二）慢性腹痛**

1．疼痛：慢性腹痛：与消化性溃疡病有关；与慢性胆囊炎有关；与肝疾病有关等。

2．营养失调：低于机体需要量：与长期进食减少有关。

3．焦虑：与慢性腹痛反复发作有关。

## 思考题

1．分别举出1～2例临床常见腹痛疾病，并说明其疼痛特点及伴随症状。

2．如在急诊室遇到一位急性腹痛患者，你应收集哪些主、客观资料进行分诊？

（吴光煜）

# 第六章

# 水　肿

## 教学目标

学习本课程后，学生应能够
1．说出水肿定义及发生机制。
2．解释临床常见几种全身性水肿的特点及发生机制。
3．解释水肿患者的身心反应。
4．归纳水肿的护理评估要点。
5．对水肿患者制订出相关护理诊断。

## 案例

患者男，72岁，诊断“肺源性心脏病”10年，近2日来因心跳、气短、咳喘加重，伴尿少、下肢水肿入院。

身体评估：神志清楚，半卧位，喘息状，口唇明显发绀，颈静脉怒张，桶状胸，两肺可闻干湿性啰音，心率110次/分，律齐，腹软，肝肋下2cm，有压痛，下肢有明显可凹性水肿。

问题：
1．该患者的水肿病因是什么？发生机制是什么？
2．该患者水肿特点是什么？有什么伴随症状及体征？
3．对该患者进行护理评估还需搜集哪些资料？制订哪几个护理诊断？

人体组织间隙内液体积聚过多，使组织肿胀称为水肿（edema）。水肿可分为全身性与局部性，全身性水肿时，液体在体内组织间隙呈弥漫性分布；局部性水肿则液体局限分布在机体某一部位。当液体积聚相当多时则出现可凹性水肿。在体腔内有液体积聚时称积水，如胸腔积液（胸水）、腹腔积水（腹水）等。

【发生机制】

人体在正常状态下，血管内的液体不断地自毛细血管小动脉端滤出至组织间隙成为组织液，而大部分组织液（约90%）又不断地从毛细血管小静脉端回吸收入血管中，两者之间保持动态平衡，从而组织间隙无过多的液体积聚，不会发生水肿。维持这种动态平衡与下列因素有关：① 毛细血管内静水压；② 血浆胶体渗透压；③ 组织间隙的机械压力（组织压）；④ 组织液胶体渗透压。其中毛细血管内静水压及组织液胶体渗透压是促使液体从血管内向组织间隙滤出的力量，此力量增大时，组织间液生成增多；血浆胶体渗透压及组织间隙的机械压力（组织压）是使液体向血管内回流的力量，即重吸收的力量，此力量减少时，组织液回流减少。当维持这种动态平衡因素发生障碍时，出现组织间液的生成大于回吸收时，则产生水肿。

水肿的产生机制较为复杂，其基本机制为：① 体内钠、水潴留，如继发性醛固酮增多症等。② 毛细血管内静水压增高，如右心功能不全等。③ 血浆胶体渗透压降低，如血清白蛋白减少，见于肾病综合征等。④ 毛细血管通透性增加，如急性肾炎等。⑤ 静脉、淋巴回流受阻，多产生局部性水肿。

**知识链接**

**慢性肺源性心脏病**

慢性肺源性心脏病是由于支气管、肺、胸廓或肺动脉血管的慢性病变导致肺组织结构和（或）功能异常，产生肺血管阻力增加，肺动脉高压，右心负荷加重，进而造成右心室扩张或（和）肥厚，伴或不伴有右心衰竭的心脏病。主要临床表现是肺原发疾病、肺气肿及右心功能不全的症状及体征。冬、春季节多有急性发作。急性呼吸道感染是急性发作的主要诱因，常导致肺、心功能衰竭。

【常见病因和临床表现】

**（一）全身性水肿**

全身各部分（主要是皮下组织）组织间隙均有液体积聚时，称为全身性水肿。全身性水肿较易出现于皮下组织较疏松的部位（如眼睑和阴囊）和身体最低的部位。皮肤可因水肿而紧张发亮，指压可出现凹窝，称为可凹性水肿。临床上在水肿出现之前，组织间隙内液体量已增加数升之多，体重增加为正常值的 10% 以上。

1. 心源性水肿　是右心功能不全的主要表现。导致水肿发生的各种机制几乎均参与心源性水肿的形成。其主要发生机制是：① 由于右心功能不全时心输出量减少，有效循环血量不足，使肾血流量减少，肾排钠减少。此外，继发性醛固酮及抗利尿激素分泌增多，造成钠、水潴留，引起水肿。② 由于心输出量减少，静脉压升高，致使毛细血管静脉端静水压增高，使组织液回吸收减少，造成水肿。

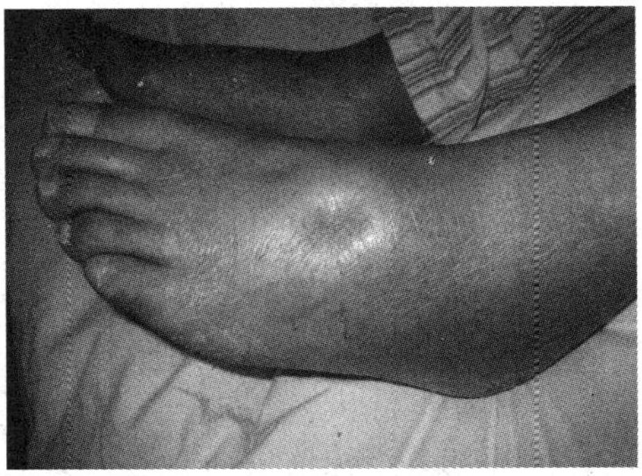

图 6-1　下肢可凹性水肿

水肿特点：水肿首先出现于人体下垂部位，最初出现于踝部（图 6-1），特别是较长时间站立后。卧位患者腰骶部、阴囊、阴唇水肿，以后逐渐向上蔓延至全身。颜面一般不发生水肿。严重时可出现胸腔积液、腹水。

临床上心源性水肿可见于各种心脏病导致的右

心功能不全，除水肿外还常伴有心脏扩大、心脏杂音及心功能不全表现，如呼吸困难、发绀、肝大、颈静脉怒张、肝颈静脉回流征阳性等。

2．肾源性水肿

（1）急性肾小球肾炎水肿的发生机制：主要是由于肾血流量减少，肾小球滤过率下降，造成钠、水潴留；全身毛细血管壁通透性增加，血浆外渗，蛋白质丢失，血浆胶体渗透压下降及继发性醛固酮增多等综合因素造成水肿。

（2）肾病综合征水肿的发生机制：肾病综合征引起水肿的主要原因是大量蛋白尿造成低蛋白血症，引起血浆胶体渗透压降低而产生水肿。

水肿特点：水肿首先发生于组织最疏松部位，如眼睑、面部，晨起明显，以后发展至全身，严重时也可发生胸腔积液、腹水。

肾源性水肿患者常伴有尿改变、高血压、肾功能损害、低蛋白血症等。

3．肝源性水肿　肝硬化失代偿期水肿以腹水为突出表现。水肿的发生机制是：门静脉压力增高；低蛋白血症，血浆胶体渗透压降低；肝淋巴液回流受阻及与水、盐代谢有关的激素紊乱等多种因素造成。

水肿特点：除发生腹水外，水肿也可出现于踝部，以后逐渐向上蔓延，一般头、面部及上肢无水肿，严重时也可出现全身水肿。

肝源性水肿患者常伴有蜘蛛痣、肝掌、黄疸、肝脾大等。

4．营养不良性水肿　水肿发生机制主要是由于长期摄入热量不足，特别是蛋白质缺乏导致低蛋白血症，血浆胶体渗透压降低，从而引起水肿；皮下脂肪减少，组织松弛，组织压降低，加重水肿液潴留。常见于长期营养缺乏、慢性消耗性疾病等。

水肿特点：在水肿发生前先有消瘦、体重减轻，以后出现水肿，以低垂部位水肿明显，立位时水肿从下肢开始，严重时可有全身水肿。

营养不良性水肿患者常伴有消瘦及其他营养不良表现。

5．其他原因所致水肿　① 黏液性水肿：常见于甲状腺功能低下所致的非凹陷性水肿，颜面及下肢水肿明显，水肿部位皮肤增厚、粗糙、苍白、温度减低。② 药物性水肿：常见于应用糖皮质激素、雌激素、睾丸酮、胰岛素等药物后，引起水肿原因为钠水潴留。③ 特发性水肿：此种水肿的发生可能与内分泌失调有关。其临床表现为水肿呈周期性发作，下午水肿出现，晨起水肿消退。主要见于育龄妇女。④ 经前期紧张综合征：在月经前 7 ~ 14 天出现眼睑、踝部等处水肿，月经后水肿逐渐消退，其原因可能与内分泌激素改变有关。

**（二）局限性水肿**

1．炎症性水肿　由于局部炎症，毛细血管壁通透性增加，见于丹毒、蜂窝织炎等。

2．局部静脉回流障碍性水肿　如血栓性静脉炎、下肢静脉曲张等。

3．淋巴回流障碍性水肿　如丝虫病。

4．血管神经性水肿。

【身心反应】

1．体重增加　由于液体在组织间隙内潴留，使尿量减少，体重增加。

2．皮肤改变　因水肿部位皮肤组织间隙液体积聚过多，使组织细胞与毛细血管间的距离延长，造成皮肤代谢及营养障碍，使水肿部位皮肤变薄，易受损伤发生破溃；破溃后其皮肤修复能力又较弱，伤口不易愈合；损伤后还可有渗出液渗出，由于水肿区皮肤抵抗力较差，易在破溃基础上发生感染。

3．血容量增加　钠、水潴留可致血容量增加，使心脏前负荷增加，严重者可发生心功能不全。

4．日常活动受限　如肢体水肿明显，可造成屈曲受限，运动不灵活。如有大量胸腔积液或腹水，患者可出现胸闷、气短、呼吸困难，并可使日常活动受限，生活不能自理。

5．心理反应　由于严重全身水肿、胸腔积液、腹水，患者常出现气短、呼吸困难等症状，睡眠不能平卧，异常痛苦，由此易产生烦躁不安、焦虑等情绪。

【护理评估要点】

**（一）主观资料**

1．水肿表现特点　询问水肿出现的时间、部位、程度、进展情况、水肿与活动及体位的关系等。有无心悸、气短、呼吸困难、发绀、血尿等伴随症状。

2．饮食、饮水情况　询问每日进食量、食盐量、液体入量、尿量等。

3．病因　主要从既往病史中了解水肿的病因，如有无心脏病、肾病、肝病、慢性消耗性疾病；有无食物或药物过敏史、激素治疗史等。

4．诱发因素　有无感染、过劳、大出血、食物中含盐过多、情绪激动等。

5．水肿引起的身心反应　有无尿量减少、体重增加、皮肤改变；水肿对自理能力的影响；情绪改变等。

6．诊疗、护理经过　如心源性水肿常应用强心、利尿药，肾源性水肿可能应用激素类药物，应询问药物名称、剂量、次数、效果、不良反应等。

**（二）客观资料**

1．身体评估　生命体征、体重、腹围、体位、水肿部位及程度。心源性水肿患者应注意评估心脏大小、心率、节律、杂音、颈静脉怒张、肺部啰音等。肝源性水肿患者注意评估黄疸、腹壁静脉曲张、肝脾大小、腹水征等。

2．实验室检查　血、尿常规检查；肝肾功能；血清电解质等。

3．其他检查　胸部X线、心电图、B型超声波等。

【相关护理诊断】

1．体液过多：水肿：与右心功能不全所致水钠潴留有关；与肾疾病所致水钠潴留有关；与肝病变所致门脉压增高及低蛋白血症有关。

2．有皮肤完整性受损的危险：与水肿所致组织、细胞营养不良有关。

3．活动无耐力：与全身水肿、胸腔积液、腹水所致呼吸困难有关。

## 思考题

1．试述心源性、肾源性及肝源性水肿的临床特点，如何鉴别心源性、肾源性及肝源性水肿？

2．如何对水肿患者进行护理评估？

3．水肿患者哪两个护理诊断最重要？

（吴光煜）

# 第七章

# 咳嗽与咳痰

学习目标

通过本课程学习，学生应能够

1．叙述咳嗽、咳痰的定义。

2．解释咳嗽、咳痰病因、发病机制。

3．举例说明咳嗽、咳痰的临床表现特点。

4．解释咳嗽、咳痰患者的身心反应。

5．对咳嗽、咳痰患者进行护理评估并作出相关护理诊断。

**案例**

患者男，67岁。咳嗽、咳痰20多年，近10年来每于秋冬季节咳嗽、咳痰加重，并活动后气喘也逐年加重。2周前因感冒发热、咳嗽、咳大量黏液脓痰，痰液黏稠不易咳出，伴气喘、发绀，为进一步诊治收入院。有吸烟史30余年。

问题：

1．该患者咳嗽、咳痰的临床特点是什么？

2．如何对该患者咳嗽、咳痰的症状进行护理评估？

咳嗽（cough）是临床常见的症状之一，是机体的一种保护性反射动作，其目的是将呼吸道内分泌物和从外界吸入的异物排出体外。

咳痰（expectoration）是机体借助咳嗽动作将呼吸道内分泌物和炎性产物排出体外的动作。

【病因】

**（一）呼吸道疾病**

1．感染　由病毒、细菌、支原体等引起的呼吸道急性或慢性感染，如急性上呼吸道感染、肺炎、慢性支气管炎、支气管扩张、肺结核等。

2．肿瘤　如鼻咽部、声带肿瘤；支气管肺癌等。

3．变态反应性疾病　如支气管哮喘、过敏性鼻炎等。

4．其他　呼吸道异物吸入、刺激性气体的吸入（如冷或热空气、氯、氨等）引起的化学性肺炎等。

**（二）胸膜疾病**

胸膜炎、自发性或外伤性气胸等。

**（三）循环系统疾病**

二尖瓣狭窄或其他原因所致左心衰竭引起肺淤血、肺水肿，或因血栓脱落或羊水、气栓、瘤栓引起肺栓塞时，均可引起咳嗽。

**（四）其他**

胃食管反流；全身性疾病累及呼吸系统时，均可出现咳嗽症状。

【发生机制】

**（一）咳嗽**

咳嗽是由于延髓咳嗽中枢受到来自呼吸道黏膜及呼吸系统以外器官（如脑、耳、内脏）的刺激引起的。经迷走神经、舌咽神经和三叉神经的感觉神经纤维传入。然后通过喉下神经、膈神经与脊神经分别将冲动传到咽肌、声门、膈肌与其他呼吸肌产生咳嗽动作。

**知识链接**

**咳嗽动作**

咳嗽动作的全过程包括快速、短促吸气，膈下降，声门迅速关闭，随即呼气肌、膈肌与腹肌快速收缩，使肺内压迅速升高；然后声门突然开放，肺内高压气流喷射而出，冲击声门裂隙而发生咳嗽动作并发出特别的音响，呼吸道内分泌物或异物也随之排出。

**（二）咳痰**

正常呼吸道内黏液腺和杯状细胞只分泌少量黏液，以保持呼吸道湿润，无需通过咳嗽排出，因此有痰即为病态现象。当各种原因（生物性、物理性、化学性、过敏性等）使呼吸道黏膜或肺泡充血、水肿、毛细血管通透性增高和腺体、杯状细胞分泌增加时，漏出物、渗出物（含白细胞、红细胞、吞噬细胞、纤维蛋白等）及黏液、浆液、吸入的尘埃、不同种类的微生物（细菌、病毒等）与组织破坏产物一起混合成痰液，随咳嗽动作排出。

【临床表现】

**（一）咳嗽的性质**

咳嗽无痰或痰量甚少，称干性咳嗽，见于急性咽喉炎、急性支气管炎的早期、胸膜炎、轻症肺结核、早期肺癌等。咳嗽伴有痰液称湿性咳嗽，常见于慢性支气管炎、肺炎、肺脓肿、支气管扩张症等。

**（二）咳嗽的音色**

指咳嗽声音的变化和特征。

1．咳嗽声音嘶哑　多见于声带炎、喉炎、喉癌和喉返神经麻痹等。

2．金属音调咳嗽　见于纵隔肿瘤、主动脉瘤或支气管癌直接压迫气管。

3．阵发性连续剧咳伴有高调吸气回声（鸡鸣样咳嗽）　见于百日咳，会厌、喉部疾患和气管受压。

4．咳嗽声音低微或无声 见于极度衰弱或声带麻痹患者，这种咳嗽常不能将分泌物或异物排出体外，称为无效咳嗽。

**（三）咳嗽的时间与节律**

突然出现的发作性咳嗽，常见于吸入刺激性气体所致急性咽喉炎、气管与支气管异物、百日咳、气管或支气管分叉部受压（如淋巴结结核、肿瘤）等。少数支气管哮喘，也可表现为发作性咳嗽，在嗅到异味或夜间更易出现。左心衰竭患者夜间咳嗽明显，可能与夜间肺淤血加重及迷走神经兴奋性增高有关。长期慢性咳嗽，多见于慢性支气管炎、支气管扩张症、肺脓肿、肺结核等。此外，慢性支气管炎于每年寒冷季节时加重，气候变暖时减轻或缓解。

**（四）咳嗽与体位的关系**

咳嗽、咳痰由于某种体位或姿势诱发或加重时称为位置性咳嗽。可见于支气管扩张症、肺脓肿等。

**知识链接**

**位置性咳嗽**

往往于清晨或夜间变动体位时咳嗽加剧，并伴咳痰，多因病变处支气管内膜破坏，咳嗽反射减弱，造成痰液潴留，当体位改变时，由于分泌物流动刺激正常支气管黏膜引起咳嗽。

**（五）痰的性状和量**

1．痰的颜色和性质 痰的性质可分为黏液性、浆液性、黏液脓性、脓性、血性等，痰的颜色因其所含的物质而异。无色透明黏液性痰多见于轻症急性支气管炎或支气管哮喘；当含大量脓细胞时，痰为黄色或黄绿色；肺炎球菌性肺炎和肺梗死患者的痰因含变性血红蛋白而呈铁锈色或褐色；血性痰多见于支气管扩张、肺癌、肺结核；铜绿假单胞菌（绿脓杆菌）感染患者的痰呈翠绿色；浆液性或浆液血性泡沫样痰见于急性肺水肿；灰色、黑色痰与大气污染、尘肺有关。

2．气味 一般痰无臭味，痰液恶臭提示有厌氧菌感染，见于支气管扩张症、肺脓肿等。

3．痰量 痰量少时仅数毫升，多则达数百毫升，一般将 24 小时痰量超过 100ml 称为大量痰。大量脓痰静置后出现分层现象：上层为泡沫，中层为浆液或黏液，下层为脓液及坏死性物质，见于支气管扩张症和肺脓肿。

【伴随症状】

1．咳嗽与咳痰伴发热 常提示合并呼吸道感染。

2．咳嗽与咳痰伴胸痛 病变累及胸膜时可伴有胸痛，见于胸膜炎、气胸等。

3．咳嗽与咳痰伴呼吸困难 病变已导致呼吸功能障碍时可伴有呼吸困难，见于支气管哮喘、肺炎、气胸、慢性阻塞性肺疾病、大量胸腔积液等。

4．咳嗽与咳痰伴咯血 见于支气管扩张症、肺结核、支气管肺癌等。

5．咳嗽与咳痰伴哮鸣音 见于支气管哮喘、慢性阻塞性肺疾病等。

【身心反应】

1．肌肉疼痛 频繁而剧烈咳嗽时，呼吸肌强烈收缩，导致肌肉疲劳、酸痛，患者常因此而不敢进行有效咳嗽，造成痰液聚积。

2．自发性气胸 剧烈咳嗽时胸膜腔内压增高，可诱发肺大泡破裂，导致气体进入胸膜腔内形成气胸。

3．体重下降 长期频繁的咳嗽不仅增加了机体能量的消耗，而且使患者食欲下降，营养摄入减少，可使其明显消瘦。

4．咳嗽性晕厥 表现为一阵剧烈咳嗽后，患者突然感到全身明显软弱无力，继而发生短暂的意识丧失。

5．对日常生活的影响 长期或剧烈的咳嗽可对患者的工作、生活造成影响，如夜间频繁咳嗽会影响睡眠，使患者精神萎靡、食欲不振。老年女性咳嗽会引起尿失禁等。

6．心理反应 长期慢性咳嗽、咳痰或反复发作；治疗效果不佳；得不到家庭理解、照顾及社会支持，则可引起患者精神紧张、焦虑，甚至产生抑郁等心理障碍。

【护理评估要点】

**（一）主观资料**

1．咳嗽与咳痰表现 详细了解咳嗽的性质及持续时间；发作的程度、频度；痰量、性状、气味；是否容易咳出，与体位、气候变化的关系等。有无发热、胸痛、呼吸困难、咯血等伴随症状。

2．病因 询问有无呼吸道疾病、胸膜疾病等。了解既往有无慢性支气管炎、支气管扩张、肺结核等病史。

3．诱因 有无因吸入刺激性气体、嗅到异味或体位改变等诱因引起咳嗽。

4．咳嗽、咳痰引起的身心反应 是否引起肌肉疼痛、晕厥。了解咳嗽、咳痰是否影响患者的饮食、休息、睡眠、排泄等日常生活型态。对长期慢性咳嗽、咳痰患者应评估其亲属对患者的关心、支持程度。患者有无紧张、焦虑等。

5．诊疗、护理情况 了解患者对咳嗽、咳痰的认识，已采取的措施及效果。如服用抗生素、止咳药、化痰药是最常用措施，护士应了解处方的来源、使用的方法、疗效与不良反应。询问非药物性治疗措施如饮水情况、常采取的体位等。

6．个人史 询问患者职业及嗜好等，如有无长期粉尘接触史、吸烟史等。

**（二）客观资料**

1．身体评估 重点评估生命体征，尤其是体温、呼吸的节律、频率和深度；意识状态及躯体活动能力（意识障碍或不能下地行走者易有分泌物的聚积）；皮肤黏膜有无脱水及发绀；两侧呼吸运动是否一致，肺部叩诊音与呼吸音的变化，有无干、湿性啰音及其分布与数量；心音、心律及心率的改变等。

2．实验室检查 白细胞计数及分类、痰液细菌学或细胞学检查等。

3．其他检查 胸部影像学检查、纤维支气管镜检查、肺功能测定等。

【相关护理诊断】

1．清理呼吸道无效：与肺部感染、痰液黏稠有关；与咳嗽无力有关；与手术、外伤等引起的无效咳嗽有关。

2．活动无耐力：与频繁咳嗽、营养摄入不足有关。

3．睡眠型态紊乱：与夜间频繁咳嗽有关。

4．知识缺乏：缺乏吸烟对健康危害方面的知识。

5．潜在并发症：自发性气胸。

## 思考题

1．如何区别干性咳嗽与湿性咳嗽？
2．位置性咳嗽产生的原因是什么？
3．咳嗽、咳痰患者有哪些常见的身心反应？
4. 如何对咳嗽、咳痰患者进行护理评估？

（黄笑燕）

# 第八章

# 呼吸困难

学习目标

通过本课程学习后，学生应能够
1．说出呼吸困难定义及常见病因。
2．解释临床常见几种呼吸困难的特点及发生机制。
3．分析呼吸困难患者的身心反应。
4．归纳呼吸困难的护理评估要点。
5．对具体呼吸困难患者制订出相应护理诊断。

**案例**

患者男，70岁，于某日夜间无明显诱因突然感到极度呼吸困难，气急，立即坐起，同时伴咳嗽，并咳出大量粉红色泡沫样痰，遂急诊入院。

身体评估：P 110次/分，R 34次/分，Bp130/80 mmHg，神清，烦躁不安，端坐呼吸，口唇青紫，心率110次/分，律齐，两肺满布湿性啰音及哮鸣音，余（–）。

问题：

1．患者的呼吸困难属于哪一类？
2．此种呼吸困难是哪一侧心力衰竭引起的？其发生机制是什么？
3．此患者呼吸困难的伴随症状及体征有哪些？
4．对该患者进行护理评估还需补充哪些主观资料？有哪几个护理诊断？

呼吸困难（dyspnea）是指患者主观上感觉空气不足、呼吸费力，而客观表现为呼吸活动用力、张口呼吸、鼻翼扇动、端坐呼吸、发绀、辅助呼吸肌参与运动，并有呼吸频率、节律及深度的变化。

【病因】

引起呼吸困难的原因很多，呼吸系统和循环系统疾病是引起呼吸困难的主要原因。

**（一）呼吸系统疾病**

1．气道阻塞　如支气管哮喘、慢性阻塞性肺疾病及喉、气管与支气管的炎症、水肿、肿瘤或异物所致狭窄或阻塞。

2．肺部疾病　如肺炎、肺脓肿、肺淤血、肺水肿等。

3．胸廓、胸膜腔疾患　如严重胸廓畸形、气胸、大量胸腔积液和肋骨骨折等。

4．神经、肌肉疾病　如脊髓灰质炎、重症肌无力等导致呼吸肌麻痹。

5．膈运动障碍　如膈肌麻痹、大量腹水、腹腔巨大肿瘤、妊娠末期。

**（二）循环系统疾病**

各种原因所致心力衰竭、心包积液、肺栓塞等。

**（三）中毒**

尿毒症、糖尿病酮症酸中毒、吗啡类药物中毒、有机磷杀虫药中毒、急性一氧化碳中毒等。

**（四）血液系统疾病**

如重度贫血、高铁血红蛋白血症等。

**（五）神经、精神因素**

如颅脑外伤、脑出血、脑肿瘤、脑及脑膜炎症、精神因素所致癔症等。

【临床表现】

**（一）肺源性呼吸困难**

肺源性呼吸困难是呼吸系统疾病引起的通气、换气功能障碍，导致缺氧和（或）二氧化碳滞留而引起。分为三种类型：

1．吸气性呼吸困难　特点是吸气显著费力、吸气时间明显延长，重者由于呼吸肌极度用力，胸腔负压增大，吸气时胸骨上窝、锁骨上窝和肋间隙明显凹陷，称“三凹征”，常伴有干咳及高调吸气性哮鸣音。见于因炎症、水肿、肿瘤或异物等原因引起的喉、气管、大支气管音的狭窄与阻塞，如急性喉炎、气管异物、喉癌、气管肿瘤等。

2．呼气性呼吸困难　特点是呼气显著费力，呼气时间延长，常伴有哮鸣音。其发生主要是由于肺泡弹性减弱、小支气管不完全阻塞所致。常见于支气管哮喘、慢性阻塞性肺气肿等。

3．混合性呼吸困难　特点是吸气与呼气均感费力，呼吸频率增快、深度变浅，常伴有呼吸音减弱或消失，可有病理性呼吸音。其原因是由于肺部病变广泛或胸膜腔病变压迫，致呼吸面积减少，影响换气功能所致。常见于重症肺炎、大量胸腔积液、气胸、大面积肺不张等。

**（二）心源性呼吸困难**

主要由左心衰竭和（或）右心衰竭引起，左心衰竭所致呼吸困难较为严重。

1．左心衰竭　主要发生机制为：①肺淤血、肺水肿使气体弥散功能降低；②肺泡张力增高，刺激牵张感受器，通过迷走神经反射兴奋呼吸中枢。③肺循环压力增高刺激呼吸中枢；④肺泡弹性减退，其扩张与收缩能力降低，肺活量减少。

左心衰竭呼吸困难的临床特点是：呈混合性呼吸困难，活动时呼吸困难出现或加重，休息时减轻或缓解；卧位时加重，坐位或立位时减轻。仅发生在重体力活动时，休息后可自行缓解，称劳力性呼吸困难，见于心力衰竭早期。病情较重患者，常被迫采取半坐位或端坐体位呼吸，称端坐呼吸。急性左心衰竭时，常出现阵发性呼吸困难，多在夜间睡眠中发生，称夜间阵发性呼吸困难。发作较轻时表现为胸闷、气促，数分钟后逐渐减轻、缓解；重者气喘、面色青紫、大汗、咳浆液性粉红色泡沫样痰、两肺底部有湿性啰音、哮鸣音，又称“心源性哮喘”。其发生机制为睡眠时迷走神经兴奋性增高，冠状动脉收缩，心肌供血不足；仰卧位时肺活量减少及静脉回心血量增加，致肺淤血加重。左心衰竭多见于高血压性心脏病、冠心病、风湿性心瓣膜病、心肌炎和心肌病等。

2．右心衰竭　右心衰竭出现呼吸困难主要是由于体循环淤血所致。发生机制：①右心房和上腔静脉压升高，刺激压力感受器，反射性兴奋呼吸中枢。②由于血氧含量减少，酸性代谢产物增多，刺激呼吸中枢。③淤血性肝大、胸腔积液、腹水，使呼吸运动受限。主要见于慢性肺源性心脏病。

**（三）中毒性呼吸困难**

由于酸中毒、毒血症和药物中毒等引起的呼吸困难称为中毒性呼吸困难。

1．代谢性酸中毒　在尿毒症、糖尿病酮症酸中毒时，由于血中酸性代谢产物增多，刺激颈动脉窦和主动脉体化学感受器或直接刺激呼吸中枢，引起呼吸困难。主要表现为出现深长而规则的呼吸，可伴有鼾声，称为酸中毒大呼吸（Kussmaul 呼吸）。

2．毒血症　急性感染时，由于体温升高和毒性代谢产物刺激呼吸中枢，使呼吸频率增快。

3．药物中毒　某些药物如吗啡类、巴比妥类药物和有机磷杀虫药中毒时，呼吸中枢受抑制，致呼吸变浅、缓慢，并伴有呼吸节律异常。

**（四）神经、精神性呼吸困难**

神经性呼吸困难主要是由于呼吸中枢因受增高的颅内压和供血减少的刺激，使呼吸变慢、变深，常伴呼吸节律的异常，如潮式呼吸或间停呼吸。见于重症颅脑疾患，如颅脑外伤、脑出血、脑炎、脑膜炎等。精神或心理因素的影响也可致呼吸困难发作，其特点是呼吸浅表而频数，见于焦虑症、癔症患者。

**（五）血源性呼吸困难**

因红细胞携氧减少，血氧含量降低，致呼吸加速，心率加快，见于重度贫血、高铁血红蛋白血症等。大出血或休克时，因缺血与血压下降，刺激呼吸中枢也可使呼吸加速。

【伴随症状】

1．呼吸困难伴胸痛　常为一侧胸痛，见于大叶性肺炎、急性渗出性胸膜炎、自发性气胸等。

2．呼吸困难伴发热　最常见于呼吸道感染性疾病。

3．呼吸困难伴咳嗽、咳痰　常见于慢性支气管炎、肺脓肿、支气管扩张症、急性左心衰竭、有机磷杀虫药中毒等。

4．吸困难伴意识障碍　常见于脑出血、脑膜炎、尿毒症、急性中毒等。

【身心反应】

1．酸碱平衡失调　由于呼吸频率、节律的改变，致肺泡通气不足，二氧化碳在体内滞留产生高碳酸血症、呼吸性酸中毒。在呼吸性酸中毒的基础上可并发代谢性酸中毒，严重时可出现血压下降、心律失常、甚至心脏停搏。癔病患者常因通气过度而发生呼吸性碱中毒，出现口周和肢体麻木、手足抽搐。

2．脱水、营养不良　频数的呼吸运动可使机体的水分大量丢失，造成脱水。慢性疾病患者因呼吸功增加和食欲下降、摄入热量不足，使机体处于代谢负平衡状态，造成营养不良，机体免疫功能降低。

3．对日常生活的影响　呼吸困难也导致患者不能从事正常的学习、工作。严重呼吸困难患者往往采取半卧位或端坐位，不能平卧，影响休息及睡眠。

4．心理反应　呼吸困难患者可出现易怒、急躁、焦虑、语言障碍、意识障碍等改变，严重呼吸困难时，患者由于喘憋加剧而有濒死感，可产生精神极度紧张、恐惧。呼吸困难不仅会导致各种心理反应，同时紧张、急躁等心理因素可致呼吸中枢兴奋，加重呼吸困难。

【护理评估要点】

**（一）主观资料**

1．呼吸困难表现　询问呼吸困难发生的速度、持续时间、类型，了解患者本人对呼吸困难的描述，评估呼吸困难的程度。询问有无发热、胸痛、咳嗽、咳痰等伴随症状。

呼吸困难的分度：呼吸困难基本上是一种主观感觉，难以确切衡量其严重程度，临床常用的方法是通过了解呼吸困难与日常生活自理能力的关系来评估，虽不够精确，但简单实用。

（1）轻、中、重度分类法：

1）轻度：中度和重度体力活动才引起的呼吸困难。

2）中度：轻度体力活动所引起的呼吸困难。

3）重度：休息时也出现呼吸困难。

（2）五度分类法，见表 8-1。

**表 8-1　呼吸困难与日常生活自理能力的关系**

| | 呼吸困难程度 | 日常生活自理能力 |
|---|---|---|
| Ⅰ度 | 日常活动无不适，中、重度体力活动时出现气促 | 正常，无气促 |
| Ⅱ度 | 与同龄健康人平地行走无气促，登高或上楼时出现气促 | 满意，有轻度气促，但日常生活可自理，不需帮助或中间停顿 |
| Ⅲ度 | 与同龄健康人以同等速度行走时呼吸困难 | 尚可，有中度气促，日常生活虽可自理，但必须停顿下来喘气，费时、费力 |
| Ⅳ度 | 以自己的步速平地行走 100 米或数分钟即有呼吸困难 | 差，有显著呼吸困难，日常生活自理能力下降，需部分帮助 |
| Ⅴ度 | 洗脸、穿衣、甚至休息也有呼吸困难 | 困难，日常生活不能自理，完全需要帮助 |

2．病因　询问本次呼吸困难发作的病因，既往有无哮喘、慢性阻塞性肺部疾病、心血管疾病、糖尿病等病史，询问发病情况。

3．诱因　有无呼吸道感染、吸入花粉或特殊气体、劳累等诱因。

4．呼吸困难引起的身心反应　如是否影响日常生活，有否紧张、焦虑、恐惧等。

5．诊疗、护理情况　已做过的检查，已采取的治疗、护理措施及效果。

**（二）客观资料**

1．身体评估　观察呼吸频率、节律和深度的改变，有无三凹症、辅助呼吸肌是否参与呼吸运动。注意心、肺体征，尤其是两肺呼吸音是否对称，啰音的性质与分布；心界、心音、心律、杂音与血压，有无颈静脉怒张、肝大或下肢水肿。若为神经、肌肉疾患所致呼吸困难，还应进行肌力、肌张力、腱反射、病理反射等神经系统评估。

2．实验室检查　血常规及血气分析检查等。

3．其他检查　胸部 X 线以及肺功能测定。必要时还需做纤维支气管镜、心电图、超声心动图以及头部 CT 等检查。

【相关护理诊断】

1．低效性呼吸型态：与上呼吸道梗阻有关。

2．气体交换受损：与肺炎或心功能不全有关。

3．活动无耐力：与呼吸困难有关。

4．自理缺陷：与呼吸困难有关。

## 思考题

1．呼吸困难分几种类型？各型呼吸困难的临床特点是什么？

2．左、右心心力衰竭所致呼吸困难的发生机制各是什么？

3．呼吸困难可引起患者哪些身心反应？

4．当你见到一呼吸困难患者，你应想到可能有哪几种常见疾病引起？作护理评估时应搜集哪些资料？

（吴光煜）

# 第九章

# 咯　血

**学习目标**

通过本课程学习，学生应能够

1．叙述咯血的概念。

2．解释咯血的常见病因及发生机制。

3．举例说明咯血的临床表现。

4．区别咯血与呕血。

5．对咯血患者进行全面、正确的护理评估，并作出相关护理诊断。

**案例**

患者男，25岁。因3个月来干咳，2小时来咯血急诊入院。

患者近3个月来干咳，有时午后有低热，37.5℃左右，无盗汗，未太在意。2小时前感觉有胸闷、喉痒、咳嗽，随后咳出鲜红色血约30ml，约半小时后又咯血约50ml，血中无痰液，无食物残渣。

问题：

1．该患者咯血病因可能是什么？如何与呕血鉴别？

2．该患者可能出现什么危机生命的问题？如何观察？

3．对该患者进行护理评估你还需要收集哪些资料？

喉及喉部以下的呼吸道和肺组织出血，经咳嗽从口腔咯出，称为咯血（hemoptysis）。少量咯血仅表现为痰中带血，大咯血时血液由口鼻涌出，可阻塞呼吸道，造成窒息危及生命。临床上咯血与上消化道出血造成的呕血容易混淆，需根据病史、体征及某些检查进行鉴别。

【病因与发生机制】

引起咯血的原因很多，以呼吸系统和心血管疾病最为常见，如肺结核、支气管扩张、支气管肺癌、风湿性心脏病二尖瓣狭窄，常并称为咯血的四大主要原因。

**（一）呼吸系统疾病**

1．支气管疾病　常见的有支气管扩张、支气管肺癌、慢性支气管炎等。其咯血发生机制主要是炎症、肿瘤损害呼吸道黏膜或病灶处毛细血管通透性增高，也可因小血管受到侵蚀而破裂出血。

2．肺部疾病 常见的有肺结核、肺炎、肺脓肿等，其中肺结核仍为我国引起咯血的首要病因。肺炎、肺脓肿所引起咯血，出血量较少，一般为血痰。咯血发生机制主要是炎症病变处毛细血管通透性增高，或病变侵蚀小血管使管壁破裂引起出血等。

**（二）心血管疾病**

以风湿性心脏病二尖瓣狭窄较为常见，其次是先天性心脏病引起的肺动脉高压，急性左心衰竭、肺梗死等也可引起咯血。小量咯血或痰中带血系由于肺淤血致肺泡壁或支气管内膜毛细血管破裂所致；支气管黏膜下层支气管静脉曲张破裂，常致大咯血。

**（三）其他**

血液病如血小板减少性紫癜、白血病、流行性出血热、钩端螺旋体病等急性传染病，以及某些风湿性疾病均可引起咯血。

【临床表现】

**（一）咯血量**

一般认为，每日咯血量在 100ml 以内称为小量咯血，100 ～ 500ml 为中等量咯血，500ml 以上或一次咯血超过 300ml 为大量咯血。出血量较少时，可表现为血丝痰或痰中带血，如支气管肺癌主要表现为持续或间断性的痰中带血。但应注意，咯血量的多少与病情的严重程度不完全一致，而是与受损血管的性质及数量有直接关系。

**（二）颜色和性状**

咯血颜色鲜红，多见于肺结核、支气管扩张症及某些出血性疾病等；铁锈色血痰主要见于典型的肺炎球菌所致大叶性肺炎；砖红色胶冻样血痰主要见于克雷白杆菌肺炎；二尖瓣狭窄造成肺淤血，咯血多为暗红色；急性左心衰竭肺水肿时咳浆液性粉红色泡沫样血痰。

**（三）年龄**

青壮年咯血多见于肺结核、支气管扩张症等；40 岁以上有长期吸烟史，慢性咳嗽合并持续痰中带血，应高度注意支气管肺癌的可能。

【伴随症状】

1．咯血伴发热 常见于肺结核、肺炎、肺脓肿、流行性出血热等。

2．咯血伴胸痛 常见于大叶性肺炎、肺结核、支气管肺癌，肺栓塞等。

3．咯血伴大量脓痰 常见于支气管扩张症、肺脓肿等。

4．咯血伴皮肤、黏膜出血 应考虑血液病、风湿病及流行性出血热等。

【身心反应】

1．窒息 窒息为咯血的重要致死原因，其表现为：在大量咯血过程中，咯血突然减少或中止，患者表情紧张、恐惧或烦躁不安，张口瞠目，两手乱抓，很快出现颜面青紫、全身抽搐，进而心跳、呼吸停止，死亡。

2．失血性休克 大量咯血可致周围循环衰竭，重者出现失血性休克，危及生命。

3．肺部感染 咯血后血块留滞于支气管造成继发感染，表现为发热、咳嗽加剧等。

4．肺不张 血块堵塞支气管后引起肺叶或肺段不张，表现为呼吸困难、胸闷、气急、一侧肺部呼吸音减弱或消失。

5．心理反应 无论咯血量多少，出血尤其是鲜红色的血液均会使患者产生不同程度的焦虑和恐惧。大量咯血的患者常有紧张不安、恐惧等强烈的心理反应。

【护理评估要点】

（一）主观资料

1．询问病史，排除口腔、鼻腔出血及呕血，明确是否为咯血。注意咯血与呕血的鉴别，见表 9-1。

**表 9-1　咯血与呕血的鉴别**

| 项目 | 咯血 | 呕血 |
|---|---|---|
| 病因 | 肺结核、支气管扩张、肺癌、二尖瓣狭窄 | 消化性溃疡、肝硬化、胃癌 |
| 出血先兆 | 喉痒、胸闷、咳嗽等 | 上腹不适、恶心、呕吐等 |
| 出血方式 | 咯出 | 呕出，可为喷射状 |
| 出血物性状 | 鲜红，混有泡沫及痰液，呈碱性 | 咖啡或暗红，混有食物残渣，呈酸性 |
| 出血后情况 | 有血丝痰，无黑便（除非血被咽下） | 无痰，黑便持续数天 |

**知识链接**

**与口腔、鼻腔出血鉴别**

咯血除与呕血鉴别外，还应与口腔、鼻腔出血鉴别。首先应检查口腔、鼻咽部，观察局部有无出血灶。鼻出血多自前鼻孔流出，常在鼻中隔前下方发现出血灶；鼻腔后部出血，由于血液经后鼻孔沿软腭与咽后壁下流，使患者在咽部有异物感，用鼻咽镜检查即可确诊。

2．咯血表现　咯血前的先兆症状；咯血发生时间、次数、咯血量、血液的颜色、性状；咯血时的伴随症状。

3．病因　询问既往呼吸系统疾病、心血管系统疾病、血液病、急性传染病等疾病病史，初发或是复发，以往咯血情况。

4．诱因　有无感染、劳累等咯血的诱因。

5．咯血对患者心理的影响　如有无焦虑、恐惧等心理障碍。

6．诊疗、护理情况　已采取的治疗、护理措施，如应用止血药的名称、剂量及效果等。

（二）客观资料

1．身体评估　重点是生命体征（特别是血压及呼吸）、意识状态、皮肤黏膜颜色、全身营养状况、心音及杂音、肺部体征，尤其是呼吸音和啰音的变化。

2．实验室检查　血常规、痰结核分枝杆菌、癌细胞检查及痰培养等。

3．其他检查　胸部影像学检查、纤维支气管镜检查、支气管造影、肺活检等。

【相关护理诊断】

1．有窒息的危险：与大量咯血有关；与咯血伴意识障碍有关；与无力咳嗽致血液滞留于大气道有关。

2．有感染的危险：与血液滞留于支气管有关。

3．恐惧：与大量咯血有关

4．焦虑：与咯血不止有关；与对进一步检查及结果感到不安有关。

5．潜在并发症：休克。

## 思考题

1．咯血有哪些临床表现？

2．咯血窒息有什么临床表现？

3．咯血与呕血如何鉴别？

4．如何对咯血患者进行护理评估？可制订什么护理诊断？

（曾妤平）

# 第十章

# 发 绀

## 学习目标

通过本课程学习，学生应能够

1．叙述发绀的概念。

2．解释临床常见的发绀病因及临床表现。

3．对发绀患者进行全面的护理评估，并做出相关护理诊断。

## 案例

患者女，55岁，患风湿性心脏病25年，1周前患上呼吸道感染，4天来出现心跳、气短、不能平卧、下肢水肿，而入院治疗。

身体评估：R 32次/分，半坐位，二尖瓣面容，口唇、耳垂、四肢末端明显发绀，颈静脉怒张，心脏叩诊呈梨形，心率110次/分，心尖部可闻及舒张期雷鸣样杂音，肝肋下3cm，有压痛，下肢可凹性水肿。

问题：

1．该患者发绀病因是什么？

2．该患者发绀特点是什么？属何种类型？

血液中还原血红蛋白增多，使皮肤、黏膜呈青紫色，这一现象称为发绀（cyanosis）。发绀在皮肤较薄、色素较少和毛细血管丰富的部位，如口唇、鼻尖、颊部和甲床等处较明显。

【发生机制】

引起发绀的基本原因是由于血液中还原血红蛋白绝对含量增多。正常血液中含血红蛋白为15g/dl，能携带20 vol/dl的氧，称为100%的氧饱和度。当毛细血管血液的还原血红蛋白量超过50g/L（5g/dl）时，血氧未饱和度超过6.5 vol/dl，皮肤、黏膜呈青紫色，出现发绀。临床实践资料表明，对于血红蛋白浓度正常的患者，当动脉血氧饱和度（$SaO_2$）<85%时已经出现明显发绀，但严重贫血患者（血红蛋白量< 40 ~ 50g/L时），$SaO_2$虽明显降低，却不致引起发绀，这可能是由于严重贫血时还原血红蛋白量太少，无法达到发绀的临界值所致。

【病因和临床表现】

**（一）血液中还原血红蛋白含量增多（真性发绀）**

1．中心性发绀 是由于心、肺疾患引起呼吸衰竭，导致动脉血氧饱和度降低所致。发绀特点：表现为全身性，除四肢及面颊外，发绀也可见于黏膜与躯干皮肤，发绀部位的皮肤温暖。一般可分为：

（1）肺性发绀：见于各种严重的呼吸系统疾病，因呼吸功能不全、肺氧合作用不足，血液中还原血红蛋白含量增多所致。常见于呼吸道（喉、气管、支气管）阻塞、肺部疾病（肺炎、肺淤血、肺水肿、肺气肿等）、胸膜疾患（大量胸腔积液、气胸等）、ARDS 等。

（2）心性混血性发绀：主要见于存在异常通道的发绀型先天性心脏病，如法洛四联症。由于存在右向左分流的异常通道，部分静脉血未通过肺进行氧合作用，即经由异常通道流入体循环动脉中，体循环动脉血与静脉血相混合，当分流量超过心输出量的 1/3 时即可出现发绀。

2．周围性发绀 由于周围循环血流障碍所致。发绀特点：发绀出现在肢体的下垂部位和末梢部位，如颜面、耳垂、肢端，这些部位的皮肤发凉，按摩或加温后，皮肤转暖，发绀即可消失。发绀部位皮肤发凉是与中心性发绀的鉴别点。一般可分为：

（1）淤血性周围性发绀：见于右心功能不全、缩窄性心包炎、上腔静脉阻塞综合征等。系因体循环淤血，周围血流缓慢，氧在组织中消耗过多所致。

（2）缺血性周围性发绀：见于严重休克。是由于周围血管痉挛、收缩，心排血量减少，循环血量不足，组织缺血、缺氧所致。

3．混合性发绀 中心性发绀与周围性发绀并存称为混合性发绀。多见于心力衰竭患者。

**（二）血液中含有异常血红蛋白衍生物**

1．高铁血红蛋白血症 有先天性和后天获得性两种。先天性患者自幼即出现发绀，有家族史，心、肺正常，无引起异常血红蛋白的其他原因。后天获得性高铁血红蛋白血症，常见于各种化学物质或药物中毒。某些药物或化学制剂，如磺胺类、非那西汀、亚硝酸盐等中毒，可使血红蛋白分子的二价铁变为三价铁，从而失去与氧结合的能力，血液中高铁血红蛋白达 30g/L 时即可出现发绀。此种发绀特点：出现急剧，血液呈深棕色，病情危重，给予氧疗不能改善，只有静脉注射亚甲蓝或大量维生素 C 才能使发绀消退。另外，如果进食大量含有亚硝酸盐的变质蔬菜，也可导致发绀，称为“肠源性青紫”。

2．硫化血红蛋白血症 为后天获得。服用某些含硫药物或化学品后，血液中硫化血红蛋白达到 5g/L 即可出现发绀。发绀特点：持续时间长，可达数月，血液呈蓝褐色。

【伴随症状】

1．发绀伴呼吸困难 常见于急性呼吸道阻塞、大量气胸。如合并严重呼吸困难，多为心功能不全或严重肺部疾病。

2．发绀伴衰竭状态或意识障碍 常见于休克、急性心功能不全、药物或化学物质中毒。

3．发绀伴杵状指（趾） 病程较长，常见于发绀型先天性心脏病、某些慢性肺部疾病。

【护理评估要点】

**（一）主观资料**

1．发绀表现 重点询问发绀出现时间、部位、程度，有无呼吸困难、意识障碍等伴随症状。

2．病因 询问有无心、肺疾病史；应用药物或化学制剂史；进食变质蔬菜史等。

3．诊疗、护理情况　应用药物的名称、剂量、效果及氧疗效果等。

**（二）客观资料**

1．身体评估　生命体征、发绀的严重程度、部位、颜色、局部温度、有无杵状指(趾)、心肺疾病体征、水肿等。

2．实验室检查　血液气体分析等。

3．其他检查　胸部影像学检查、肺功能检查、B 型超声波检查等。

【相关护理诊断】

1．气体交换障碍：与心功能不全所致肺淤血有关；与肺部感染所致肺氧合作用不足有关等。

2．低效性呼吸型态：与气道阻塞致通气功能障碍有关；与气胸所致肺扩张受限有关等。

3．活动无耐力：与肺功能不全所致低氧血症有关；与心功能不全所致氧供需失调有关等。

## 思考题

1．中心性发绀与周围性发绀的特点有何不同？

2．如何对发绀患者进行护理评估？有哪些护理诊断？

（曾妤平）

# 第十一章

# 恶心与呕吐

## 学习目标

通过本课程学习，学生应能够

1. 说出恶心、呕吐定义。
2. 解释恶心、呕吐的发生机制。
3. 归纳临床常见疾病发生恶心、呕吐的特点。
4. 解释恶心、呕吐的身心反应。
5. 对恶心、呕吐患者进行护理评估并作出护理诊断。

## 案例

患者男，45岁，因恶心、呕吐1周而入院。

患者近1周来出现频繁恶心、呕吐，每日3～4次，每次呕吐量较大，呕吐物为隔夜食物，有酸臭味，并伴有中上腹部胀痛，故来诊治。

患者近3年来反复发作中上腹部疼痛，通常于饭前发生，进食后疼痛可好转，每次发作持续数日。

身体评估：较消瘦，心肺（-），中上腹部稍隆起，轻压疼，偶见胃型和胃蠕动波，振水音（+），肝脾未及。

问题：

1. 该患者目前主要症状是什么？有什么特点？
2. 该患者恶心、呕吐可能与什么疾病有关？
3. 如此频繁恶心、呕吐对患者产生最重要的影响是什么？
4. 你认为对该患者还需要搜集哪些主观资料？

恶心（nausea）是一种特殊的上腹部不适，是欲将胃内容物经口吐出的感觉。轻度恶心可有上腹部不适、胀满感觉。严重恶心常伴有迷走神经功能紊乱的表现，如面色苍白、出汗、流涎、心率改变、血压降低、四肢厥冷等。恶心可为呕吐的前驱症状，也可单独存在，或只有呕吐而无恶心。

呕吐（vomiting）是将胃或部分小肠内容物不自主地经贲门、食管逆流出口腔的一种复杂的反射动作。

【发生机制】

在延髓中有两个功能不同的呕吐机构：一个是呕吐中枢，位于延髓外侧网状结构背部；另一个是化学感受器触发带（CTZ），位于呕吐中枢附近的第四脑室底部。呕吐中枢接受来自大脑皮层、心脏、消化系统、泌尿系统、前庭器官及化学感受器触发带的神经传入冲动，引起协调的呕吐反射动作。化学感受器触发带本身不能直接引起呕吐动作，但可接受引起呕吐的化学物质或药物（如洋地黄、阿朴吗啡等）及内生代谢产物的刺激，然后由此发出神经冲动，传至呕吐中枢，引起呕吐。

各种冲动刺激呕吐中枢，达到一定强度，再由呕吐中枢发出冲动，支配咽及喉部的迷走神经、食管及胃的内脏神经、膈肌的膈神经、肋间肌及腹肌的脊神经，这些神经及肌肉的协调动作完成呕吐的全过程。呕吐时首先是幽门收缩与关闭，胃逆蠕动，胃底充盈，继而贲门开放，同时腹肌收缩，横膈下降，腹压增高，胃被压挤，迫使胃内容物通过食管、经口排出体外。与此同时声门反射性关闭，呼吸停止，软腭、舌骨、喉头抬举，关闭鼻咽及会厌通道，以防胃内容物进入鼻腔及呼吸道。

恶心的发生机制与呕吐基本相同，二者的区别仅在于呕吐中枢接受冲动的强度不同。若胃逆蠕动较弱，或贲门不开放，胃内容物无从排出，患者即有欲吐的感觉，则为恶心。

【常见病因及临床表现】

**（一）中枢性呕吐**

由于中枢神经系统、化学感受器触发带的刺激引起呕吐中枢兴奋而发生的呕吐，称为中枢性呕吐。常见病因如下：

1．颅内病变　①中枢神经系统感染：如脑膜炎、脑炎；②脑血管病：如脑出血、脑梗死、高血压脑病等；③颅脑外伤：如脑震荡、颅内血肿等；④颅内占位性病变：如脑肿瘤、脑脓肿，均可引起颅内压增高而发生呕吐。呕吐呈喷射性而且严重，多不伴有恶心，但可伴有剧烈头痛及不同程度的意识障碍。

**知识链接**

**颅内压增高**

以上几种颅内疾病均可引颅内压增高，颅内压增高表示患者病情危重，患者除有意识障碍、剧烈头痛及喷射性呕吐外，还可有血压增高、心率减慢、呼吸改变等生命体征变化，如不及时处理可发生脑疝，危及患者生命。所以，护士对上述疾病患者更应密切观察病情变化，配合医生给患者以及时处理。

2．全身性疾病　如糖尿病酮中毒、尿毒症、代谢性酸中毒、低血钠、早期妊娠等，均可使化学感受器触发带受刺激，引起呕吐中枢兴奋而发生恶心、呕吐。此类呕吐的特点是呕吐常伴有明显的恶心。

3．药物　某些药物如阿朴吗啡、洋地黄、某些抗生素、各种抗癌药等。

4．中毒　如乙醇、一氧化碳、有机磷农药等均可引起呕吐。

5．精神因素　如癔症、神经性厌食、令人厌恶的景象与气味，也可引起呕吐。

**（二）反射性呕吐**

由内脏末梢神经传来的冲动，通过自主神经传入纤维刺激呕吐中枢引起呕吐，称为反射性呕吐。常见病因如下：

1．消化系统疾病

（1）胃及十二指肠疾病：如急性胃炎可引起明显的恶心、呕吐，同时有上腹痛或不适，呕吐后腹痛可缓解。慢性胃炎恶心多见，但呕吐不重。幽门梗阻时，呕吐严重且呕吐物量大，并有隔夜食物及酸臭味。

（2）肠道疾病：急性肠炎在恶心、呕吐同时伴有腹泻。急性阑尾炎早期症状为上腹痛、恶心、呕吐，随后有转移性右下腹痛。肠梗阻也可引起恶心、呕吐。

（3）肝、胆、胰腺疾病：肝炎、肝硬化可出现顽固性恶心、呕吐，同时可伴有黄疸。急性胆囊炎、胆石症，皆可引起恶心、呕吐，但不严重，同时可伴有发冷、发热及黄疸。急性胰腺炎在发生严重恶心、呕吐的同时，还伴有严重上腹痛及发热。

2．其他系统疾病

（1）循环系统：如急性心肌梗死，在恶心、呕吐同时伴有胸痛、胸闷、心悸、呼吸困难等。

（2）泌尿、生殖系统疾病：如尿路结石、肾绞痛发作时可有恶心、呕吐。输卵管妊娠破裂时可发生恶心、呕吐，但主要为腹痛。

**（三）前庭功能障碍**

临床常见为梅尼埃综合征、晕车、晕船、基底动脉供血不足累及前庭神经核时，均可发生呕吐。呕吐较重，并多伴有眩晕。

【伴随症状】

1．呕吐伴腹痛、腹泻　多见于急性胃肠炎、霍乱、食物中毒等。

2．呕吐伴头痛及喷射性呕吐　常见于颅内压增高等。

3．呕吐伴右上腹痛及发热、黄疸　见于急性胆囊炎、胆石症。

4．呕吐伴眩晕、眼球震颤　多见于前庭器官疾病。

【身心反应】

1．水、电解质及酸碱平衡紊乱　从生理意义上讲，呕吐是一种保护性反射，可将消化道内的有害物质排出，从而对机体起保护作用，但剧烈、频繁的呕吐造成大量胃液丢失（胃液中含盐酸、钾及钠离子），可引起水、电解质及酸碱平衡紊乱。

2．营养障碍　长期呕吐不能进食，可发生营养障碍。

3．窒息或肺部感染　有神志障碍患者，呕吐时可发生误吸而引起窒息或肺部感染。

4．上消化道出血　剧烈呕吐还可引起胃和食管连接处黏膜撕裂，而致上消化道出血。

5．心理反应　恶心、呕吐给患者带来明显不适感，严重、频繁呕吐则会给患者带来很大痛苦，产生紧张、烦躁不安、焦虑，也可因害怕呕吐而不敢进食。化疗患者甚至因惧怕呕吐而拒绝治疗。

【护理评估要点】

**（一）主观资料**

1．恶心、呕吐表现　询问恶心、呕吐发生时间，持续时间，发生缓急，呕吐次数，呕吐物量、颜色、气味及混合物（如胆汁、血液），呕吐方式，呕吐前是否伴有恶心，呕吐与饮食的关系等。有无发热、头痛、意识障碍、眩晕、胸痛、腹痛等伴随症状。

2．病因　询问有无中枢神经系统感染、急性或慢性胃炎、肝炎、晕车等。既往有无高血压、肝胆系统疾病、肾疾病、糖尿病等病史、用药史。

3．诱因　如乘车（船）、精神刺激、厌恶的景象及气味等。

4．恶心、呕吐引起的身心反应　评估有无水、电解质平衡紊乱表现；食欲情况及体重变化，以确定有无营养障碍；心理反应如紧张、焦虑等。

5．诊疗、护理经过　如应用止吐药或其他方式止吐，药物名称、效果等。

**（二）客观资料**

1．身体评估　注意生命体征、体重、神志状态、皮肤弹性、有无黄疸、眼球震颤、瞳孔大小、腹部外形、胃肠型、蠕动波、肌紧张、压痛、反跳痛、肠鸣音、脑膜刺激征等。

2．实验室检查　血、尿及便常规、尿酮体、血清电解质，必要时作肝、肾功能检查。

3．其他检查　心电图、胸腹部 X 线检查、B 型超声波检查、纤维内镜、脑脊液检查等。

【相关护理诊断】

1．舒适度减弱：恶心、呕吐：与颅内压增高有关；与肝炎有关等。

2．体液不足 / 有体液不足的危险：与呕吐引起体液丢失过多有关；与呕吐所致液体摄入减少有关。

3．营养失调：低于机体需要量：与呕吐及营养物质摄入减少有关。

4．潜在并发症：窒息、肺部感染。

## 思考题

1．恶心、呕吐的发生机制。

2．中枢性呕吐与反射性呕吐的概念是什么？

3．中枢神经系统疾病引起颅内压增高、溃疡病幽门梗阻、急性胰腺炎所致恶心、呕吐各有什么特点及伴随症状？

4．对恶心、呕吐患者应收集哪些主观资料？

（吴光煜）

# 第十二章

# 呕血与黑便

## 学习目标

通过本课程学习，学生应能够

1．说出呕血、黑便定义。

2．解释呕血、黑便颜色不同的相关因素。

3．识别不同病因所致呕血、黑便的临床特点。

4．根据呕血、黑便患者的临床表现判断出血量。

5．对呕血、便血患者进行护理评估，并作出相关护理诊断。

## 案例

患者男，46岁，因黑便2周、呕血1天急诊入院。

患者近2周来自觉上腹部不适，大便色黑，稀便，每日1～2次，未予注意。1天前进食油炸食品后，觉上腹部不适加重，伴恶心，呕出鲜红色血约400ml，后又排出柏油样便约300ml，患者自觉头晕、心悸、出冷汗，由家人送来急诊。

数年前曾患“乙型病毒性肝炎”。

身体评估：T 36℃，Bp 70/40mmHg，P 110次/分，R 24次/分，神志清楚，平卧位，面色苍白，颈部及上胸部各见一蜘蛛痣，巩膜无黄疸，肺（-），心率110次/分，腹部膨隆，可见腹壁静脉曲张，肝脾触诊不满意，移动性浊音（+），下肢无水肿。

问题：

1．该患者主要症状是什么？有何特点？

2．可能是什么疾病？发病诱因是什么？

3．该患者是否危重？根据是什么？

4．目前患者最主要的护理诊断是什么？

呕血（hematemesis）与黑便（melena）都是上消化道出血的症状。呕血是指屈氏韧带以上的消化道（包括食管、胃、十二指肠、肝、胆、胰）疾病或全身性疾病所致上消化道出血，血液经口腔呕出的现象。黑便是指上消化道出血时部分血液经肠道排出，因血红蛋白在肠道内与硫化物结合形成硫化亚铁，形成黑便。由于黑便附有黏液而发亮，类似柏油，又称柏油便。呕血为一种急症，如不及时抢救可危及患者生命。

【常见病因】

**（一）消化系统疾病**

1．食管疾病　如食管炎、食管癌、食管异物、食管外伤等。

2．胃及十二指肠疾病　如消化性溃疡、胃癌晚期、服用非甾体类抗炎药（如阿司匹林、吲哚美辛等）及应激性因素所致的急性胃、十二指肠黏膜损害。

3．肝、胆和胰腺疾病　如肝硬化所致的食管和胃底静脉曲张破裂、肝癌、胆管癌、胰腺癌等，出血量大时，血液流入十二指肠，导致呕血或黑便。

**（二）血液系统疾病**

如血小板减少性紫癜、白血病、弥散性血管内凝血及再生障碍性贫血等。

**（三）其他全身性疾病**

如尿毒症、某些传染病（如流行性出血热、暴发性肝炎）、呼吸功能及肝功能衰竭等。

上述病因中，以消化性溃疡引起的出血最为常见，其次为食管或胃底静脉曲张破裂出血。

【临床表现】

**（一）呕血与黑便**

在呕血之前先觉上腹部不适、恶心，随即呕出血性胃内容物。呕血一般都伴有黑便，而黑便不一定都伴有呕血。呕血与黑便是上消化道出血的特征性表现。

1．呕血　上消化道出血表现为呕血与黑便，呕出血液的颜色可因出血量的多少及在胃内停留时间的长短而不同。如出血量较大，且在胃内存留时间短，则血色鲜红或混有血块，或为暗红色。如出血量不大，而且在胃中存留时间较久，因胃酸的作用使血红蛋白转变为酸化正铁血红蛋白，故可呕出咖啡样物。胃内积血量达到 300ml 左右时，即可发生呕血。

2．黑便　黑便的颜色取决于出血的速度与肠蠕动的快慢，黑便在肠道内停留时间短，呈紫红色；在肠道内停留时间长则呈黑色；如果出血量在 5ml 左右，大便潜血试验可呈阳性，黑便提示消化道出血量超过 50ml。

**知识链接**

**柏油便**

呕血的同时部分血液排入肠道，其中的铁经肠道内大肠杆菌的作用后变成黑色硫化亚铁，硫化亚铁可刺激肠黏膜分泌黏液，使粪便表面发亮而呈柏油样，即柏油便，在出血后 4h 即可排出。

**（二）急性周围循环衰竭**

上消化道出血患者除有呕血与黑便外，失血达到一定量时可出现急性周围循环衰竭（失血性休克）。失血表现及失血量估计见表 12-1。

**（三）贫血表现**

上消化道出血早期红细胞及血红蛋白测定变化不大，3 ~ 4h 以后，由于组织液渗入血管内及输液，使血液稀释，出现贫血表现。如反复或持续小量出血，也可引起贫血表现，出现

表 12-1 失血表现及失血量估计

| 出血程度 | 症状 | 血压 | 脉搏（次/分） | 尿量 | 出血量（ml） | 占全身总血量（%） |
|---|---|---|---|---|---|---|
| 轻度 | 皮肤苍白、头晕、畏寒 | 正常 | 正常或稍快 | 减少 | < 500 | 10 ~ 15 |
| 中度 | 冷汗、四肢湿冷、眩晕、口干、心悸 | 下降 | 100 ~ 110 | 明显减少 | 800 ~ 1000 | 20 |
| 重度 | 烦躁不安、出冷汗、四肢厥冷、呼吸急促、意识模糊 | 显著下降 | > 120 | 尿少或尿闭 | > 1500 | 30 |

头晕、耳鸣、乏力、心悸、气短、食欲不振等一系列症状。体征可有面色苍白、心率增快、心尖部可有收缩期吹风样杂音等。

**（四）氮质血症**

消化道出血后，血红蛋白的分解产物在肠道内被吸收，故可使血中尿素氮升高。一般在出血后数小时即可增高，24 ~ 48h 达高峰，但都不超过 14mmol/L（40mg/dl），3 ~ 4 日恢复正常。

**（五）发热**

上消化道大出血的患者，一般在 24h 内可出现发热，大多在 38.5℃以下，可持续数日或 1 周左右。这可能与血液分解产物的吸收、血容量减少有关。

【伴随症状】

1．呕血伴腹痛　常见于胃及十二指肠溃疡、慢性胃炎、胃癌等。

2．呕血伴黄疸、肝脾大或腹水　常见于肝硬化、暴发性肝炎、肝癌等。

3．呕血伴皮肤、黏膜出血　多见于出血性疾病，如血小板减少性紫癜、白血病、再生障碍性贫血等。

4．呕血伴发热　常见于流行性出血热、急性白血病等。

【身心反应】

1．急性周围循环衰竭症状　失血达到一定量时，患者可出现急性周围循环衰竭症状，如头晕、出冷汗、畏寒、口干、心悸，甚至烦躁不安、意识模糊等。

2．贫血症状　上消化道大出血 3 ~ 4h 以后或反复、持续小量出血，患者可出现贫血表现，如头晕、耳鸣、乏力、心悸、气短、食欲不振等症状。

3．心理反应　由于突然出现呕血或黑便，患者常非常紧张，甚至恐惧。如持续出血不止，患者常因考虑出血的原因及担心出血对机体产生的不利影响而产生焦虑。

【护理评估要点】

**（一）主观资料**

1．呕血与黑便的表现　询问呕血与黑便的次数、量、颜色及性状，结合出血后表现的症状，可估计失血量。应注意排除口腔、鼻、咽喉等部位的出血及咯血。此外，因进食大量动物血、铁剂等也可使呕吐物呈咖啡色或出现黑便，应注意区别。询问是否伴有腹痛、黄疸、皮肤黏膜出血、发热等伴随症状。

2．病因　有无溃疡病史、肝病史、血液病史、服药史（如水杨酸制剂、糖皮质激素、吲哚美辛）及酗酒史等，以明确出血病因。还应询问既往有无类似出血史及出血情况。

3．诱因　如暴饮暴食、进食油煎的粗硬食品或刺激性食物、酗酒、过度劳累，或精神紧张、过度忧虑等精神因素，均可诱发呕血。

4．呕血与黑便引起的身心反应　是否有周围循环衰竭及贫血等症状，及紧张、恐惧、焦虑等心理反应。

5．诊疗、护理经过　应用的止血措施、药物名称、剂量、效果、不良反应及护理措施等。

**（二）客观资料**

1．身体评估　生命体征，神志状态，皮肤及黏膜有无黄疸、苍白、出血，有无肿大淋巴结，心率、节律、杂音，腹部压痛、腹壁静脉曲张、腹水征、肠鸣音等。

2．实验室检查　血常规、血小板、红细胞比容、尿比重、肝功能、尿素氮、大便潜血，必要时查血清电解质、二氧化碳结合力等。

3．其他检查　纤维内镜、X 线钡餐造影、血管造影、放射性核素检查等。

【相关护理诊断】

1．外周组织灌注量无效 / 有休克的危险：与上消化道出血所致血容量减少有关。

2．活动无耐力：与呕血与黑便所致贫血有关。

3．营养失调：低于机体需要量的危险：与消化道出血所致摄入减少有关。

4．焦虑 / 恐惧：与消化道出血对生命及自身健康的威胁有关。

## 思考题

1．消化性溃疡与食管或胃底静脉曲张破裂所致呕血与黑便的临床特点有何不同？

2．何谓柏油便？其成因是什么？

3．如何判断消化道出血量？

4．对呕血与黑便患者应观察什么？

（吴光煜）

# 第十三章

# 腹 泻

## 学习目标

通过本课程学习，学生应能够

1．说出腹泻定义及常见病因。

2．解释腹泻的发生机制。

3．归纳急性腹泻的临床表现和可产生的身心反应。

4．对腹泻病人收集主、客观资料并作出相应护理诊断。

## 案例

患者男，35岁，农民工。因发热、腹泻2天，急诊入院。

患者近2日来感全身不适、发热、腹泻，最初两次为稀便，以后每2～3小时排便一次，均为脓血便，量不多，并伴有阵发性腹痛、里急后重、恶心、呕吐，今呕吐两次，均为胃内容物。病后食欲差，尿少，未服用药物。因发热、腹泻不见好转而急诊入院。

身体评估：T 39℃，P 100次/分，R 24次/分，BP 110/70mmHg，神清，皮肤弹性好，口腔黏膜干燥，心肺（–），腹软，左下腹有轻压痛，肠鸣音活跃。

初步诊断：急性细菌性痢疾。

问题：

1．此患者主要症状及特点是什么？

2．此患者按腹泻发病机制属于哪一类？

3．对此患者还需收集哪些主、客观资料？

4．制定出此患者相关护理诊断。

腹泻（diarrhea）是指排便次数增多，粪质稀薄，容量及水分增加，或含有异常成分，如黏液、脓血、未消化的食物等。如排便每日 3 次以上，或每日粪便总量大于 200g，其中粪便含水量大于 80%，则可认为是腹泻。腹泻时常伴有腹痛及里急后重感。

病程不足 2 个月者为急性腹泻，超过 2 个月者为慢性腹泻。

【病因】

**（一）急性腹泻**

1．肠道疾病 细菌、病毒、阿米巴原虫等感染引起的肠道炎症，如细菌性痢疾、霍乱、细菌性食物中毒、轮状病毒腹泻、急性阿米巴痢疾等，以及急性出血性坏死性肠炎，溃疡性结肠炎急性发作等非感染性肠道疾病。

2．急性中毒 如发芽马铃薯、河豚中毒；化学毒物如有机磷中毒等。

3．全身性疾病 如大叶肺炎、尿毒症、过敏性紫癜等。

4．其他 进食生冷、油腻食物或饮食不节制，服用某些药物如氟尿嘧啶等。

**（二）慢性腹泻**

1．消化系统疾病 如萎缩性胃炎、胃大部切除术后；肠源性，如慢性细菌性痢疾、慢性阿米巴痢疾、肠结核、溃疡性结肠炎、肠道肿瘤等所引起的腹泻。慢性胰腺炎、胰腺癌；肝疾病；胆道梗阻等也可引起的腹泻。

2．全身性疾病 如甲状腺功能亢进症、尿毒症、神经官能症等所引起的腹泻。

3．药物不良反应 如某些抗生素及抗肿瘤药物所引起的腹泻。

【发生机制】

腹泻的发生常不是单一因素所致，有些腹泻是通过几种机制共同作用而产生，根据其发病机制可分为以下几种：

**（一）渗出性腹泻**

此种腹泻是因炎症、溃疡、肿瘤浸润，使病变处血浆、黏液、脓血渗出，进入肠道而发生腹泻。如各种肠道炎症性疾病。

**（二）渗透性腹泻**

由于肠内容物渗透压增高，阻碍肠内水与电解质的吸收，肠内容积增大，肠管扩张，肠蠕动加速，从而发生腹泻，如服用硫酸镁、甘露醇引起的腹泻。

**（三）分泌性腹泻**

分泌性腹泻主要是小肠，特别是空肠分泌大量电解质，继而增加水的分泌，致使肠腔内容积增大，扬蠕动加速发生腹泻，如霍乱弧菌外毒素引起的腹泻，属于典型的分泌性腹泻。

**知识链接**

**分泌性腹泻**

霍乱弧菌产生霍乱肠毒素（外毒素），作用于腺苷酸环化酶使之活化。腺苷酸环化酶使三磷酸腺苷（ATP）变成环磷酸腺苷（cAMP），cAMP促使细胞内一系列酶反应的进行，抑制肠黏膜绒毛细胞对钠的正常吸收，且使其分泌氯化物、水和碳酸氢盐的功能增强，以致使大量水分与电解质聚积在肠腔内，超过了肠道正常的吸收功能，因而出现具特征性的剧烈水样腹泻。

**（四）吸收不良性腹泻**

由于肠黏膜吸收面积减少或肠道消化吸收功能障碍引起的腹泻，如小肠大部切除引起的肠黏膜吸收面积减少；胃、胰腺、肝胆系统疾病引起胃酸、胰液、胆汁分泌减少，引起蛋白质、脂肪、淀粉消化吸收不良所致的腹泻。

**（五）动力性腹泻**

肠蠕动加快，致使应在肠道内吸收的物质不能被吸收，如胃肠功能紊乱、甲状腺功能亢进症引起的腹泻。

【临床表现】

**（一）急性腹泻**

起病急、排便次数多，每日可达 10 多次或数十次，粪便含水分量大，呈稀便，并可混有脓、血或黏液，常伴有腹痛、里急后重或发热。如急性细菌性痢疾每日排便 10 多次或以上，为脓血便，常伴有发热及里急后重感。急性食物中毒排便次数多，排泄量大，为稀水便，伴腹痛，无里急后重感。严重腹泻可引起脱水及电解质紊乱。

**（二）慢性腹泻**

起病缓慢，也可因急性腹泻迁延不愈转为慢性。每日排便数次，可为稀便，也可混有脓、血或黏液，或未消化的食物及脱落的肠黏膜等，常见于慢性痢疾、胃肠道恶性肿瘤、肠结核等。可伴有腹痛及消瘦。

【伴随症状】

1. 腹泻伴发热　可见于急性细菌性痢疾、伤寒、溃疡性结肠炎急性发作期等。
2. 腹泻伴里急后重　见于乙状结肠、直肠病变，如急性细菌性痢疾、直肠肿瘤等。
3. 腹泻伴重度脱水　见于分泌性腹泻，如霍乱、细菌性食物中毒等。
4. 腹泻伴皮疹或皮下出血　见于伤寒、过敏性紫癜等。

【身心反应】

1. 脱水、电解质紊乱　因急性腹泻可在短时间内丢失大量水分及电解质，故易引起脱水、电解质紊乱和代谢性酸中毒，出现尿少、皮肤黏膜干燥、皮肤弹性减低、眼窝凹陷、腹胀、肌肉无力等症状和体征。严重体液丧失，还可造成低血容量性休克。
2. 脱肛及肛周皮肤损害　由于频繁排便及粪便刺激可造成脱肛及肛周皮肤糜烂。
3. 营养障碍　长期慢性腹泻可导致营养障碍、多种维生素缺乏、体重下降，甚至发生营养不良性水肿。
4. 心理反应　急性腹泻患者由于疾病痛苦，可引起焦虑、恐惧。长期慢性腹泻还可对患者工作、学习及生活造成影响，每当机体抵抗力降低，如受凉、劳累、饮食不当或情绪波动时常可引起腹泻急性发作，因此患者可产生紧张、焦虑、忧郁等心理障碍。

【护理评估要点】

**（一）主观资料**

1. 腹泻临床表现　询问起病缓急、病程长短、每日大便次数、大便量、性状、颜色、气味、混杂物等。有无发热、里急后重、消瘦等伴随症状。
2. 病因　询问有无急性肠道感染、食物或化学毒物中毒、饮食不节制等；既往有无慢性胃、胰腺、肝、胆、肠道疾病，结核及甲状腺功能亢进症等病史。
3. 诱因　有无饮食不当、吃不洁食物、受凉、过劳、过度紧张等。
4. 腹泻引起的身心反应　每日进食、饮水情况，有无脱水及电解质紊乱表现；有无肛周皮肤损害表现；有无营养障碍及情绪改变等。
5. 诊疗、护理情况　发病后应用过的治疗药物、剂量、效果，如感染引起的腹泻常用抗菌药或抗原虫药，应注意其效果及不良反应。

（二）客观资料

1．身体评估　生命体征、体重、神志状况、营养状态、口腔黏膜有无干燥、皮肤弹性、腹部压痛、肠鸣音、肛门周围皮肤有无破损等。

2．实验室检查　腹泻患者大便常规及大便培养常作为常规检查项目，疑有电解质紊乱时应检查血清电解质，必要时检查肝肾功能等。

3．其他检查　可做X线钡餐造影、B型超声波、内镜检查等。

【相关护理诊断】

1．腹泻：与病原体感染引起肠黏膜病变有关；与肠大部切除引起的肠黏膜吸收面积减少有关等。

2．体液不足/有体液不足的危险：与腹泻所致体液丢失过多有关。

3．有营养失调：低于机体需要量的危险：与腹泻、摄入减少或消化、吸收障碍有关。

4．皮肤完整性受损/有皮肤完整性受损的危险：与排便次数增多及排泄物对肛周皮肤刺激有关。

5．焦虑：与慢性腹泻迁延不愈有关。

思考题

1．腹泻按发生机制分哪几类？详述各类发生机制。

2．急性腹泻的临床表现及可产生哪些身心反应？

3．腹泻有哪些评估要点？

4．腹泻有哪几个常用的护理诊断？

（吴光煜）

# 第十四章

# 便　秘

## 学习目标

通过本课程学习，学生应能够

1．复述便秘的概念。
2．解释便秘的常见病因及发生机制。
3．举例说明便秘患者的身心反应。
4．对便秘患者进行全面护理评估，并做出相关护理诊断。

## 案例

患者女，86岁，近半个月来因股骨干骨折卧床休养，近一周来未排便，自觉腹胀。腹部触诊：左下腹部可扪及肿块。

问题：

1．该患者便秘原因是什么？你如何帮助她改善便秘症状？
2．作为一名责任护士，对该便秘患者进行护理评估还应收集哪些主观资料？
3．该患者的护理诊断有哪些？

便秘（constipation）是指排便次数减少，一般每2～3日或更长时间排便一次，粪便干硬，伴有排便困难感。是消化系统的常见症状之一。

【发生机制】

食物经上消化道进入小肠，在小肠内消化、吸收，未消化的食物残渣由小肠进入结肠。在结肠内再将大部分水分和电解质吸收，在降结肠内形成成形粪团，借结肠的运动将粪便推送至乙状结肠、直肠。直肠突然膨胀，兴奋直肠感受器，通过传入神经到达脊髓的排便中枢，由此中枢向大脑皮层发出冲动，使人感到便意。同时通过排便中枢反射，再通过传出神经至效应器官，引起一系列肌肉活动，直肠平滑肌推动性收缩，肛门内、外括约肌松弛，骨盆肌提升，腹肌与膈肌收缩致腹内压升高，最后将粪便从肛门排出体外。

正常排便需具备以下条件：①有足够引起正常肠蠕动的肠内容物：饮食量及食物所含的纤维素适量，并有足够的水分。②肠道内肌肉张力正常，胃肠道无梗阻，消化、吸收、蠕动功能正常。③有正常的排便反射。④参与排便的肌肉如腹肌、盆肌功能正常。

【常见病因】

便秘按有无器质性病变进行分类：

**（一）功能性便秘**

1．肠内容物减少　进食太少及食物中缺乏纤维素使肠内容物减少，对肠道黏膜产生的刺激减少，使得肠蠕动减弱产生便秘。

2．结肠平滑肌张力减弱　年老体弱、长期卧床及某些消耗性疾病，可使结肠平滑肌张力减弱，肠蠕动减慢，从而引起便秘。

3．结肠蠕动功能减弱　某些药物如镇静止痛药、抗胆碱能药、钙通道阻滞剂等，可使结肠蠕动功能减弱甚至消失。

4．排便反射减弱　由于精神紧张、工作忙碌而忽视便意；或由于排便习惯受干扰，如时间、地点、生活环境改变等，均可使自然排便反射受抑制，从而产生便秘。长期服用泻药或灌肠，使直肠黏膜的反应性降低，便意的阈值上升，使排便反射减弱，以致产生依赖，停药后形成便秘。

5．参与排便的肌肉收缩力减弱　当参与排便的主要肌肉如腹肌、盆腔肌等收缩力减弱时，排便动力不足，产生便秘，如肺气肿、多次妊娠等。

**（二）器质性便秘**

1．肛门或直肠附近的疼痛性疾病　某些疾病引起肛门括约肌痉挛，使得排便疼痛而惧怕排便，导致便秘。如肛裂、肛瘘、痔疮或肛周脓肿等。

2．梗阻性便秘　由于机械性梗阻，使肠内容物运行障碍所致。肠内梗阻常见于结肠良性或恶性肿瘤、肠扭转等；肠外梗阻常见于手术后粘连、粘连型结核性腹膜炎等。

3．肠肌松弛　某些全身性疾病导致肠肌松弛，排便无力，如糖尿病、尿毒症等。此外铅中毒也可引起肠肌痉挛，造成便秘。

4．腹腔或盆腔内肿瘤压迫　如子宫肌瘤。

【临床表现】

便秘时，排便次数减少，粪便干硬，排便困难，排便时可伴有左下腹痉挛性疼痛与下坠感，可在左下腹触及痉挛的乙状结肠。

不同病因所致便秘，常伴有原发病的临床表现，如肠梗阻所致的急性便秘，可伴有腹痛、腹胀、甚至恶心、呕吐。肛门疾病如肛裂、痔疮所致便秘，排便时可伴有便血及肛门疼痛。结肠癌所致便秘，可伴有消瘦、贫血或粪便变细。

【身心反应】

1．全身症状　慢性便秘由于粪便不能及时排出体外，部分患者可有头痛、头晕、腹胀、腹部不适、食欲不振、口苦、乏力等全身症状，但一般不明显。

2．肛裂、痔疮　因粪便干硬，用力排便时可引起肛门疼痛，甚至引起肛裂。便秘还可引起直肠、肛门过度充血导致痔疮，造成大便带血或便血。

3．原发病加重　用力排便时，呼吸系统疾病患者可影响呼吸或加重呼吸困难。冠心病患者可导致心肌缺血，产生心悸、气短，甚至猝死。高血压患者用力排便时，可使血压升高，严重者可造成脑出血。

4．心理反应　长期便秘患者可出现焦虑，或恐惧排便情绪，以及与此相关的滥用药物行为，甚至产生对泻药的依赖心理。

【护理评估要点】

**（一）主观资料**

1．发生便秘前的排便型态　询问平时大便的规律、次数、性状等。

2．便秘表现　询问便秘病程长短、起病急缓、排便间隔时间、大便的性状及干硬程度、表面是否带血或黏液、排便费力程度等。有无腹痛、呕吐、便血、贫血或粪便变细等伴随症状。

3．病因或诱因　询问：①每日食物量、食欲情况、饮食中含纤维素量、饮水量。②是否长期卧床。③是否服用过影响肠蠕动的药物。④是否精神过于紧张、工作忙碌、生活环境改变及长期服用泻药或灌肠。⑤有无腹部手术史、肛门或直肠疾病等病史。

4．便秘引起的身心反应　如全身症状、肛门局部症状、心理反应等。

5．诊疗、护理经过　常用泻药名称、使用方法、效果等。

**（二）客观资料**

1．身体评估　重点进行腹部评估，评估腹部外形、胃肠型及蠕动波、腹部肿块（粪块）、腹胀及肠鸣音情况。肛门指诊是重要的检查项目，应注意有无肛门狭窄、痔疮、肛裂、直肠肿物等。

2．实验室检查　常做大便常规检查，注意颜色、气味、坚硬度、形状及成分，必要时做大便隐血试验。

3．其他检查　X线钡餐检查、纤维内镜检查可判断病变的部位及性质。

【相关护理诊断】

1．便秘：与饮食中纤维素量过少有关；与液体摄入不足有关；与患者长期卧床有关；与结肠癌有关等。

2．慢性疼痛：与粪便过于干硬引起肛裂有关。

3．组织完整性受损 / 有组织完整性受损的危险：与便秘导致肛周组织损伤有关。

4．知识缺乏：缺乏促进排便及预防便秘的知识。

## 思考题

1．便秘的常见原因是什么？

2．便秘有哪些临床表现？

3．对便秘患者进行护理评估需收集哪些主观资料？

4．你如何帮助患者解除便秘？

（贯红红）

# 第十五章

# 黄　疸

## 学习目标

通过本课程学习，学生应能够
1．复述黄疸、隐性黄疸的概念。
2．解释黄疸的常见病因及发生机制。
3．区别临床常见三种类型黄疸病人的临床表现。
4．对黄疸患者进行全面护理评估并提出相关护理诊断。

## 案例

患者男，56岁，进行性眼睛、皮肤黄染，伴上腹隐痛、消瘦2周。

患者近2周来无明显诱因开始出现眼睛及全身皮肤黄染，进行性加重，并自觉上腹隐痛、腹胀、食欲减退、明显乏力，全身皮肤瘙痒，尿色黄，大便白色稀糊状，体重减轻4kg，曾自服中药治疗（具体不详），症状无明显缓解，遂入我院。

问题：

1．该患者出现的黄疸可能属哪一类型？

2．作为一名责任护士，对该患者进行护理评估还需收集哪些资料？

黄疸（jaundice）是由于血清胆红素浓度超过34.2μmol/L，致皮肤、黏膜和巩膜发黄的症状和体征。正常血清胆红素最高为17.1μmol/L，血清胆红素在17.1～34.2μmol/L时，虽高于正常，但是临床不易察觉，称隐性黄疸。

【病因和发生机制】

体内的胆红素主要来源于血红蛋白，血液中衰老的红细胞经单核—吞噬细胞系统破坏和分解产生游离胆红素，又称非结合胆红素（unconjugated bilirubin，UCB）。非结合胆红素为脂溶性，不溶于水，不能从肾小球滤出，故尿液中不出现非结合胆红素。当其经血液循环到达肝时，被肝细胞摄取，经葡萄糖醛酸转移酶的催化作用与葡萄糖醛酸结合，形成结合胆红素（conjugated bilirubin，CB）。结合胆红素为水溶性，可通过肾小球滤过从尿中排出，当其随胆汁排入肠道，由肠内细菌的脱氢作用还原为尿胆原，大部分尿胆原在肠道内进一步被氧化为尿胆素从粪便中排出，称为粪胆素。小部分（约10%～20%）尿胆原在肠道内被重吸收，经门静脉回到肝，其中大部分再转变为结合胆红素，又随胆汁排入肠道，形成“胆红素的肝肠循环”，小部分经体循环由肾排出体外（图 15-1）。

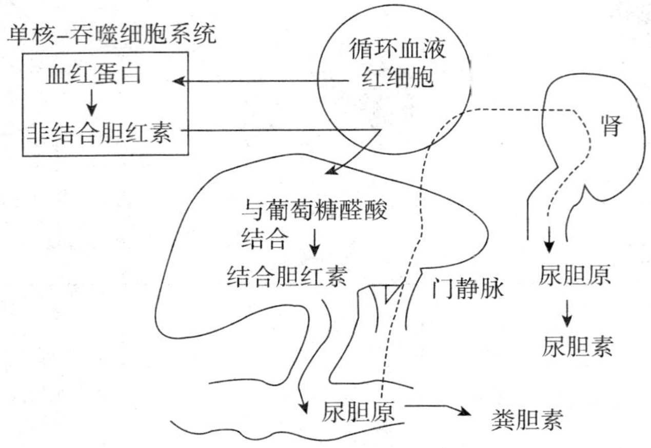


**图 15-1 胆红素正常代谢示意图**

正常情况下，胆红素进入与离开血液循环保持动态平衡，因此血中胆红素的浓度保持相对恒定，总胆红素为 1.7 ～ 17.1μmol/L（0.1 ～ 1.0mg/dl），其中结合胆红素为 0 ～ 3.42μmol/L（0 ～ 0.2mg/dl），非结合胆红素为 1.7 ～ 13.68μmol/L（0.1 ～ 0.8mg/dl）。

一旦胆红素产生过多；肝细胞对胆红素的摄取、结合、排泄障碍；肝内外胆管阻塞等，均可致血清胆红素浓度增高而发生黄疸。临床上将黄疸分为以下三种类型：

**（一）溶血性黄疸**

凡是引起溶血的疾病都可产生溶血性黄疸，见于：①先天性溶血性贫血，如遗传性球形红细胞增多症、海洋性贫血等；②获得性免疫性溶血性贫血，如新生儿溶血、自身免疫性溶血性贫血、不同血型输血后溶血以及毒蕈中毒等。由于大量红细胞破坏，形成大量的 UCB，超过了肝细胞摄取、结合和排泄能力；同时，溶血造成的贫血、缺氧和大量红细胞破坏产物的毒性作用，降低了肝细胞对胆红素代谢的能力，使 UCB 在血液中滞留，形成黄疸（图 15-2）。

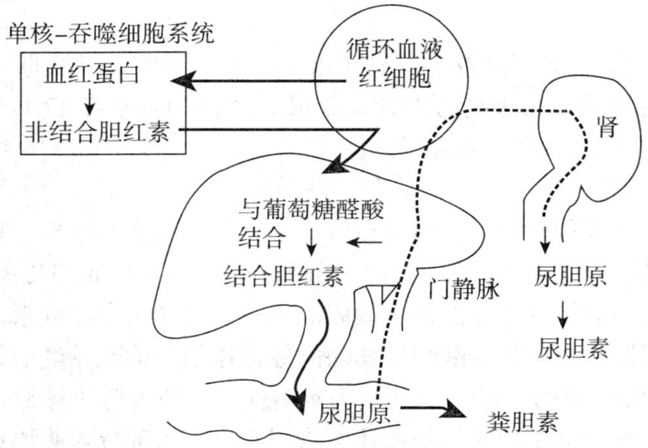


**图 15-2 溶血性黄疸发生机制示意图**

### （二）肝细胞性黄疸

各种引起肝细胞广泛损害的疾病均可发生肝细胞性黄疸，如病毒性肝炎、肝硬化、中毒性肝炎、钩端螺旋体病、败血症等。由于肝细胞损伤使其对胆红素的摄取、结合及排泄能力降低，导致血液中UCB增加。而未受损的肝细胞仍能够将UCB转化为CB，但由于肝细胞肿胀、坏死及小胆管内胆栓形成等原因，部分CB因胆道排出受阻而反流进入血液循环，导致血液中CB也增加，从而引起黄疸（图15-3）。

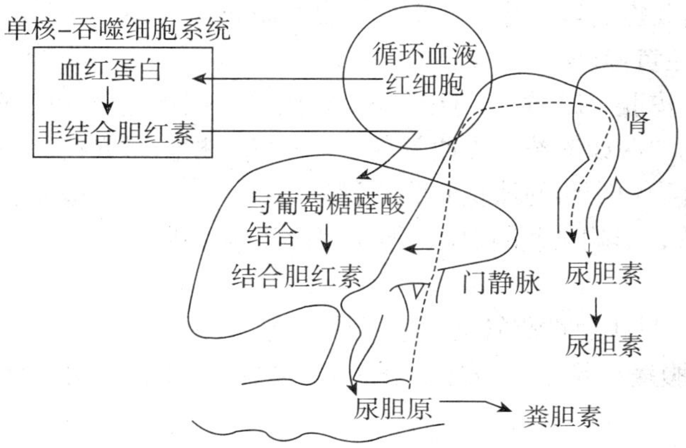


**图15-3 肝细胞性黄疸发生机制示意图**

### （三）胆汁淤积性黄疸

各种引起胆道受阻的疾病均可发生胆汁淤积性黄疸，胆汁淤积分为以下两种类型：①肝内性：如肝内泥沙样结石、毛细胆管型病毒性肝炎、原发性胆汁性肝硬化等。②肝外性：如胆总管结石、狭窄、炎性水肿、肿瘤及蛔虫等。由于胆道受阻，使阻塞上方胆管内压力增高、胆管扩张，最终导致小胆管与毛细胆管破裂，胆汁中的胆红素反流入血而使血液中CB升高。也可由于肝内原因使胆汁生成和（或）胆汁内成分排出障碍引起黄疸（图15-4）。

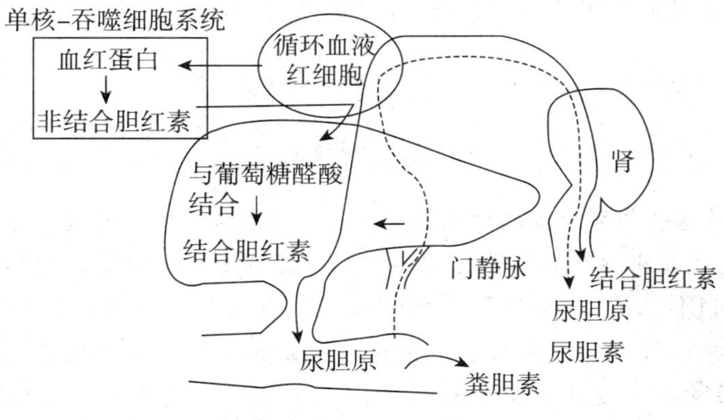


**图15-4 胆汁淤积性黄疸发生机制示意图**

【临床表现】

**（一）溶血性黄疸**

大多数情况下黄疸较轻，皮肤呈浅柠檬黄色，不伴有皮肤瘙痒，大便颜色加深。急性溶血时可有发热、寒战、头痛、腰背痛等，并有不同程度的贫血和血红蛋白尿（尿呈酱油色或浓茶色），严重者可发生急性肾衰竭。慢性溶血多为先天性，可有贫血、黄疸和脾大。

**（二）肝细胞性黄疸**

皮肤、黏膜呈浅黄至深黄色，伴有皮肤瘙痒。其他为肝原发病表现，如乏力、食欲减退、腹胀、肝区不适及疼痛等症状，严重者有出血倾向。

**（三）胆汁淤积性黄疸**

黄疸多较严重，皮肤呈暗黄色，胆道完全梗阻者皮肤可呈黄绿或绿褐色，并伴有皮肤瘙痒、心动过缓、尿色加深如浓茶、粪便颜色变浅，完全梗阻者粪便呈白陶土色。由于胆汁不能进入肠道，可使食物中脂肪的消化和吸收发生障碍，从而导致腹胀、消化不良，并因脂溶性维生素K吸收障碍，影响某些凝血因子合成而有出血倾向。

【伴随症状】

1．黄疸伴发热　见于急性胆管炎、病毒性肝炎、肝脓肿等。

2．黄疸伴右上腹痛　见于胆石症、肝脓肿等。伴持续右上腹钝痛或胀痛见于病毒性肝炎、原发性肝癌等。

3．黄疸伴肝大　见于病毒性肝炎、肝硬化、肝癌等。

4．黄疸伴脾大　见于病毒性肝炎、肝硬化、疟疾、溶血性贫血等。

5．黄疸伴胆囊肿大　提示胆总管有梗阻，见于胰头癌、胆总管癌、胆总管结石等。

【身心反应】

1．皮肤瘙痒　由于皮肤瘙痒影响睡眠及休息，严重者可使患者烦躁不安。因皮肤瘙痒而搔抓，还可造成皮肤损伤。

2．形象改变　皮肤、巩膜黄染可引起患者的形象改变，使患者产生自卑感或羞于见人。

3．心理反应　黄疸病因不明确或面临各种检查可引起患者焦虑、恐惧等情绪反应。

【护理评估要点】

**（一）主观资料**

1．黄疸表现　询问起病缓急、病程长短、皮肤色泽、大小便颜色，还要注意与假性黄疸鉴别。假性黄疸为巩膜或皮肤可有黄染，但血清胆红素正常，故称为假性黄疸。

**知识链接**

### 假性黄疸

1．进食过多富含胡萝卜素的食物如胡萝卜、南瓜等可导致皮肤黄染，其特点为：①黄染以手掌、足底、前额及鼻部等处明显。②一般不发生巩膜及口腔黏膜黄染。③血中胆红素不增高。④停止食用含胡萝卜素的食物后，皮肤黄染会逐渐消退。

2．服用药物　长期服用阿的平、呋喃类等含黄色素的药物也可引起皮肤、巩膜黄染，其巩膜黄染的特点是越近角膜越明显，在穹隆结合膜处不易察觉，与肝胆疾病引起的巩膜黄染正好相反，且血清胆红素不增高。

2．伴随症状　有无皮肤瘙痒及程度；有无发热、头痛、腰背痛等急性溶血症状；有无乏力、食欲减退、肝区不适及疼痛等原发性肝病症状；有无伴随腹痛等症状。

3．病因　询问有无输血史、服用过的药物及名称、有无肝胆系统疾病病史等。既往有无发生过黄疸及病因。

4．身心反应　有无因皮肤瘙痒影响患者的睡眠与休息；有无皮肤损伤；皮肤及巩膜黄染引起的形象改变对患者影响；有无焦虑、恐惧等心理改变。

5．诊疗、护理经过　做过的检查，服用的药物名称、剂量、效果及不良反应等。

**（二）客观资料**

1．身体评估　评估黄疸患者营养、神志状况，皮肤及巩膜颜色，皮肤有无搔抓痕，肝、脾及胆囊大小，有无肝掌、蜘蛛痣，腹部外形、压痛、反跳痛、腹水征等。

2．实验室检查　血、尿、便常规，血清胆红素，肝肾功能，尿三胆等。

3．其他检查　经内镜逆行性胰胆管造影术（ERCP）对胆管病变有很大诊断价值，可判断病变的部位及性质。其他如 B 超、CT、MRI 等检查，也可用于诊断。

【相关护理诊断】

1．体象紊乱：与皮肤、巩膜黄染所致外形改变有关。

2．睡眠型态紊乱：与皮肤瘙痒有关。

3．有皮肤完整性受损的危险：与皮肤瘙痒有关。

4．焦虑：与严重黄疸、病因不明等有关。

## 思考题

1．溶血性黄疸、肝细胞性黄疸和胆汁淤积性黄疸的临床表现有何不同？。

2．如何对黄疸患者进行护理评估?

（贾红红）

# 第十六章

# 意识障碍

## 学习目标

通过本课程学习，学生应能够

1．说出意识障碍定义。
2．知道意识障碍的常见病因。
3．识别不同程度意识障碍患者的临床表现。
4．归纳意识障碍患者的伴随症状及身心反应。
5．收集意识障碍患者的主、客观资料并作出相应护理诊断。

## 案例

患者女，72岁，因4小时来意识不清，来院急诊。

患者发病前与邻居发生口角，突然倒地，意识不清，并伴呕吐二次，为胃内容物，速来急诊。有高血压病史12年，未正规服药。

身体评估：T 36.5℃，P 90次/分，R 24次/分，BP 180/110mmHg。神志不清，呼之不应，压迫眶上神经部位有痛苦表情，双侧瞳孔等大等圆，对光反应灵敏，心、肺、腹检查大致正常，针刺右侧肢体有自主活动，左侧肢体无反应。

问题：

1．患者发生了何种意识障碍？根据是什么？
2．此患者发病诱因是什么？应注意观察什么？
3．对此患者进行护理评估还应收集哪些资料？

人体对自身及周围环境的识别和察觉能力出现障碍的一种精神状态称为意识障碍（disturbance of consciousness）。是由各种原因使高级神经中枢功能活动（包括意识、感觉和运动）受损，处于抑制状态所致。

【发生机制】

正常人意识清晰，即思维合理，反应敏锐、精确，语言表达能力正常。意识由两部分组成，即意识内容及其“开关”系统。①意识内容：即大脑皮层活动功能，包括记忆、思维、定向力和情感等，以及通过视、听、说和复杂运动等与外界保持紧密联系的能力。意识状态正常取决于大脑半球功能的完整性。②意识“开关”系统：包括感觉传导路径（特异性上行投射系统）和脑干网状结构（非特异性上行投射系统）起意识“开关”作用，意识“开关”系统可激活大脑皮层并使之保持兴奋性，使机体处于觉醒状态，从而产生意识内容。意识状态的正常有赖于大脑皮层和网状结构功能的完整。当脑缺血、缺氧、热量供给不足、酶代谢异常等因素，引起脑细胞代谢紊乱，从而导致网状结构功能损害和大脑活动功能减弱时，均可产生意识障碍。

【常见病因】

**（一）颅内疾病**

1．感染性疾病　各种脑炎、脑膜炎、脑脓肿等。

2．非感染性疾病

（1）脑血管疾病：如脑出血、脑血栓形成、脑栓塞、蛛网膜下隙出血等。

（2）颅脑损伤：如脑挫裂伤、脑震荡、颅骨骨折、颅内血肿等。

（3）颅内占位性病变：如颅内肿瘤。

（4）癫痫。

**（二）颅外疾病**

1．急性重症感染　如败血症、中毒性肺炎、中毒性痢疾、伤寒等。

2．内分泌与代谢障碍　如肝性脑病、肺性脑病、甲状腺危象、低血糖昏迷、糖尿病酮症酸中毒、尿毒症等。

3．心血管系统疾病　如严重心律失常引起的 Adams-Stokes 综合征、严重休克等。

4．外源性中毒　如安眠药、酒精、一氧化碳、有机磷农药、氰化物等中毒。

5．物理性损害　如高温中暑、触电、溺水等。

【临床表现】

1．嗜睡　是最轻的意识障碍，患者处于病理性的睡眠状态，但可为轻微刺激或语言所唤醒，醒后能正确回答问题和作出各种反应，但反应迟钝，答话简单而缓慢，停止刺激后又再入睡。

2．意识模糊　意识障碍的程度较嗜睡深，患者可保持简单的精神活动，但思维和语言不连贯，对时间、地点、人物的定向力发生障碍。

3．昏睡　是病理性的沉睡状态，需用强刺激（如压迫眶上神经、用力摇动身体）才能唤醒，答话含糊不清，或答非所问，停止刺激后很快又入睡。

4．谵妄　一种以兴奋性增高为主的高级神经中枢功能活动失调状态，临床上表现为意识模糊、定向力丧失、躁动不安、语言杂乱、出现错觉或幻觉。常见于急性感染性疾病的发热期、药物中毒（颠茄类、酒精）、代谢障碍（如肝性脑病）、中枢神经系统疾患等。

5．昏迷　是最严重的意识障碍，按其程度可分为（表 16-1）：

（1）轻度昏迷：意识大部丧失，无自主运动，对周围事物及声、光等刺激全无反应，但对强烈的疼痛刺激尚可出现痛苦表情、呻吟和下肢的防御性躲避运动。生理反射（如吞咽反射、咳嗽反射、角膜反射及瞳孔对光反射等）存在。血压、脉搏、呼吸等一般无明显变化，但大小便可有潴留或失禁。

（2）中度昏迷：对周围事物及各种刺激全无反应，但对强烈的刺激可出现防御反射。角膜反射减弱，瞳孔对光反射迟钝，无眼球运动。

（3）深度昏迷：意识完全丧失，无自主运动，全身肌肉松弛，对各种刺激甚至是强刺激均无反应。深、浅反射均消失。呼吸不规则，血压也可下降，大小便失禁或潴留，机体仅能维持呼吸及循环最基本的功能。

**表 16-1　轻度、中度和深度昏迷比较表**

| 项目 | 轻度昏迷 | 中度昏迷 | 深度昏迷 |
| --- | --- | --- | --- |
| 肌肉紧张度 | 有 | 有 | 肌肉松弛 |
| 对刺激的反应 | 对声、光等刺激无反应，对强烈刺激有反应 | 对声、光等刺激无反应，对强烈刺激有反应 | 对各种刺激均无反应 |
| 反射（吞咽、咳嗽、角膜、瞳孔对光反射） | 存在 | 角膜反射减弱，瞳孔对光反射迟钝，无眼球运动 | 消失 |
| 血压、脉搏、呼吸 | 正常 | 正常 | 有变化 |
| 大、小便失禁或潴留 | 有 | 有 | 有 |

【伴随症状】

1．意识障碍伴发热　先发热后有意识障碍，常见于重症感染性疾病，如流行性脑脊髓膜炎、中毒性痢疾、大叶肺炎等。先有意识障碍而后发热见于脑出血、蛛网膜下腔出血等。

2．意识障碍伴头痛、恶心、呕吐及肢体瘫痪　常见于脑出血、脑梗死等。

3．意识障碍伴血压改变　血压增高多见于高血压脑病、脑出血等；血压降低多见于各种原因引起的休克。

4．意识障碍伴瞳孔缩小　见于有机磷农药中毒、巴比妥类药物中毒等。

【身心反应】

1．发生意外　在意识障碍时，患者的感知能力和对周围环境的识别能力均发生改变，特别是处于意识模糊或谵妄状态时，出现定向力丧失、躁动不安、错觉或幻觉，故易发生意外，严重者可发生自伤或伤及他人。

2．水、电解质平衡紊乱及营养障碍　由于意识障碍，不能正常进食，影响营养物质及水分摄取，特别是昏迷患者，需靠静脉点滴或鼻饲维持营养需要，极易发生水、电解质平衡紊乱及营养障碍。

3．窒息　昏迷患者，吞咽及咳嗽等反射减弱或消失，极易发生窒息，危及患者生命。

4．感染　发生意识障碍时，由于各种反射减弱或消失、排尿及排便不能控制、免疫功能低下等多种因素，容易发生各种感染，如肺部感染、泌尿系统感染、口腔炎、结膜炎等，易使患者因感染死亡。

5．压疮　处于昏迷状态时，无自主运动，患者长期保持同一体位，局部组织受压，加之大小便失禁，极易使局部皮肤受损伤而发生压疮。

6．肢体运动障碍　昏迷患者自主运动能力丧失，致使肢体肌肉挛缩、关节强直、肢体畸形等，造成肢体运动障碍，影响自理能力。

【护理评估要点】

**（一）主观资料**

1．意识障碍表现　询问意识障碍发生的缓急、时间、过程、表现等。有无发热、头痛、呕吐、肢体瘫痪、血压改变等伴随症状。

2．病因　询问有无外伤；是否服用药物或毒物；有无接触煤气或酗酒等。既往有无高血压病、心脏病、肾病、肝病、糖尿病、呼吸系统疾病、癫等病史。以往发生意识障碍情况。

3．诱因　如原有高血压的患者，由于精神过度紧张或情绪激动，可诱发脑出血，出现意识障碍。糖尿病患者，由于感染、饮食失调、胰岛素用量不足或停用胰岛素、精神创伤、外伤等，均可诱发糖尿病酮症酸中毒昏迷。原有肝疾病者，由于上消化道出血、大量利尿、高蛋白饮食、感染等，均可诱发肝性昏迷。

4．意识障碍引起的身心反应　如是否有营养障碍、感染、压疮、肢体运动障碍等。

5．诊疗、护理经过　如抗菌药、降压药、降颅压药等药物名称、剂量、效果，有无不良反应。

**（二）客观资料**

1．身体评估　注意生命体征、评估意识障碍程度（做语言、疼痛刺激、瞳孔对光反应、角膜反射等检查）、头颅有无外伤及骨折、瞳孔大小、两侧是否对称、皮肤黏膜有无黄疸、出血、肢体运动情况（注意有无单瘫、偏瘫）、神经系统检查如脑膜刺激征、深浅反射、病理反射等。

2．实验室检查　血及尿常规、尿酮体、血糖、肝肾功能、血清电解质、血一氧化碳定量、血培养、脑脊液检查、血气分析等。

3．其他检查　心电图、脑电图、脑 CT 等。

【相关护理诊断】

1．急性意识障碍：与脑出血有关；与糖尿病酮症酸中毒有关；与肝性脑病有关。

2．清理呼吸道无效：与意识障碍致咳嗽反射减弱或消失有关。

3．有误吸的危险：与意识丧失致咳嗽和吞咽反射减弱或消失有关。

4．有外伤的危险：与意识障碍有关。

5．有营养失调，低于机体需要量的危险：与意识障碍不能正常进食有关。

6．有皮肤完整性受损的危险：与意识障碍长期卧床和（或）与排泄物刺激有关。

7．有感染的危险：与意识障碍所致咳嗽与吞咽反射减弱或消失有关；与留置导尿管有关。

8．潜在并发症：窒息、电解质紊乱等。

## 思考题

1．意识障碍有哪些临床常见病因？

2．不同程度意识障碍各有哪些不同的临床表现？

3．昏迷患者可出现哪些身心反应？

4．如何对意识障碍患者作出准确护理评估？

（吴光煜）

# 第十七章

# 抽搐与惊厥

## 教学目标

通过本课程学习，学生应能够

1．说出抽搐和惊厥定义。

2．知道抽搐与惊厥的常见病因。

3．解释抽搐和惊厥患者的临床表现。

4．对抽搐或惊厥患者进行护理评估并制订出相应的护理诊断。

## 案例

患者女，40岁，于今日下午购物回家途中突然意识丧失倒地，牙关紧闭，四肢抽搐，持续30秒后开始出现强直性抽搐，双手握拳，口吐白沫，小便失禁，被家人送来急诊。

10多年前曾有过癫痫发作史，此后每年发作1～2次，未坚持规律服药。

问题：

1．该患者突出症状是什么？

2．患者此次发作是否还是癫痫？为了进一步确诊还应收集哪些资料？

3．护理此患者应注意哪些问题？

抽搐（tic）与惊厥（convulsion）均为不随意运动。抽搐是指全身或局部骨骼肌肌群非自主的抽动或强烈收缩，常可引起关节运动和强直。当肌群呈强直与阵挛性收缩时称为惊厥，惊厥表现的抽搐常为全身性、对称性，伴有或不伴有意识丧失。

## 知识链接

### 惊厥与癫痫

惊厥与癫痫并非等同，癫痫有多种发作类型，只有在癫痫大发作时才与惊厥的临床表现相同或相似。

【发生机制】

抽搐与惊厥的发生机制尚未完全清楚，目前认为其发作主要是由于脑神经细胞的兴奋性增高，神经元的膜电位不稳定造成异常放电所致。可由代谢、营养、脑皮质肿物或瘢痕等激发，与遗传、免疫、内分泌、微量元素、精神因素等有关。

【病因】

**（一）脑部疾病**

1．颅内感染　病毒、细菌、真菌等病原体感染引起的脑炎、脑膜炎、脑脓肿等。

2．脑外伤　如产伤、颅脑外伤、颅内血肿等。

3．脑血管疾病　如脑出血、脑栓塞、脑血栓形成等。

4．脑肿瘤　原发性脑肿瘤、脑转移瘤。

5．寄生虫病　如脑型疟疾、脑囊虫病等。

**（二）全身性疾病**

1．心血管疾病　如 Adams-Stokes 综合征、高血压脑病等。

2．全身性感染　如大叶性肺炎、中毒型细菌性痢疾、破伤风、小儿高热惊厥等。

3．内分泌与代谢障碍　如低血糖、低血钙、糖尿病酮症酸中毒等。

4．中毒　① 内源性中毒：如肝性脑病、尿毒症等。② 外源性中毒：如一氧化碳、酒精、有机磷农药、阿托品等中毒。

**（三）神经官能症**

如癔病性惊厥或抽搐。

**知识链接**

### 小儿高热惊厥

小儿高热惊厥是婴幼儿时期最常见的惊厥原因，主要发生在6个月～3岁小儿，发病原因以急性上呼吸道感染多见，多发生于急骤高热初期（39～40℃以上），一般惊厥发作持续数秒至几分钟，只要高热解除，惊厥即可缓解，惊厥停止后意识即可恢复正常，常检查不出神经系统异常体征。

【临床表现】

**（一）全身性抽搐**

以全身骨骼肌痉挛为主要表现，典型为癫痫大发作（惊厥），表现为患者突然意识丧失，两眼上翻或斜视，全身或局部肌群发生强直性或阵挛性抽搐，双手握拳，呼吸节律不整，严重时可出现发绀及大小便失禁。每次发作持续数秒钟或数分钟后自行停止。有的反复发作，甚至呈持续状态。在惊厥期中出现心率增快，血压增高，汗液、唾液及支气管分泌物增加。发作停止后不久意识恢复。

**（二）局限性抽搐**

主要表现为身体某一局部肌肉连续性收缩，大多见于口角、眼睑、手足等。低钙血症所致手足抽搐发作时，腕及手掌关节屈曲，指间关节伸直，拇指内收，呈“助产士手”；踝关节甚至足趾下屈，足呈弓状，似“芭蕾舞足”。

【伴随症状】

1．惊厥伴高热 常提示为急性感染性疾病。

2．惊厥伴脑膜刺激征 见于脑膜炎、脑炎、蛛网膜下腔出血等。

3．惊厥伴血压增高 提示高血压脑病、肾炎等。

4．惊厥伴意识障碍 见于癫痫大发作、颅脑疾病等。

【身心反应】

1．窒息 抽搐或惊厥发作时，可因呼吸道分泌物、呕吐物吸入或舌后坠阻塞呼吸道引起窒息，危及患者生命。

2．外伤 抽搐或惊厥发作时，可致舌咬伤，或因跌倒、坠床造成外伤。

3．大小便失禁 惊厥发作时，可伴有短暂意识丧失，发生大小便失禁。

4．心理反应 如惊厥反复发作，可引起患者恐惧、焦虑、紧张；因惊厥发作失态、大小便失禁，患者可有难堪、不知所措等心理反应。

【护理评估要点】

**（一）主观资料**

1．惊厥或抽搐表现 询问惊厥或抽搐起病时间、发作表现、发作持续时间、间隔时间、发作前有无先兆，如烦躁不安、口角抽搐、肢体发紧等。有无高热、头痛、意识障碍等伴随症状。

2．病因 询问有无脑血管疾病、心血管疾病、全身感染性疾病、肝肾疾病、毒物接触史等。小儿应询问分娩史，如出生时有无产伤、窒息等。既往有无惊厥或抽搐发作，发作情况。

3．诱因 如高血压脑病的抽搐发作诱因常为情绪激动、紧张、过劳等；癔病性惊厥或抽搐也常因情绪波动引起。

4．惊厥引起的身心反应 是否有窒息、外伤、紧张及焦虑等。

5．诊疗、护理情况 应用镇静、止惊剂的名称、效果等。

**（二）客观资料**

1．身体评估 生命体征、神志状态、皮疹、瞳孔大小及对光反应、肢体运动情况、脑膜刺激征、神经反射检查。

2．实验室检查 血及尿常规、血糖、血钙、血磷、尿素氮及脑脊液检查等。

3．其他检查 心电图、X线头颅片、CT及MRI等。

【相关护理诊断】

1．有窒息的危险：与惊厥发作所致误吸有关；与惊厥发作所致舌后坠阻塞呼吸道有关。

2．有外伤的危险：与惊厥发作所致舌咬伤或跌伤有关。

3．急性意识障碍：与惊厥发作有关。

4．应对无效：与无能力处理突发惊厥有关。

5．恐惧：与不可预知的惊厥发作有关。

## 思考题

1．典型癫痫大发作的临床表现有何特点？
2．如路上遇到一位惊厥发作患者你应如何处理？

（吴光煜）

# 第十八章

# 焦 虑

## 学习目标

通过本章学习，学生应能够
1．描述焦虑的概念及其与恐惧的区别。
2．描述焦虑的发生机制、临床意义及常见原因。
3．描述焦虑患者的主要临床特点及其对个体的影响。
4．全面准确地评估患者的焦虑情绪，并制订相关的护理诊断。

## 案例

赵XX，女，35岁，因发现“乳房肿块1周”，以“乳房肿块性质待查”收治入院。入院后患者多次询问医生和护士其乳房肿块会不会是恶性的？如果是恶性的，是不是需要化疗？等问题。有时躺在床上，有时又突然坐起来，即便躺在床上，也是不停地左右翻身。

问题：

1．患者为什么会有这些行为表现？你认为患者处于怎样的心理情绪状态？为什么？

2．为了明确患者的情绪状态，你需要进行哪些资料的收集？

焦虑（anxiety）是一种内心紧张不安，预感到似乎将要发生某种不利情况而又难于应付的不愉快情绪，是临床最常见的心理反应和情绪表现。

焦虑与恐惧的表现相近，不同的是焦虑发生于危险或不利情况来临之前，而这种危险或不利情况往往是不明确的；恐惧则发生于面临危险之时，引发恐惧的危险是明确的、真实的，如对疼痛、死亡的恐惧。

【发生机制与常见原因】

**（一）发生机制**

焦虑是一种与不确定的危险因素有关的忧虑和不良预感，是机体对危险的一种内部警告机制。一般人的焦虑往往与一定的现实情景相联系，是由外部事物的不确定性、威胁性所激发的令人不快的情绪体验，是应激反应的表现。焦虑虽是一种不愉快的情绪体验，但它具有重要的适应功能。焦虑提醒人们警觉可能存在的内部或外部危险，提高人们预见危险的能力，并通过不断调整自己的行为，学习应付不良情绪的方法和策略。因此，适当的焦虑具有保护性作用，是有益的。但严重而持久的焦虑则会因精力的过度消耗，对个体健康造成威胁。

**（二）常见原因**

1．生活事件　焦虑的最常见原因是生活事件引起的心理冲突。任何可威胁到身体和（或）心理安全的情景、事件或变化，如结婚、迁居、患病、住院、久病不愈、亲人病危等都可因应激而产生焦虑。焦虑反应的强弱程度与个体的发展阶段、个性特点、健康状况及应对能力等有关。一般而言，一贯胆小羞怯、缺乏自信、躯体情况不良，应对心理、社会应激能力较差者，较易发生焦虑。若焦虑状态持续存在、焦虑程度与现实处境极不相称或无明确诱因者，应考虑焦虑性神经症的可能。

2．其他　焦虑还可见于：①某些躯体疾病，如甲状腺功能亢进症、脑肿瘤、脑血管病以及低血糖等。②某些药物的长期应用、中毒或戒断后，如苯丙胺、阿片类、育亨宾及某些抗精神病药物等。③精神疾病伴发焦虑，如疑病症、恐怖症、精神分裂症等精神疾病。

【临床表现】

焦虑是在不确定的危险因素情况下，产生紧张、不安或恐惧的内心体验，并伴有相应的生理及行为表现。焦虑的表现与个体的心理、社会素质、成熟程度、所受教育及生活经验等有关，其主要表现有：

1．紧张、不安　紧张、不安的期待情绪是焦虑的典型特点，严重者可产生恐惧感，犹如大祸临头而惶惶不安。一个人可能不知道自己焦虑的原因，但不可能不知道自己的焦虑情绪。

从外部表情及行为方面可表现为紧缩双眉、语音及语调变化、哭泣、易怒、坐立不安、肌肉震颤或发抖等。此外，为了缓解内心的紧张、不安可产生各种复杂的行为反应，如咬指甲、来回踱步、反复翻弄东西、对自身健康状况过分关切、反复询问某一问题等。

2．自主神经功能失调　以交感神经功能亢进为主要特点，如心悸、血压升高、面色潮红或苍白、出汗、呼吸急促、过度换气、头痛、眩晕、恶心、腹泻、尿频等。

3．睡眠障碍　可表现为入睡困难、躺在床上思虑所担心的问题，睡眠间断或有不愉快的梦境体验。

4．认知能力改变　轻度焦虑可表现为注意力集中、有好奇心、提问较多、解决问题的能力增强。重度焦虑则表现为注意力分散、定向力改变、难以沟通，因而不能正常工作和学习。

5．其他　可有血糖升高、肾上腺素皮质类固醇激素增加、淋巴结肿大、体重减轻等生理、生化改变。

【对个体的影响】

焦虑对个体的影响与焦虑的程度、持续时间以及应对焦虑的能力等有关。其主要影响表现为焦虑所引起的认知能力改变对工作、学习及日常生活的影响。此外，长期承受严重焦虑还可导致慢性心身疾病。为了便于观察和评估，依据其对个体的影响程度不同可分为以下四级：

1．轻度　个体的认知能力增强，注意力集中；有好奇心、常提问题；考虑问题全面；能应对和解决各种情况和问题；工作效率高。

2．中度　能专心于某些事情，做事非常认真、有效率，但是对其他事情则无法面面俱到，甚至会选择性拒绝。一旦对其提出过多要求，则会发生冲突，易激惹。有时可能没有注意到周围情况及变化，在适应和分析方面存在一定困难。

3．重度 认知能力明显降低，注意力集中在细节上，或高度分散，不能集中，甚至给以指导也难以改善。常用过去的观点观察现在的经历，几乎不能理解目前的情境。不仅严重影响学习，日常生活也已受到影响。

4．恐慌 是一种严重的精神失调，表现为接受能力失常，注意力集中在夸大的细节上，经常曲解当时的情景，学习难以进行，并失去维持有目的活动的能力。有时对微小的刺激可产生不可预料的反应。有临近死亡的感觉，日常生活受到严重影响。

【护理评估】

处于焦虑状态的人往往容易误解交谈内容或注意力不集中，因此交谈内容应尽可能简单明了，并注意适当的重复。耐心倾听患者的叙述以及解答有关提问也是非常必要和有益的。

评估的主要内容包括：

1．焦虑的表现及程度 内容包括：①注意询问有无焦虑的情绪体验、程度及持续时间，有无心悸、出汗、头痛、恶心、腹泻等植物神经功能失调的表现以及睡眠障碍等。②观察焦虑所引起的生理、行为表现，如哭泣、易怒、声音颤抖、坐立不安等。③认知能力的评估，注意有无注意力不能集中、对外界事物不关心、思维混乱、不能面对现实等。根据焦虑的表现及认知能力的改变对焦虑的程度做出判断。也可以通过相应的评估工具，如 Zung 的焦虑自评量表（SAS）等对患者的焦虑情绪进行测评。

2．应激与应对能力 包括既往的应对策略、近期所经历的各种应激事件、对应激事件的看法、所采取的应对措施及其效果等。

3．相关病史及用药史 既往有无类似病史，是否患有甲状腺功能亢进症、脑炎、低血糖、精神疾病等可引起焦虑的相关疾病，用药情况，有无酗酒及滥用药物等。

4．个性心理特点 包括性格类型、思维和行为模式，对人生、自我及周围环境的态度及看法等。注意是否存在思维僵化、刻板，缺乏灵活性及想象力；行为谨慎、恪守常规、追求完美；对自身及周围环境容易采取否定和怀疑的态度等。

5．社会支持系统 可提供帮助及情感支持的家人、朋友、同事等以及可获得的支持的性质及程度等。

【相关护理诊断】

1．焦虑：与担心疾病预后不良有关；与缺乏术后康复知识有关；与即将分娩有关。

2．睡眠型态紊乱：与焦虑引起的思虑过度有关。

3．有营养失调：高于机体需要量的危险：与焦虑所致进食过多有关。

4．活动计划无效：与重度焦虑所致认知能力改变有关。

## 思考题

1．焦虑的人为什么出现心悸、血压升高等生理反应？

2．焦虑对个体有哪些影响？

3．你听说过“焦虑症”吗？焦虑情绪与焦虑症是一回事吗？

（孙玉梅）

# 第十九章

# 抑　郁

## 学习目标

通过本章学习，学生应能够

1. 描述抑郁的概念及常见病因。
2. 叙述有关抑郁发生机制的几种主要学说。
3. 描述抑郁患者的主要临床特点及其对患者的可能影响。
4. 全面准确地评估患者的抑郁情绪，并确定相关的护理诊断。

## 案例

李XX，女，69岁，因反复咳嗽、喘息10余年，加重3天，以“慢性阻塞性肺疾病（COPD）”收入院。护士接诊时发现患者情绪低落，不愿言语，时不时会摇头叹息。下面是护士与该患者的一段对话：

护士：大妈，您能说说你这次是怎么不舒服住院的吗？

患者：（沉默片刻）喘。

护士：您能说说是从什么时候开始出现喘的吗？

患者：（望着窗外，长时间的沉默）……

问题：

1. 患者情绪低落的可能原因是什么？应该如何进一步明确其原因？
2. 你认为该患者处于怎样的情绪状态？
3. 面对该患者应如何调整交谈策略？

抑郁（depression）是一种以心境低落为主的不愉快情绪体验，是最常见的情绪状态之一。许多人会在其一生的某个时期有过抑郁的情绪体验，特别是中年以后，发生抑郁的可能性逐年增加。

情绪是人对客观事物所持态度的主观体验，是人对客观事物的一种好恶倾向。处于抑郁状态的人对自身及周围事物持消极、悲观或否定的态度，其表现可由轻度的情绪不佳，到沮丧、愁眉苦脸，甚至严重的绝望自杀。

知识链接

### 抑郁情绪与抑郁症

抑郁情绪的出现常常是由于发生了不愉快的事情，如失业、失去亲人、生病、经济困难等。多数人经过一段时间后能很快从抑郁悲伤中解脱出来，这是一种正常的抑郁情绪反应。若抑郁的程度较重，持续较久，没有明显的理由可以解释，则要考虑抑郁症等可能。

目前全球每年约有1000万人有自杀的企图，而一半以上是由于抑郁症的缘故，其中的100万人自杀成功。预计到2020年世界范围内的抑郁症很可能会成为心血管疾病外，给社会经济造成负担的主要疾病之一。

【常见原因与发生机制】

**（一）常见原因**

抑郁的产生有许多可能的原因，而且通常是各种原因综合作用的结果。引起抑郁的常见原因有：

1．生活事件　抑郁可能是对生活中应激事件的反应，如亲人逝去、久病不愈、婚姻不幸、人际关系紧张、退休、经济上的困扰等均可导致孤独、无助、无望或内疚感而产生抑郁情绪。长期的工作及生活压力、丧偶、退休、机体功能减退以及自理能力下降等是导致老年人抑郁发生率较高的主要原因。

2．某些躯体疾病或药物　某些疾病如中风、库欣病、甲状腺疾病、产后感染、贫血等，某些药物如治疗高血压的药物（利血平、甲基多巴）、避孕药、激素类、抗结核及抗癌药等均可激发抑郁情绪。

3．精神疾病　抑郁也可以是某些精神疾病的表现，如抑郁性神经症、抑郁症、其他神经症以及精神分裂症等。

知识链接

### 心境障碍

抑郁症是临床最常见的一种心境障碍。除抑郁症外，心境障碍还包括躁狂症、双相障碍等其他类型。

所谓心境障碍也称情感性精神障碍，是以显著而持久的情感或心境改变为主要特征的一组精神障碍。主要表现为情感异常高涨或低落，伴有相应的认知和行为改变，严重者可有精神病性症状。

精神病性症状的特点是：①常有一些幻觉、妄想等病态体验，并且不能将病态体验与现实区分开来；②没有能力按社会认为适宜的方式行动，在病态体验的支配下常出现一些异常行为；③对自己的病情缺乏自知能力。

（二）发生机制

有关抑郁的发生机制目前尚未彻底阐明，但有许多理论，可概括如下：

1．应激与适应理论 应激被认为是引起抑郁的重要因素之一，且常与焦虑情绪相伴发生。Engel 认为人对应激事件的反应可分为两类：一类是与焦虑、恐惧和愤怒有关的“或战或逃反应”，主要为交感神经活动增强的表现；另一类是与抑郁、悲观、失望和失助有关的“保存—退缩反应”。在“保存—退缩反应”中，下丘脑—垂体—肾上腺皮质轴活动增强，迷走神经活动增强，肾上腺皮质激素分泌增多，外周血管阻力增大，骨骼肌运动减少。长期持续的过度反应可造成免疫功能及再生能力下降而导致各种心身疾病的发生。事实上，人在应激状态下的生理和心理反应是十分复杂的，抑郁与焦虑情绪可同时出现，亦可先表现为焦虑、恐惧，而随后出现抑郁、绝望。

个体对应激事件的反应与其对应激事件的认知程度、既往经历、个性倾向以及社会支持等有关。一个人在面对挫折或失去亲人、亲情等情况下感到悲伤或哀痛是很正常的，这种情绪随着时间的推移而逐渐减退。若这种情绪长期持续并伴有负罪感、无望感等应考虑抑郁性神经症或精神病性抑郁的可能。

2．个性倾向 抑郁是个体在面对超出其应对能力的威胁时，处于失望、失助状态下所产生的情绪体验。研究发现抑郁性神经症患者的个性具有某些共同特点，如缺乏自信、消极悲观、易于伤感、惯于忧愁等。

3．生物学理论 包括①遗传因素，各种研究结果提示抑郁性神经症的发生与遗传因素有密切的关系。②生理紊乱，认为抑郁是由机体的神经化学、内分泌紊乱引起的，其研究主要集中于儿茶酚胺和吲哚胺对情感状态的影响。

【临床表现】

由于个体的差异、不同的产生原因等，抑郁的严重程度及持续时间不同，临床表现也各不相同。抑郁最常见、最主要的临床表现是不同程度的情绪低落。此外，可伴有生理功能的改变，严重者可出现思维障碍、意志活动减少以及自杀企图等。

1．情绪低落 可表现为悲伤、沮丧、忧郁、缺乏自信、内疚、自责、无精打采、对那些曾带来快乐的事情或活动失去兴趣或乐趣。随着抑郁的加重可出现无助感、无价值感、无望感或罪恶感，对生活失去兴趣、消极厌世、表情淡漠、不爱说话，甚至产生自杀的想法或企图。不同的人对抑郁的反应不同，有的人可能极力掩盖自己的感觉，而有的人可能会经常哭泣；而某些人初期可无明显的抑郁情绪，但通过交谈可发现其潜埋于内心的悲伤和失望感。

2．躯体不适 抑郁情绪可引起各种躯体症状，如头痛、头晕、口干、食欲改变而导致体重减轻或增加、疲乏无力、慢性疼痛等。

3．睡眠障碍 抑郁引起的睡眠障碍可表现为入睡困难、熟睡不醒、早醒、醒后难以入睡等。某些人会感觉经常处于昏昏欲睡状态。

4．思维和行动迟滞 主要见于严重抑郁者，表现为思维过程缓慢，回答问题需时较长，有时伴有记忆力下降；思维内容多为消极、悲观、不愉快的往事或联想；主动语言减少，语速缓慢、内容简单；主动活动减少、生活被动、不修边幅、回避社交、行动缓慢。严重者可表现为思维困难、难以集中精力和做出决定。

【对个体的影响】

抑郁对个体的影响程度取决于抑郁的严重程度、持续时间及个体的应对能力。同样感到非常抑郁，有的人可继续工作，而有些人可能无法正常工作，甚至生活不能自理。

抑郁患者缺乏自信和主动性、易于退缩而影响与他人关系的建立和维持。由于思维障碍、难以集中精力和做出决策，有时连最简单的工作都难以做好。社会技能丧失、交流障碍、无力解决问题等均可影响患者正常的生活、工作以及社会交往能力，而这种影响则可能进一步加重抑郁的情绪反应。早期干预和治疗能够有效降低大多数患者抑郁的严重程度和持续时间。

【护理评估】

抑郁是一种常见的情绪症状，特别是老年人、慢性患者等更易发生，因此，护理人员在临床工作过程中，应给予足够的重视，以便及时发现，及时给予相应的治疗和护理。处于抑郁状态的人由于情绪退缩、思维过程缓慢，因而在评估过程中应注意降低交谈的语速，给予适当停顿，以使患者有足够的时间思考和回答，并注意观察患者的各种反应。

评估的主要内容包括：

1．情绪与情感　注意询问和观察有无悲观、沮丧、愁眉不展、无助、无望等情绪与情感变化。

2．躯体不适　有无疲乏无力、食欲及体重下降或增加、慢性疼痛以及睡眠障碍等躯体不适的症状和体征。

3．认知能力　注意有无思维过程缓慢、精力不集中以及决策能力下降等表现。

4．自我概念与自尊　注意有无自责、内疚、自尊下降、感觉毫无用处等表现。

5．人际关系与角色功能　包括家庭关系、社交情况等，注意有无家庭关系紧张、回避社交、对原来感兴趣的活动失去兴趣等。

6．应激与应对能力　主要了解是否存在引起抑郁的生活事件，如久病不愈、婚姻不幸、下岗、退休等，以及对有关生活事件的看法、所采取的应对措施等。

7．相关病史及用药史　注意有无引起抑郁的疾病史及用药史，如甲状腺功能减退、贫血，或服用治疗高血压、抗结核药物等。

8．个性心理特点　注意有无缺乏自信、对周围环境及未来易于采取消极的态度等个性倾向。

除了通过询问以了解有无抑郁情绪、对个体的影响、可能的相关因素等，还可以通过成熟的评估量表对抑郁情绪进行测评。

【相关护理诊断】

1．应对无效：与失业引起的抑郁反应有关；与丧偶引起的抑郁反应有关；与思维过程改变、决策困难有关。

2．睡眠型态紊乱：与抑郁所致悲观、自责有关。

3．疲乏：与抑郁、悲观的情绪有关。

4．社交孤独：与严重抑郁所致的行为退缩有关。

5．自我健康管理无效：与抑郁所致的行为退缩、决策困难有关。

## 思考题

1．试用应激与适应理论解释焦虑与抑郁的关系？

2．哪些个性特点的人易于出现抑郁情绪？为什么？
3．抑郁的个体为什么会出现疲乏无力等躯体不适？

（孙玉梅）

# 第三篇　心理社会评估

## 第二十章

# 概　述

**学习目标**

通过本章学习，学生应能够
1．解释心理、社会评估的意义。
2．描述心理、社会评估的主要评估方法及注意事项。

**案例**

张XX，女，35岁，大学教师，结婚8年，婚后一直采取人工避孕，6年前曾因意外怀孕而行药物流产1次。4年前开始未采取避孕措施后，一直未怀孕。夫妻二人曾到多家医院求治，有建议服用中药治疗，有建议进行试管婴儿，也有建议其放松心情，可以自然受孕。张女士非常期待尽快有一个宝宝，但又不知采取哪种措施为好？

问题：
1．对于张女士，其健康评估的重点内容有哪些？为什么？
2．你认为张女士可能存在的护理诊断/护理问题有哪些？

### 一、心理、社会评估的意义

健康不仅仅是没有疾病或虚弱，而且是身体、心理和社会适应的完好状态。而人的生理、心理及社会功能状态又是密切相关的。因此，心理、社会评估是健康评估的重要内容之一。

#### （一）心理评估

人的心理现象是自然界最奇妙、最复杂的一种现象，包括心理过程和个性两部分。心理过程，也称心理活动，包括认知过程、情感过程和意志过程，三者之间是紧密联系、互相制约的，表现为人对客观事物的认知是在情感的调节下，意志的控制下进行的，而随着对客观事物认知的不断深化，也将会促进人的情感更加丰富，意志更加坚定。个性则是人们在生活过程中所形成的某些稳固而经常出现的心理特性，包括气质、性格、能力和兴趣等。

心理评估作为健康评估的重要组成部分，关注的是与健康有关的心理现象，特别是疾病发展过程中的心理活动。目的在于找出对健康有利和不利的个性特点、心理活动及可能的原因，以便能够充分发挥和挖掘其积极的心理因素，减轻和消除其不利的心理因素，并为制订有针对性的护理计划提供依据。人们对健康的认识、所采取的行为、患病后的处理以及对诊疗与护理措施的理解等无不与其心理活动和个性有着千丝万缕的联系。

**（二）社会评估**

每个人都生活在一定的社会环境中，并时刻与之保持着密切的联系和互动。人是不可能离开社会而独立存在的。社会为个体提供了赖以生存和发展的必然条件。作为社会中的一员，每个人都在一定的社会群体中承担着相应的角色，与他人及周围环境发生着互动，其角色行为必然受到社会因素的影响和制约。各种社会因素，如家庭、人际关系、经济状况、社会保障体系等，可通过影响人的心理活动和物质基础等，进而影响人的生理、心理及社会健康状况。

社会评估的主要目的是评估个体的角色功能状态（社会适应）、家庭与社会环境中对其健康有利和不利的因素，以便能够制订相应的护理干预措施，进一步提高护理对象的健康水平。

## 二、心理、社会评估的方法

心理、社会评估主要通过交谈以及在交谈过程中的细心观察进行，必要时可进行相应的检查，或可借助某些测量工具进行评定。

1．交谈法　交谈法是目前心理、社会评估的主要方法。交谈的形式包括自由式交谈和结构式交谈。前者的交谈气氛比较轻松，被评估者较少受到约束，有更多的机会充分表达自己的想法，但由于谈话内容可能较为松散，需时较多。后者则是根据评估目的预先设定好一定的结构与程序，交谈时按照设定的程序逐一提问，其最大的优点就是节约时间，效率较高。

值得注意的是，交谈技巧、交谈者的主观印象和偏见等都会影响对交谈结果的评价。此外，护理对象多因躯体不适而就诊，对于了解其躯体不适方面的有关情况能够较好地叙述和配合，而对于涉及其心理、社会方面的情况则可能不愿谈及、不易接受，甚至会产生抵触情绪。因此，在评估过程中，不但要有良好的沟通技巧，更要耐心、细致，不可急于求成。许多心理、社会资料在交谈之初很难准确获得，但常可在今后的护理过程中，随着护理对象对医护人员信任度的增加而逐渐明晰。

2．观察法　观察法也是心理、社会评估时常用的方法之一。观察法包括自然观察法和控制观察法。自然观察法是在不加控制的自然情景中对护理对象的行为进行观察记录。自然观察法由于不改变观察对象的行为情景，所观察到的行为反应比较真实可靠，但对资料的分析比较较为困难。控制观察法则是在预先设定的一定情景中对观察对象的行为进行观察记录。控制观察法所收集的资料易于分析比较，但由于设计的情景易对观察对象产生影响，不容易反映真实情况。

观察法可以对交谈所收集的资料进行补充和验证，弥补交谈时患者不愿谈及、有意回避或掩盖的不足。例如，有的患者表示其家庭关系很好，能够得到家人的关系和帮助。但观察发现，子女却很少来医院探望，即便来医院探望也显得很疏远。

3．量表评定法　是使用经过信度、效度检验的现成量表，如焦虑量表、抑郁量表、症状量表、医学应对方式、社会支持量表等，对检查对象的心理、社会状况进行的一种定量评定手段。采用量表进行评定时，必须严格按照心理测量规范实施，才能得出科学的结论。

**知识链接**

### 评定量表

评定量表（rating scales）是用来量化心理行为功能状态的一种测量工具。用量表量化评价分析的过程称为评定。按量表的评定者不同可分为自评量表、他评量表；按量表评定内容可分为智力评定、人格测验、行为功能测试、心理健康状况评定、情绪障碍评定、生活质量评定等。

4．其他　心理活动的变化可以在生理指标等方面有所体现，如血压升高、心率加快、激素水平变化等。因此，相应的身体评估及实验室检查等也可为心理、社会评估提供辅助依据。此外，为了补充或印证被评估者所提供的资料，还可以查阅相关的档案记录以及询问有关的人员等。当怀疑患者可能存在某种心理疾病时，则应请专业人员进行会诊。

## 思考题

1．请结合自身的经历说明心理社会因素与健康的关系。

2．你有过填写心理社会评定量表的经历吗？如果有，你对评定量表有什么看法？你认为在使用评定量表时应注意哪些问题？

# 第二十一章

# 心理评估

学习目标

通过本章学习，学生应能够
1. 解释不同心理评估项目的含义及其与健康的关系。
2. 描述心理评估的主要内容及其评估方法。
3. 全面准确地进行心理评估。

心理评估的主要内容包括认知功能、情绪与情感、应激与应对能力、自我概念等。

## 一、认知能力（cognition ability）

认知是人们认识客观世界，获取知识的心理过程，包括感觉、知觉、记忆、思维、注意等心理活动。对客观事物的正确认知是保持心理健康，接受健康信息和采取健康行为的基础。认知能力自出生后随年龄的增长而逐渐增强，并与受教育程度、生活经历等因素有关，至老年期随着生理功能的减退认知能力也逐渐衰退。此外，疾病、药物、酗酒、吸毒等均可导致认知能力的改变。

### （一）感知能力

感知觉是一切认识活动的开始和知识的源泉，是思维的基础。当感知能力出现障碍时，可影响护理对象对环境的理解及判断能力，进而降低其自我保护能力以及学习能力等。感知

**知识链接**

**感觉与知觉**

感觉（sensation）是当前直接作用于感觉器官的客观事物的个别属性（如大小、声音、气味等）在人脑中的反映。知觉（perception）则是当前直接作用于感觉器官的客观事物的整体及其与外部相互关系在人脑中的反映。感觉是知觉的基础，感觉越清晰、越丰富，知觉就越完整、越正确。在认识事物的过程中常常是多种感觉器官同时参与，而以知觉的形式直接反映事物。因此，人们常把感觉和知觉联系在一起，统称为感知觉。

能力的评估包括对视、听、触、嗅、味等感知觉功能状况的评估。评估时应注意有无某种感觉的减退或消失、过敏，以及有无错觉、幻觉等。一般通过询问护理对象本人及其家属等即可获得，必要时可进行相关检查。

**（二）注意力**

注意（attention）是心理活动对某种事物的指向和集中，它不是一个独立的心理过程，而是贯穿于整个心理过程，并在其中起指向作用的心理活动。当人的注意集中于某一事物时，才能充分清晰地感知注意对象，并深入思考和充分揭示其意义和作用，而不被其他事物所干扰。注意可分为被动注意（不随意注意）和主动注意（随意注意）。被动注意是指预先没有目的，也不需要意志努力的注意；主动注意是指有目的并需要意志努力的注意。注意力的评估包括注意的广度、稳定性、注意的分配和转移，主要通过交谈和观察进行，也可通过某些心理测验而获得。

**知识链接**

**注意力的相关概念**

注意的广度，也称注意的范围，是指同一时间内所注意的对象的数量；注意的稳定性是指注意长时间保持在某事物或活动上的能力；注意的分配是指在同一时间内注意指向不同的对象或活动的能力；注意的转移是指根据新的任务，主动地将注意从一个对象转移到另一个对象上的能力。

**（三）记忆力**

记忆（memory）是过去经历的事物在头脑中的再现，是人脑积累经验的功能表现。记忆力评估主要包括短时记忆和长时记忆评估。短时记忆的信息约在 15 ～ 20 秒内即可消失。长时记忆的信息保存时间较长，甚至终生不忘。评估短时记忆时，可嘱被评估者重复刚说过的一句话或由 5 ～ 7 个数字组成的数字串。长时记忆，可通过令其回忆当天或前一天所经历的事件等加以评价。

**（四）定向力**

定向力（orientation ability）是指一个人对周围环境（时间、地点、人物）及自身状态（姓名、年龄、职业等）的察觉和识别能力。可通过交谈判断患者有无定向力障碍。定向力障碍多是意识障碍的表现，也可见于长期被拘禁或隔绝者。

**（五）思维能力**

思维（thinking）是人脑对客观现实概括性的、间接的反映，是在感知、记忆的基础上，通过分析、综合、比较等一系列思维过程，并借助语言实现的。思维能力一般可根据护理对象在对有关病情及健康状况的交谈过程中的表现做出初步判断，必要时亦可进行相应的检查。

1．计算力（computation ability） 对疑有计算力障碍者，可通过简单的加减法连续运算进行检查，如可嘱其逐级计算 100 减 7、再减 7……等。

2．理解力（comprehension ability） 对疑有理解力障碍者，可根据其理解和完成指令动作的准确程度及动作的复杂程度进行判断。评估时可从简单的动作（如嘱其坐起来或躺下等），逐渐到复杂的动作（如嘱其两手手心、手背交替触摸对侧膝盖等）。

3．判断力（judgment ability） 是对事物做出评价、评估及决策所必备的能力之一。情绪或情感改变、心身疾病、药物影响等均可导致判断力下降。可根据护理对象对实物属性、事件性质的判断以及决策的可行性等加以评价。

4．语言能力（language ability） 语言是思维的媒介，也是信息交流的重要工具。因此，语言能力的评估对护理具有重要意义。评估内容包括①语音、语调、语速及语意的连贯性，注意有无构音困难、音哑、失语、失读、失写等；②思维内容及过程，注意其连贯性及逻辑性，有无怀疑、强迫观念、妄想等。

总之，认知能力的评估除可通过日常的交谈法与观察法进行外，还可借助相应的认知评定量表、脑功能成像、生物学检测等手段。目前有关认知评定量表很多，如简明精神状态量表（MMSE）、长谷川痴呆量表（HDS）、画钟测验、连线测验等。

## 二、情绪与情感

### （一）相关概念

情绪（emotion）是人脑对客观事物是否符合自身需要而产生的态度体验。情感（feeling）是情绪的高级形式，侧重对社会性需要是否得到满足而出现的态度的反映。情绪与情感一般不严格区分，可统称为情绪。态度以某事物是否满足人的需要为中介，需要是情绪与情感的基础和源泉。如急切需要治疗的患者，在得到及时有效的治疗后，就会产生愉悦和感激的情绪体验；反之，则会产生怨恨、愤怒的情绪。人的各种心理活动都是在一定的情绪背景下进行的。因此，情绪直接影响人的一切行为，并与人的身心健康密切相关。一般来讲，消极的情绪，如愤怒、焦虑、悲伤、痛苦等不仅可使心理活动失衡，而且可引起人体生理、生化变化，导致疾病的发生或加重，特别是心血管系统和消化系统最为敏感。而积极的情绪可使机体各系统、器官的活动保持高水平的协调一致，不仅有利于疾病的康复，而且增强人的体力和精力，提高人的工作效能。

**知识链接**

**健康的情绪**

健康的情绪应该具有明确的诱因、反应适度、稳定而又灵活、是可以自我调节和控制的，使人达到良好的适应水平。

### （二）表现形式

情绪包括内部体验、外部表情与行为、生理反应三方面内容。

1．内部体验　内部体验是指个体在某种情绪状态下所产生的一定感受，可通过个体的自我描述得以反映，如“我感到很伤心”。个人的自我描述是评估情绪状态的重要资料来源。

2．表情　表情是情绪可以直接观察的部分。面部表情为主要的表情形式，而眼睛是最能表达情绪的面部器官。根据面部表情的变化可以判断一个人的喜怒哀乐。身体姿态也可反应一个人的情绪状态，又称身段表情，如紧张时往往正襟危坐。此外，一个人说话时的声音及其变化也是情绪的一种表达形式，又称语调表情。值得注意的是，各种表情的含义存在着种族及文化上的差异。

3．生理反应　生理反应是指伴随情绪而产生的躯体生理、生化变化，如呼吸、血压及心率等均可随情绪的改变而发生变化。

**（三）评估方法**

评估时，应鼓励患者谈出自己的心境、持续时间、原因、对目前状况的感受以及对未来的看法等。通过患者的自我描述，结合评估者对其语音、语调、外部表情及行为的观察等判断患者目前的情绪状态，尤其是患病等对其情绪的影响，注意有无焦虑、抑郁、失望、沮丧、恐惧、愤怒等。记录时，患者的描述尽量引用其原话。此外，还可借用相应的测评量表进行评定，但应了解所用量表的目的、特点、信度及效度等。临床常用的有：Beck 焦虑量表（BAI）、Zung 的焦虑状态自评量表（SAS）及抑郁状态自评量表（SDS）、综合性医院焦虑抑郁量表等。

## 三、应激与应对

**（一）相关概念**

应激（stress）是一个人的平衡状态受到破坏或威胁时进行适应和应对过程。每个人在生活过程中都会遇到各种应激源的刺激而引起应激反应。在医学心理领域，常常将生活事件（life events），即生活中面临的各种问题，作为主要的应激源。一切潜在的应激源只有被人所察觉，并认为是有意义时才会引起应激反应。应激反应可以表现为头痛、血压升高、心率加快等生理反应，也可以表现为紧张、焦虑、注意力不集中、回避、敌对、吸烟等心理行为反应。应激源所引起的应激反应还受个体对应激源的认知评价、应对方式、个性心理特征、社会支持等因素的影响。

**知识链接**

**应激源**

应激源（stressor），即引起应激的刺激物，可以是生物性的，如不适的温度、噪音、微生物侵入等，可以是心理性的，如人际关系紧张、人生受挫等，也可以是社会性的，如战争、经济危机、政治制度变革等。

应对方式，也称应对策略，是个体为解决应激事件对自身的影响所采取的各种策略。一个人的应对方式与其既往经验、人格特点等因素有关，如有的人常独立面对，而有的人则寻求他人的帮助等。在应对过程中，常用的心理防卫机转有压抑、退化、否认、合理化、升华等。

**（二）评估的意义**

适度的应激可激活机体功能，使人的体力和智力得到提高，是个体成长所必须的，并对健康有益。若个体应激反应过强、持续时间过长，超过其应对能力则可因过度消耗而出现注意力不集中、感觉混乱、思维能力下降等，严重者可导致疾病。而应对能力与个体的健康状况、以往的应对经验、受教育水平、社会支持系统等有关。疾病往往导致应对能力的下降，同时患病住院又是护理对象必须面对的负性应激事件。因此，了解护理对象近期所经历的应激事件、应激反应，以往的应对方式及其效果等是非常重要的。

### （三）评估方法

评估时应注意询问日常生活中，患者对应激事件的反应、可利用的应对资源、所采取的主要应对方式及其效果等；近期有无重大应激事件，由此而引起的应激反应、所采取的应对措施及其效果、期望达到的帮助等。也可借助心理测量量表，如生活事件量表、医学应对量表、特质应对方式问卷等。

## 四、自我概念

### （一）相关概念

自我概念（self-concept），也称自我意识（self-consciousness）是指人们通过对自己内在和外在特征，以及他人对其反应的感知和体验所形成的对自我的认识与评价。自尊（self-esteem）是指人们尊重自己、维护自己的尊严和人格，不容他人任意侮辱、歧视的一种心理意识和情感体验。自尊源于对自我价值、能力和成就的正确认识和恰当评价，是自我概念在情感上的表现，是自我概念的重要成分。

### （二）评估的意义

当疾病、外伤等引起身体功能发生障碍或外表变化时，常可导致自尊下降，甚至自我概念紊乱，如可能觉得自己无能为力、毫无希望、毫无价值或成为他人负担等。此外，精神因素以及精神疾病也是导致自尊下降、自我概念紊乱的常见原因。而自我概念紊乱和自尊下降又会极大影响个体维持和恢复健康的能力。

### （三）评估方法

评估时，应鼓励患者谈出对自己的感觉和看法，同时注意观察患者的非语言性行为以及与他人交往的表现，如有无回避或过于在意自己身体的某部分，不愿与人交往等表现。也可采用相应的量表，如一般自我效能量表、Wallace 自我概念量表、自尊量表等进行测定。

## 思考题

1. 认知评估有何意义？主要包括哪些内容？
2. 回想一下自己有无焦虑的情绪体验，焦虑时会有哪些表现？

# 第二十二章

# 社会评估

学习目标

通过本章学习，学生应能够

1．解释角色、家庭及环境评估的相关概念及其评估的意义。

2．说明角色、家庭及环境评估的主要内容及其评估方法。

3．全面准确地进行社会评估。

**案例**

刘XX，男，42岁，公司经理，经济收入较高，夫妻二人工作均较忙，12岁的儿子主要由保姆照顾。1个月前，刘先生无意中发现大便带血，暗红色。爱人知道后，督促其去医院检查，但因工作较忙一直未去就诊。1周前开始出现腹部不适、便秘，偶有腹泻，便中带血似有增多，有黏液。在爱人强迫下，前往医院就诊。经检查后，以“结肠肿物”收治入院。入院后，给予完善相关检查，拟择期手术。在此期间，刘先生经常偷偷回公司处理工作，多次劝阻后无效，护士只好通知其爱人。

问题：

1．刘先生的表现说明了什么问题？

2．这对其疾病的康复可能带来怎样的影响？

社会是人类生存和发展的必要条件，由文化、经济、政治、家庭等不同要素组成。与健康相关的社会评估主要包括社会角色、家庭、环境等。

## 一、社会角色

### （一）角色与角色期望

角色（role）一词，原本是戏剧中的专门术语，是指演员在戏剧舞台上所扮演的某一特定人物，后被引入社会心理学领域，指个体在社会结构中所处的一定位置，即社会地位的体现。当个体在社会中根据其所处的社会地位履行相应的权利及义务时，也就扮演着相应的角色。而每种角色都是在同与之相关的角色伙伴发生互动关系过程中表现出来的。

角色期望是社会对处于一定社会地位的角色的权利和义务所作的规范，是角色行为赖以产生的依据。当个体在进行互动的过程中，通过角色期望可以预测角色伙伴的反应。角色期望可分为以下三个层次：①剧本期望：是指社会系统中的每个位置都有相应的规范，具体说明个体应该怎样行动。人们只有了解和认识社会对角色的这种要求和期望，才能扮演好一定的社会角色，成为一名合格的社会成员。②演员伙伴期望：是指在某种互动情景下由参与互动的其他成员（即角色伙伴）提出的期望和要求。要建立良好的互动关系，就必须了解和协调不同角色伙伴的期望与要求。③观众期望：是指不直接参与互动的观众的有意或无意地暗示的期望。在通常的情况下，上述三个层次的期望是一致的，但有时也会出现冲突。

**（二）角色的分类**

社会心理学家从不同的角度，根据不同的标准对角色进行各种不同的分类。

根据角色存在的形态不同可分为：①理想角色，也称期望角色，是指社会或团体对某一特定社会角色所设定的理想的规范和公认的行为模式。②领悟角色，是指个体对其所扮演的社会角色的行为模式的理解。③实践角色，是指个体根据自己对角色的理解而在执行角色规范过程中所表现出来的实际行为。

根据角色扮演者受角色规范制约的程度不同，可分为：①规定性角色，也称正式角色，是指其角色规范比较严格其有明确规定的角色。如政府官员、医生、护士、学生、士兵等。②开放性角色，也称非正式角色，是指没有严明的角色规范，个人可以根据自己的理解而较自由地履行角色行为的角色。如父母亲、朋友等。

**（三）患者角色与角色适应**

患者角色是社会对一个人患病时的权利、义务和行为所做的规范，一般认为可概括为以下几点：①可以脱离或部分脱离日常生活中的其他角色，酌情免去一些原来承担的社会责任和义务；②一般不需为自己患病承担责任，有获得良好照顾的权利；③有积极配合医疗护理、恢复健康的义务；④有享受治疗护理、知情同意、寻求帮助、要求保密等权利。

患者角色可能是暂时的，也可能是长期或永久的，但往往是迫不得已而承担的。而对于患者角色的认识主要是从自己的患病经历或他人的患病经验中获得的。个体不同的社会、经济、文化背景及个性心理特征等都会影响其对患者角色的认识与适应。个体在扮演患者角色的过程中，由于各种原因，不能正确理解和履行社会赋予角色的权利、义务和行为规范，就会出现各种角色适应不良的问题，进而影响疾病的康复过程，甚至加重病情。

患者在角色适应过程中，常见的适应不良有：

1．角色缺如　表现为不能正视自己的疾病，不承认自己是患者，不能很好地配合治疗与护理。如年轻人容易忽视自己的疾病，而不及时寻求帮助、无视治疗和护理的要求等。

2．角色强化　表现为对自己的能力表示怀疑、失望，依赖性增强，对承担的其他角色感到不安，或藉生病而逃避某些责任、获得某些权利等。

3．角色消退　是指一个人已适应患者角色，但由于某些原因，需要承担其他角色。如一位尚需继续治疗和护理的患病的母亲，但由于孩子需要照顾，而不得不提前出院。

4．角色冲突　是指在扮演患者角色过程中，与其所扮演的其他角色在角色期望上发生矛盾，或不同的角色伙伴存在矛盾的期望和要求时，经历的心理和行为上的不协调状态。前者属于角色间冲突，后者属于角色内冲突。一般来讲，对于患者更容易发生的是角色间冲突。

**（四）角色功能的评估**

主要通过交谈法和观察法评估患者的角色功能状态以及有无角色适应不良等。交谈时可重点了解：患者在日常生活及工作过程中所承担的主要角色有哪些？是否感觉到所承担的角色任务过多、过重或不足？患者自己的角色期望有哪些？他人对患者的角色期望有哪些？患病住院对其角色功能有何影响？所承担的角色有哪些变化？对患者角色的认识如何？能否安于养病、积极配合治疗和护理等？

同时应注意观察患者有无焦虑、抑郁等情绪反应，有无忽略自己和疾病、缺乏对治疗护理的依从性或过于依赖等行为表现。

## 二、家庭

### （一）家庭评估的意义

家庭是以婚姻、血缘或收养关系为基础，密切合作共同生活的小型群体。家庭是人类社会最基本、最普遍、最固定和最持久的社会组织形式。人离不开社会，更离不开家庭。

家庭是不仅为个体提供了衣、食、住、行等日常生活所必须的物质资源，家庭成员之间的感情交往更为个体提供了一个保护和关怀的环境。家庭是个体最主要最直接的支持来源，对个体的身心健康、成长与发展以及疾病的康复等均具有举足轻重的作用。如父母的离、丧或对子女的虐待，均可引起健康问题；老年人可因贫困、丧偶、缺少照顾而产生孤独感、恐惧感，患病后不能得到有效的治疗和康复。

### （二）家庭评估的内容与目的

家庭评估包括：①家庭的成员结构；②成员间的相互关系与家庭氛围；③护理对象在家庭中的角色、地位及其与家人的关系；④家庭成员的健康信念、对护理对象健康问题的反应以及因此而给家庭关系带来的影响等。通过上述信息可了解和预测护理对象在家庭中所扮演的角色、所承担的责任对其休养和康复可能带来的影响，以及是否拥有良好的家庭支持系统。

### （三）家庭评估方法

家庭评估主要采用与护理对象及其家人交谈的方式获得，此外可借用有关的量表，如Smilkstein设计的家庭关怀度指数量表。该量表用以测量个人对家庭功能的整体满意度，共五个题目，每个题目代表一种家庭功能，分别为适宜度（adaptation）、合作度（partnership）、成长度（growth）、情感度（affection）及亲密度（resolve）五个方面，简称APGAR。

## 三、环境

### （一）相关概念

广义的环境是指人类赖以生存和发展的社会与物质条件的总和。护理界将人的环境分为内环境和外环境。内环境，也称生理心理环境，包括人体的所有组织和系统，以及人的内心世界等。外环境则由自然环境和社会文化环境组成。人的内环境和外环境持续进行着物质和能量的交换和相互作用，使机体能够适应外环境的改变，维持内环境的平衡和稳定。

这里所说的环境是指由自然环境和社会文化环境所组成的外环境。自然环境，包括空气、水、气候等；社会文化环境则包括经济条件、生活方式、人际关系、宗教、文化、社会保障体系等。这些环境因素与人类健康密切相关。

### （二）评估内容与方法

1．自然环境

(1) 生活与居住环境：主要指家庭的居住条件、所在社区的环境，包括生活及居住环境中是否存在影响其目前健康状况的因素，社区健身设施、医疗条件，以及护理对象对其生活与居住环境的感受与看法，目前这些环境有无变化等。

(2) 职业及工作环境：包括所从事过的工种、工作环境、与工业毒物接触情况及时间、对工作的满意度等，以寻找与其目前健康状况有关和可能有关的因素。

2．社会文化环境

(1) 生活方式：是指由经济、文化、政治等因素相互作用所形成的人们在衣、食、住、行、娱乐等方面的社会行为。不同的人，由于自身的经济条件、文化背景及成长经历等不同，有的喜欢素食、有的喜欢大鱼大肉；有的喜欢静坐、有的喜欢运动，其生活方式不尽相同。个体的生活方式与其健康的关系越来越受到重视。大量的研究显示，许多疾病，如心脑血管疾病、糖尿病、癌症等的发生发展均与不良的生活方式有着密切的关系。改变不良的生活方式在维护健康、预防疾病、促进疾病的康复过程中均具有重要意义。

生活方式的评估主要通过交谈了解被评估者的饮食、起居、日常活动等方面的习惯，以及有无吸烟、酗酒等不良嗜好，以判断其是否存在不良或不恰当的生活习惯以及与其健康状况的关系；同时还应注意评估患病住院对其日常生活习惯的可能影响等。除交谈外，可直接观察被评估者的饮食、睡眠、活动等方面的行为表现。

(2) 社会交往：指家庭以外的人际关系及交往情况。人际交往能够提高人们适应环境、适应社会的能力。在交往过程中，人们可以不断认识和完善自己，协调与他人的关系，形成集体意识和归属意识，并从中得到群体的支持和帮助。良好的社会交往可获得良好的社会支持，因而有利于个体的身心健康。社会交往能力标志着一个人的心理健康水平，并与人的性格、经历等有关。一般内向性格的人交往较少，而外向性格的人交往则比较广泛。评估内容包括护理对象与周围人（如朋友、同事、领导等）的人际关系、经常参加的社交活动及所扮演的角色等，以了解其是否存在人际关系紧张、社交障碍等。也可采用相应的量表，如肖水源的社会支持量表、领悟社会支持量表等进行评定。

(3) 经济状况：包括主要的经济来源、收入状况等。经济收入常常是较为敏感的隐私问题，评估时并非要了解其准确的经济收入，而主要是要了解其经济收入能否满足今后的诊疗及护理需要，因求医住院而给家庭可能带来的经济问题及影响，以及护理对象对此所做出的反应等。

(4) 文化背景：文化是特定的社会群体在长期的社会活动过程中形成的共有的行为和价值模式，并通过知识、艺术、价值观、信仰、习俗、道德、法律等形式得以表现。患者的文化背景，尤其是价值观、健康信念等均与其健康行为有着密切的关系。例如，当一个人认识

**知识链接**

### 价值观与信念

价值观（value）是人们对事物的好与坏、对与错、行与不行的观点、态度和准则，决定着人对现实的取向和选择。信念（belief）是人们对某种现实或观念抱有深刻信任感的精神状态。信念是人们在实践过程中自然形成的一些思考和行动的模式。信仰（faith）是人们对某种事物或思想的极度尊崇和信服，并将其作为自己的精神寄托和行为准则，是一个人力量与希望的源泉。

到吸烟有害健康，自己应该远离烟草时，就有可能采取戒烟行为。评估时，可通过询问相关问题来了解护理对象的价值观、信念，尤其是与健康有关的信念，以判断今后可能出现的行为取向及与其健康状况的关系。

此外，由于不同社会环境中的人们所形成的文化氛围不同。当人们生活在熟悉的文化氛围中，就会产生亲切感，容易得到认同、理解和尊重。反之，则会产生孤独、压抑等情绪体验，甚至出现所谓的文化休克。评估时，应注意可能存在的文化差异给护理对象带来的影响，要充分尊重不同患者的文化习俗等。

文化评估的问题示例：

一般情况下，什么对您最重要？遇到困难时，您是如何看待的？一般从何处寻求力量和帮助？您认为怎样才算健康？如何才能保持健康？您认为自己目前的健康状况如何？您认为导致您健康状况不佳的主要原因是什么？您希望通过治疗达到怎样的效果？您认为医护人员应给予您怎样的帮助？您有宗教信仰吗？您的宗教信仰对您的饮食、治疗、护理等有何特殊要求？平时您参加哪些宗教活动？患病或住院对您参加宗教活动有何影响？若有影响，您的感受如何？需要哪些帮助？

## 思考题

1．为什么要评估患者的价值观与信念？应如何进行评估？
2．什么是环境？环境评估主要包括哪些内容？
3．家庭与环境是什么关系？为什么要进行家庭评估？

（孙玉梅）

# 第四篇　身体评估

## 第二十三章

# 基本评估方法

**学习目标**

通过本课程学习，学生应能够
1．描述身体评估常用的5种基本方法及要点。
2．解释临床常见5种叩诊音的特点及临床意义。
3．辨别临床常见的几种异常气味，并说出其临床意义。
4．按顺序、正确运用5种评估方法，并能将这些方法正确运用到全身各部分评估中。

**案例**

患者男，73岁，自述患肺气肿10多年，每年冬季感冒后即出现咳嗽、咳痰，近2周来又出现类似症状。

问题：

1．如何用间接叩诊法对患者进行胸部叩诊？
2．按视、触、叩、听顺序你可能发现患者什么体征？

身体评估（physical assessment）是护理人员运用视、触、叩、听、嗅等方法对护理对象的生命体征及各个系统进行细致的观察与系统的检查，以了解其身心健康状况的一组最基本的评估方法，是获得护理对象有关健康状况的重要方法之一，也是获取护理诊断依据的重要手段。身体评估是每个护理人员必须掌握的基本方法和技能。通过交谈以及身体评估所获得的有关资料，结合辅助检查结果，即可以对护理对象的健康状况做出较全面的判断，进而得出准确的护理诊断。身体评估与医生所做的体格检查侧重点不同，如对肢体活动障碍或偏瘫的患者，护士有针对性地着重评估患者双侧肢体活动、感觉和肌肉张力情况，而医生进行神经系统检查以便作出医疗诊断。总之，护理人员所做的身体评估是以护理问题为重点。

身体评估的基本方法有五种：视诊、触诊、叩诊、听诊和嗅诊。要熟练掌握和运用这些方法并使评估结果准确、可靠，必须反复练习和实践，同时还要用医学基础知识和护理专业知识作指导。身体评估一般于采集完健康史后进行。进行前，评估者除要准备好所需评估器具、剪短指甲、洗手外，还要注意以下几点：

1．评估者应仪表端庄、举止大方、态度和蔼。评估前，应向被评估者说明目的，争取其合作。整个评估过程中应关心、体贴患者。适当的谈话可转移被评估者的注意力、消除其紧张情绪，以取得被评估者的信任和积极配合，同时也可借此建立良好的护患互动关系。

2．评估的环境应具有适当的光线和室温、安静、舒适和具有隐密性，最好以自然光线作为照明。

3．评估要细致、精确、全面而又重点突出，操作要规范，动作要轻柔，充分暴露评估部位。若病情危急，应在做重点评估后，先行抢救，待病情平稳后再做补充。

4．评估应按一定的顺序进行，通常先观察一般状况，然后依次评估头、颈、胸、腹、脊柱、四肢及神经系统，以免不必要的重复或遗漏，并应避免反复改变被评估者的体位。

5．做到手脑并用，边评估边思考其解剖位置关系及病理生理意义。

6．根据病情变化，随时复查，不断补充和修正评估结果。

## 第一节 视 诊

视诊（inspection）是了解患者病情的第一步，是评估者用眼睛来观察被评估者全身及局部状态的评估方法。视诊方法简单，除某些特殊部位的视诊需借助某些仪器如耳镜、鼻镜、内镜进行检查外，适用范围广范，能为临床提供重要的评估资料。通过视诊可以观察到许多全身及局部的体征，全身一般状态如年龄、性别、发育、营养、面容、表情、姿势等；局部表现如皮肤及黏膜颜色、头颅大小、胸廓、腹部及关节外形等。视诊时，一定要有适宜的光线，最好在自然光线下进行。通过深入、细致的观察，结合其他检查方法，才能发现并确定有重要意义的临床征象。

## 第二节 触 诊

触诊（palpation）是评估者通过手的感觉来感知身体某部有无异常的评估方法。触诊可以进一步确定视诊不能察觉的异常征象，如人体温度、湿度、震颤及包块的部位、大小、压痛、硬度等。手指指腹和掌指关节的掌面触觉最为敏感，手背皮肤则对温度较为敏感，触诊时多选用这些部位。触诊的适用范围很广，可遍及全身各部，尤其对腹部评估触诊更显重要。

### 一、触诊方法

触诊时，由于目的不同而施加的压力有轻有重，据此可分为浅部触诊和深部触诊。

#### （一）浅部触诊

浅部触诊是指将手轻轻放在被评估部位，利用掌指关节和腕关节的协同动作，以旋转或滑动方式轻柔地进行触摸。浅部触诊可触及身体的深度为 1 ～ 2cm，主要用于评估体表浅在病变，如关节、软组织、浅部动脉、静脉、神经等部位。浅部触诊一般不引起被评估者痛苦，有利于评估腹部有无压痛、搏动、包块，先以浅部触诊开始，也更有利于被评估者逐渐适应并接受深部触诊。

**（二）深部触诊**

深部触诊是指用单手或双手重叠，由浅入深，逐步施加压力，以达到体表深部。深部触诊触及身体的深度可达 4 ～ 5cm，主要用于评估腹腔病变和脏器情况。根据评估目的和手法的不同，可分为以下四种：

1．深部滑行触诊法　评估时嘱评估对象张口平静呼吸，或与评估对象交谈以转移其注意力，尽量使腹肌松弛。评估者右手并拢，二、三、四指平放在腹壁上，以手指末端逐渐移向腹腔的脏器或包块，如评估肠管或触诊条索状包块，应向与包块长轴相垂直的方向滑动，在被触及的包块上作上、下、左、右活动触摸，这种触诊方法常用于腹腔深部包块和胃肠病变的检查。

2．双手触诊法　双手触诊法主要用于肝、脾、肾及腹腔肿物的评估。评估者将左手置于评估对象被检查部位的后部，右手并拢平放于腹壁被检查部位，左手向右手方向用力，托起被检查的脏器或包块，使之位于双手之间，更接近体表。评估时应配合评估对象的腹式呼吸，更有利于触诊进行（图 23-1）。

3．深压触诊法　评估者用一个或两个并拢的手指逐渐深压腹部被检查部位，用于确定腹腔深在病变的部位或腹腔压痛点，如阑尾压痛点、输尿管压痛点、胆囊压痛点等。反跳痛的检查则是在深压被检查的部位上继续停留 2 ～ 3 秒，然后迅速将手抬起，并观察患者面部，是否出现痛苦表情或询问是否感觉疼痛加剧。

4．冲击触诊法（浮沉触诊法）　适用于大量腹水时肝、脾及腹腔包块难以触及者。评估者以右手并拢的手指取 70° ～ 90° 角，放置于腹部准备检查的相应部位，做数次急速而有力的冲击，指端会有脏器或包块浮沉的感觉。冲击腹壁时，腹水会暂时在脏器或肿块表面移去，使肝、脾及腹腔包块易于触及（图 23-2）。但因冲击触诊常使患者感到不适，现在已经很少使用。

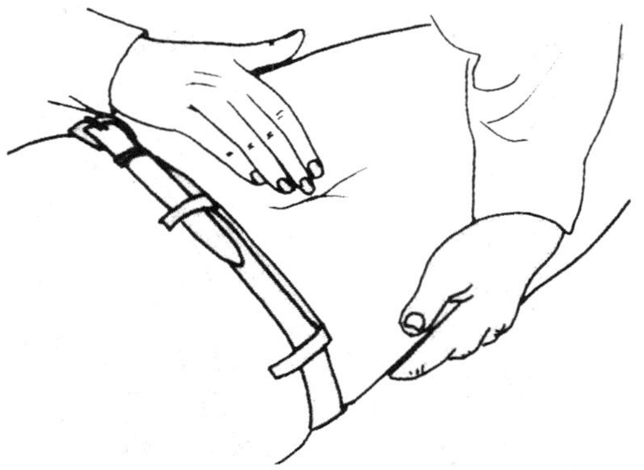

**图 23-1**　双手触诊法

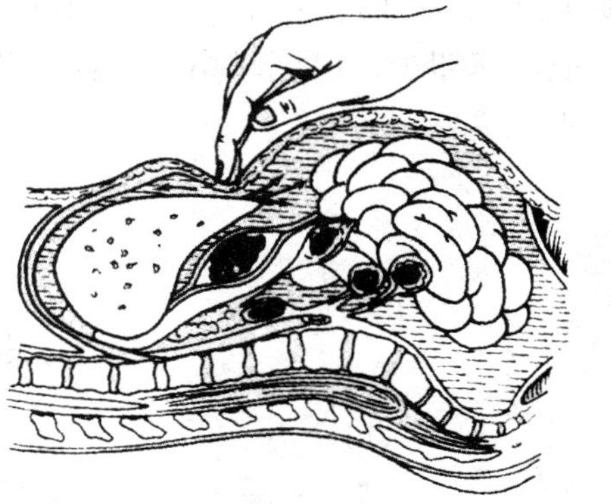

**图 23-2**　冲击触诊法示意图

## 二、注意事项

1．触诊前应向评估对象说明目的及可能造成的不适，以缓解其紧张情绪。

2．评估腹部时，应让评估对象先行排尿，避免将充盈的膀胱误诊为腹部包块，必要时应排便后检查。

3．评估者应立于评估对象的右侧，面向评估对象，以利于观察其面部表情。评估对象一般取仰卧位，双手置于身体两侧，双腿稍屈，以使腹肌放松。

4．触诊的手要温暖、干燥。触诊应从健侧开始，渐及疑有病变处，动作由浅入深，并耐心指导评估对象做好配合动作。

5．触诊过程中，应手脑并用，注意病变的部位、特点、毗邻关系，以明确病变的性质和来源。

# 第三节 叩 诊

叩诊（percussion）是指通过手指叩击或手掌拍击被评估部位，使之震动而产生音响，根据所感到的震动和所听到的音响特点来判断被评估脏器有无异常的方法。多用于确定肺下界、胸膜病变、肺部病变大小与性质、纵隔宽度、心界大小等。叩诊也包括用手或叩诊锤直接叩击被评估部位，观察反射情况和有无疼痛反应等。

## 一、叩诊方法

### （一）间接叩诊法

间接叩诊法在临床上应用最为广泛。评估者以左手中指第二指骨紧贴叩诊部位，其他手指稍抬起，勿接触体表；右手指自然弯曲，以中指指端叩击左手中指第二指骨远端或末端指关节处。叩击方向与叩诊部位的体表垂直，叩击力量要适宜。注意叩诊时应以腕关节与掌指关节的活动为主，肘关节和肩关节应避免参加运动。叩击动作要灵活、短促，富有弹性。叩击后立即抬起，每次连续 2 ～ 3 下。不明确时，可再叩 2 ～ 3 下。尽量避免不间断地、连续地快速叩击，以免影响叩诊音的分辨（图 23-3，23-4）。

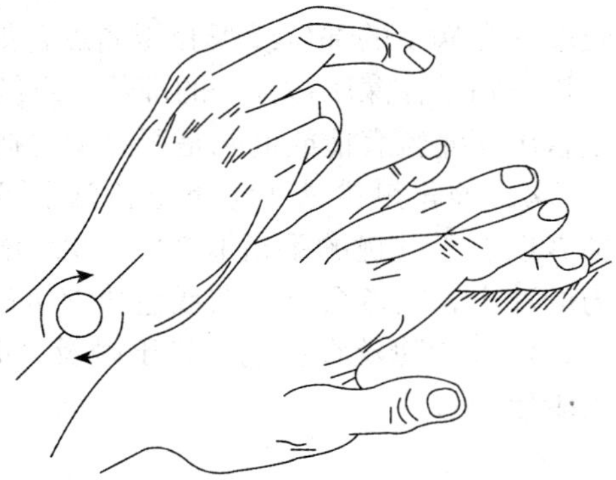

图 23-3　间接叩诊法

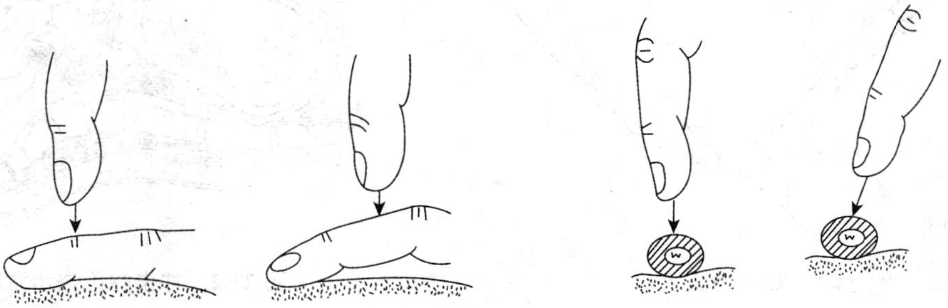


图 23-4　间接叩诊正误示意图

### （二）直接叩诊法

评估者用右手中间三指并拢，直接拍击被评估部位，借拍击的反响和指下的振动感来判断病变情况为直接叩诊法。主要适用于胸部或腹部面积较广泛的病变，如大量胸腔积液或腹水等。用拳或叩诊锤直接叩击被评估部位，观察有无疼痛反应也属于直接叩诊。

## 二、叩诊音

叩诊时被叩击部位产生的反响称为叩诊音。由于叩诊部位的组织或器官的密度、弹性、含气量及其与体表的距离不同，叩击时产生的音响强度（振幅）、音调（频率）及持续时间也可能完全不同。根据叩诊音的性质不同，临床上可分为清音、浊音、实音、鼓音和过清音五种。

1．清音（resonance） 是一种频率为 100 ～ 128 次 / 秒、音响强度不定、振动持续时间较长的非乐性音，是正常肺部的叩诊音。提示肺组织的弹性、含气量、致密度正常。

2．浊音（dullness） 是一种与清音相比音调较高、音响较弱、振动持续时间较短的叩诊音。正常情况下，在叩击被含气脏器边缘覆盖的实质脏器时产生，如被肺边缘覆盖的心左缘或肝上部。病理状态下，可见于肺炎导致的肺组织含气量减少。

3．实音（flatness） 是一种音调更高、音响更弱、振动持续时间更短的叩诊音。主要在叩击肝、脾、心等实质脏器时产生。病理状态下，则见于大量胸腔积液或肺实变等。

4．鼓音（tympany） 声音清脆，如击鼓声，是一种较清音的音响更强、振动持续时间较长的叩诊音。在叩击胃泡区、腹部等含有大量气体的空腔脏器时产生。病理状态下，可见于气胸、肺内大空洞等。

5．过清音（hyperresonance） 是一种介于鼓音与清音之间的叩诊音，音调较清音低，音响较清音强，正常成人身上不会出现。临床上主要见于肺组织含气量增多，弹性减弱时，如肺气肿。也可出现在儿童身上。

## 三、注意事项

1．尽量保持周围环境安静，避免噪音干扰对叩诊音的判断。

2．根据叩诊部位不同，选择适当的叩诊方法和体位。病灶小，部位浅表时宜轻叩，如确定心、肝相对浊音界；病灶范围大，部位深时叩诊力量要稍重些，如确定心绝对浊音界。叩诊胸部可取坐位或卧位，叩诊腹部则常取仰卧位，确定有无少量腹水时可采取肘膝位。

3．充分暴露被评估部位，肌肉放松，并注意对称部位的比较。

4．除注意辨别叩诊音的变化外，还要注意指下不同病灶振动感的差异。

# 第四节 听 诊

听诊（auscultation）是评估者用耳直接或借助听诊器听取患者身体各部活动时发出的声音来进行评估的方法。广义的听诊还包括呼吸声、咳嗽声、呃逆、嗳气、啼哭等身体各部分发出的任何声音。听诊是身体评估基本方法中的重点和难点，一定要勤学苦练、反复实践，才能切实掌握和熟练应用。

## 一、听诊方法

根据使用听诊器与否，分为直接听诊法和间接听诊法。

### （一）直接听诊法

是在听诊器出现之前采用的方法，是指评估者直接将耳朵贴附于患者的体表上进行听诊，目前只有在某些特殊或紧急的情况下使用。

### （二）间接听诊法

是借助听诊器进行听诊的方法。此法方便，可在任何体位时使用，而且能减少外界杂音的干扰，对听诊部位的声音还有一定的放大作用。间接听诊法可用于心、肺、腹部及血管音、皮下气肿音、关节活动音等的听诊，临床应用广泛。

听诊器由耳件、体件和软管三部分组成。体件常用的有钟形和膜形两种。钟形适于听取低音调的声音，如二尖瓣狭窄时的舒张期隆隆样杂音。膜形适于听取高音调声音，如呼吸音、心音、肠鸣音等。

## 二、注意事项

1．环境要安静、温暖、避风。寒冷可引起肌束震颤，产生附加音，影响听诊效果。

2．听诊前应检查听诊器耳件弯曲方向是否正确，软、硬管腔是否通畅。

3．听诊时，切忌隔着衣物听诊，体件要紧贴被评估部位，避免与皮肤摩擦产生附加音影响听诊结果。冬季听诊时，可先用手捂热体件，避免体件过凉造成患者不适。

4．听诊时注意力要集中，听诊肺部时要屏除心音的干扰，听诊心脏时要屏除呼吸音的干扰，可根据听诊部位的不同，要求患者控制呼吸配合听诊。

# 第五节　嗅　诊

**案例**

患者女，65岁，患糖尿病20多年，一直注射胰岛素治疗，过春节时因招待亲友，常忘记注射胰岛素，并也未控制饮食。近2天来出现恶心、呕吐、食欲不振、头痛，而来医院检查。护士发现患者呼吸深快、嗜睡，呼出气中有烂苹果味。

问题：

1．该患者呼出气中有烂苹果味可能是什么原因？

2．该患者可能出现了什么糖尿病并发症？

嗅诊（smelling）是用嗅觉来辨别发自患者的各种气味与疾病之间关系的检查方法。这些气味可来自皮肤、黏膜和呼吸道的分泌物；胃肠道的呕吐物、排泄物；脓液或血液等。不同疾病造成气味的性质与特点完全不同。嗅诊可为临床诊断提供重要而有意义的诊断线索。

1．汗液　正常汗液无特殊强烈气味。酸性汗液见于风湿热和长期服用水杨酸、阿司匹林等解热镇痛抗炎药患者；狐臭味见于腋臭的患者，因腋窝的皮脂腺分泌的皮脂经细菌作用，故而散发出浓烈特殊的狐臭味。

2．呼吸气味　浓烈的酒味见于酒后；刺激性大蒜味见于有机磷中毒者；烂苹果味见于糖尿病酮症酸中毒患者；氨味见于尿毒症者；肝腥味见于肝性昏迷。口臭为口腔发出的难闻气味，多见于口腔炎症、胃炎、幽门梗阻等消化道疾病。

3．痰液　正常痰液无特殊气味。血腥味见于大量咯血者；恶臭味提示可能为厌氧菌感染，多见于支气管扩张或肺脓肿。

4．呕吐物　单纯食物性胃内容物略带酸味。若酸味过浓提示食物在胃内滞留时间过长已经发酵；呕吐物带有粪味常提示低位肠梗阻；酒味见于酒后。

5．脓液　恶臭的脓液味，提示有气性坏疽的可能。

## 思考题

1．临床上常用什么方法进行身体评估？

2．间接叩诊法的要点是什么？

3．叩诊音分几种？如何鉴别？其临床意义是什么？

4．如何辨别患者排出的呼吸气味、呕吐物味、痰液味？异常气味有何临床意义？

（曾妤平）

# 第二十四章

# 一般评估

**学习目标**

通过本课程学习，学生应能够

1．叙述全身状态、皮肤、淋巴结评估的内容。

2．解释全身状态、皮肤、淋巴结异常体征的临床意义。

3．按程序、用正确方法进行全身状态、皮肤、淋巴结的评估。

**案例**

患者女，23岁。近半年来自觉食欲亢进、消瘦、心悸、怕热、多汗、性情急躁、乏力、失眠，近2个月来症状加重，为进一步诊治收入院。

身体评估：身高162cm，体重46kg，甲亢面容，双侧甲状腺弥漫、对称性肿大，其上可闻血管杂音，心率110次/分，律齐。

初步诊断：甲状腺功能亢进症。

问题：

1．计算出该患者的标准体重是多少？

2．根据该患者的标准体重如何判断出营养状况？

3．甲亢面容有何特点？

一般评估是身体评估的第一步，是对被评估者全身状态的概括性观察。评估方法以视诊为主，配合触诊、听诊和嗅诊完成。

## 第一节　全身状态评估

### 一、性别（sex）

性别通常以性征来区别，正常成人的性征很明显，性别不难判断，但应注意某些疾病可对性征产生影响，如肾上腺皮质肿瘤可导致男性女性化。另外，某些疾病发病率与性别有关，如甲状腺疾病、系统性红斑狼疮以女性多见，而甲型血友病则仅见于男性。

## 二、年龄（age）

年龄一般通过问诊获得，亦可通过观察进行判断，主要观察皮肤、黏膜的颜色与光泽、肌肉状态、毛发的颜色与分布状态、牙齿状态等进行大致判断。年龄与疾病发生、发展和预后等有着密切关系。

## 三、生命体征（vital sign）

生命体征包括体温、脉搏、呼吸和血压，为身体评估中重要的项目。各项指标的评估方法、正常值范围及常见异常等见《护理学基础》教材及本教材相关章节。

## 四、发育与体型（development and habitus）

### （一）发育

发育状态通常以年龄、智力和体格成长状态（包括身高、体重及第二性征）之间的关系进行综合判断。发育正常者，其年龄、智力水平与体格成长状态之间的关系是均衡一致的。机体的发育与种族、遗传、内分泌、营养代谢、体育锻炼等因素密切相关。

成人体格发育正常的常用指标：①头部的长度约为身高的 1/7 ～ 1/8；②胸围约为身高的 1/2；③双上肢展开后，左右手指端的距离约等于身高；④坐高约等于下肢的长度。智力亦随着年龄的增长而提高。

临床上发育异常与内分泌的改变密切相关。发育成熟前发生垂体前叶功能亢进，可导致体格发育异常高大，称巨人症；发生垂体功能减退，可导致异常体格矮小，称侏儒症。甲状腺功能减退可导致体格矮小及智力低下，称呆小症。

### （二）体型

体型是身体各部发育的外观表现，包括骨骼、肌肉的生长与脂肪分布状态等。正常成人的体型可分为以下三种类型：

1．无力型（瘦长型） 表现为体高肌瘦、颈细长、肩窄下垂、胸廓扁平、腹上角小于 90°。

2．超力型（矮胖型） 表现为体格粗壮、颈粗短、肩宽、胸廓宽厚、腹上角大于 90°。

3．正力型（均称型） 表现为身体各部分结构匀称适中，腹上角接近 90°，见于多数正常成人。

## 五、营养状态（nutrition）

营养状态与食物的摄入、消化、吸收和代谢等多种因素有关，是判断机体健康状况、疾病程度以及转归的重要指标之一。

### （一）评估方法

1．根据皮肤、黏膜、皮下脂肪、肌肉、毛发的发育情况综合判断。可分为营养良好、营养中等和营养不良。

（1）营养良好：皮肤和黏膜红润、皮肤有光泽且弹性良好、皮下脂肪丰满、肌肉结实且丰满、毛发和指甲润泽。

（2）营养不良：皮肤和黏膜干燥、弹性减退、皮下脂肪菲薄、肌肉松弛无力、毛发稀疏、干枯且易脱落、指甲粗糙无光泽。

(3) 营养中等：介于良好与不良两者之间。

2．根据身高与体重的关系　首先根据被评估者的身高计算出其标准体重，再将实际体重与标准体重进行比较。实际体重在标准体重 ±10% 范围内属于正常。

标准体重的计算方法为：标准体重（kg）=［身高（cm）-100］×0.9（男性）；

标准体重（kg）=［身高（cm）-100］×0.85（女性）。

知识链接

**体重指数**

由于体重受身高影响较大，目前常用体重指数（body mass index，BMI）衡量体重是否正常。计算方法为：BMI= 体重（kg）/ 身高（$m^2$）。我国成人 BMI 的正常范围为 18.5 ~ 24。评价标准为 BMI < 18.5 为消瘦，24.0 ~ 27.9 为超重，≥ 28 为肥胖。

知识链接

**皮褶厚度**

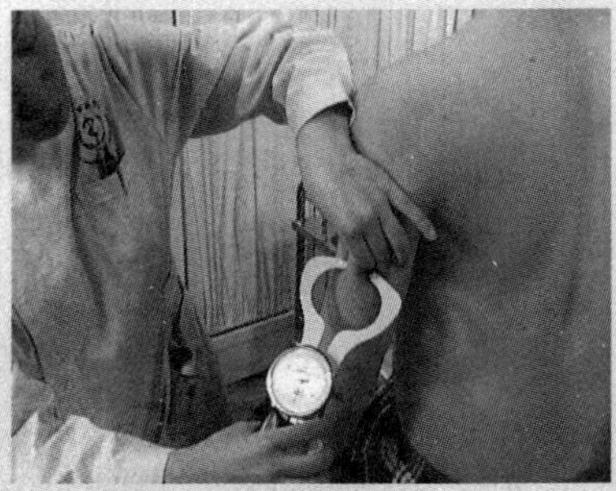

皮褶厚度可作为评估营养状态的参考。成人以肱三头肌皮褶厚度测量最常用。测量时患者取立位，两上肢自然下垂，评估者站于其后，以拇指和示指在肩峰至尺骨鹰嘴连线中点的上方 2cm 处捏起皮褶，捏起点两边的皮肤需对称，然后用重量压力为 10g/$mm^2$ 皮褶计测量，于夹住后 3s 内读数。一般取 3 次测量的均值。正常范围为男性青年 13.1±6.6mm，女性为 21.5±6.9mm。

**（二）营养状态异常**

1．营养不良　主要因长期或严重疾病引起摄入不足、消化吸收障碍和（或）消耗增加所致。营养不良导致体重下降，当体重低于标准体重达 10% 以上时称为消瘦，极度消瘦者称恶病质。

2．营养过度　体内的中性脂肪积聚过多，主要表现为体重增加。当实际体重高于标准体重达 20% 以上时，称为肥胖。可分为：① 原发性肥胖（单纯性肥胖）：主要因摄食过多或运动过少所致，并可能与遗传因素有关。② 继发性肥胖：多见于内分泌疾病，其脂肪分布多有特征性表现。

## 六、意识状态（consciousness）

意识是大脑功能活动的综合表现，是对环境的知觉状态。正常人意识清晰，定向力正常，反应敏捷、准确，思维和情感活动正常，语言流畅、准确，有良好的表达能力。凡能影响大脑功能活动的疾病均可引起不同程度的意识改变，称为意识障碍。根据意识障碍的程度分为嗜睡、意识模糊、昏睡、谵妄及昏迷（详见本教材第一篇第十三章）。

意识状态多通过交谈了解其思维、反应、情感活动、计算力及定向力等情况进行判断。必要时，可进行痛觉试验、瞳孔对光反射、腱反射等评估以确定意识障碍的程度。

## 七、语调与语态（tone and voice）

语调指言语过程中的音调。语态指言语过程中的节奏。当某些病变侵及语言中枢、神经系统或发音器官时，则可引起语调、语态的改变。如语言中枢病变可引起失音、失语和口吃；脑血管意外可引起发音困难；喉部病变可引起声音嘶哑；语言节奏紊乱、音节不清可见于震颤麻痹等。

## 八、面容与表情（facial features and expression）

健康人表情自然、神态安逸。疾病及情绪变化等可引起面容与表情的变化。患病后，因病痛的困扰可出现痛苦、忧虑或疲惫的面容与表情，特别是某些疾病发展到一定程度时可呈现出特征性的面容与表情。通过视诊即可完成面容与表情的评估。临床常见的典型面容有：

1．急性病容　面颊潮红、呼吸急促、鼻翼扇动、表情痛苦。见于急性感染性疾病如疟疾、大叶性肺炎等。

2．慢性病容　面色灰暗或苍白、面容憔悴、目光暗淡、消瘦无力。见于慢性消耗性疾病如恶性肿瘤、肝硬化、严重结核病等。

3．贫血面容　面色苍白、唇舌色淡、表情疲惫。见于各种原因引起的贫血。

4．二尖瓣面容　双颊紫红、口唇发绀。见于风湿性心脏病二尖瓣狭窄（图 24-1）。

5．甲状腺功能亢进症面容　眼裂增宽、眼球凸出、目光炯炯、兴奋不安、烦躁易怒、呈惊愕貌（图 24-1）。见于甲状腺功能亢进症。

6．脱水面容　眼窝凹陷、颧弓及鼻梁突显、唇干、皮肤干燥并松弛。见于严重脱水及休克者。

7．满月面容　面圆如满月、皮肤发红、常伴痤疮和小须（图 24-1）。见于 Cushing 综合征及长期应用糖皮质激素者。

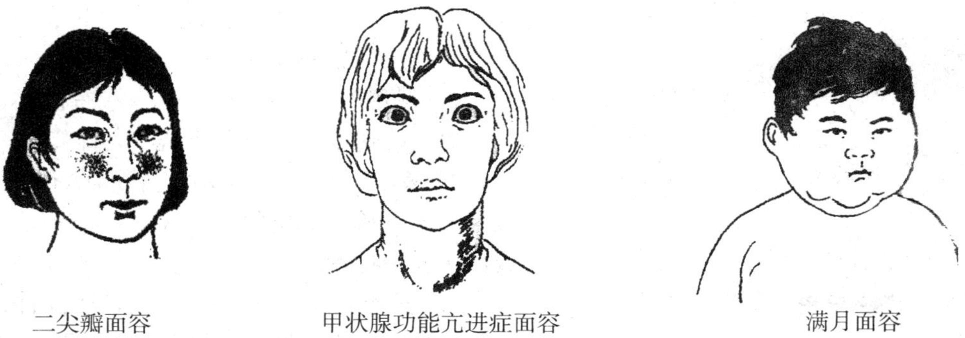

二尖瓣面容　　甲状腺功能亢进症面容　　满月面容

**图 24-1　常见面容**

## 九、体位（position）

体位指身体在休息时所处的状态。疾病常可使体位发生改变，临床常见的体位有以下几种：

1．自动体位　身体活动自如、不受限制。见于正常人或轻患者。

2．被动体位　患者不能自己调整或变换身体的位置。见于昏迷或瘫痪患者。

3．强迫体位　患者为减轻疾病痛苦而被迫采取的某种体位。临床常见的强迫体位有：

（1）强迫仰卧位：患者仰卧，双腿屈曲，以减轻腹部肌肉的紧张度。见于急性腹膜炎等。

（2）强迫俯卧位：患者俯卧以减轻背部肌肉的紧张度，见于脊柱疾病等。

（3）强迫侧卧位：如一侧胸膜或肺疾病，患者多采取患侧卧位，可限制患侧胸廓活动，以减轻疼痛，并有利于健侧代偿性呼吸。见于一侧胸膜炎和大量胸腔积液的患者。

（4）强迫坐位（端坐呼吸）：患者坐位，双手置于膝盖上或床边，上身稍前倾。此体位既有利于膈肌下移，增加肺换气量，又可减少下肢回心血量，减轻心脏负担。见于心、肺功能不全者。

（5）强迫蹲位：患者在活动过程中，因呼吸困难和心悸而停止活动，采取蹲踞位或胸膝位以缓解症状。见于发绀型先天性心脏病。

（6）强迫停立位：患者在步行中突发心前区疼痛，而被迫立即站住，并以右手按抚心前区。见于心绞痛。

（7）辗转体位：患者辗转反侧，坐卧不安。见于胆石症、肾绞痛等。

（8）角弓反张位：患者颈及脊背肌肉强直，头向后仰，背过伸，胸腹前凸，躯干呈弓状。见于破伤风及小儿脑膜炎等。

## 十、姿势与步态（posture and gait）

### （一）姿势

姿势指一个人的举止状态，主要靠骨骼结构和各部分肌肉的紧张度来保持，并受身体健康状况及精神状态的影响。健康成人躯干端正，肢体动作灵活自如。某些疾病时可出现特殊的姿势，如胃肠痉挛性疼痛者常捧腹而行，颈椎病变者多呈颈部活动受限姿势等。

### （二）步态

步态指一个人走路时的姿态。健康人的步态因年龄、机体状态、所受训练等因素影响，可有不同表现，如小儿多喜急行或小跑，青壮年步伐矫健快速，老年人则多小步慢行。某些疾病可使步态发生显著变化，并可具有一定的特征性。临床常见的异常步态有：

1．蹒跚步态　行走时身体左右摇摆，似鸭行，故又称鸭步。见于佝偻病、大骨节病等。

2．醉酒步态　行走时躯干重心不稳，步态紊乱、不准确，如醉酒状。见于小脑疾病、酒精或巴比妥中毒者。

3．慌张步态　起步后小步急速前冲，身体前倾，难以止步。见于震颤性麻痹（图24-2）。

4．剪刀步态　移步时下肢内收过度，两腿

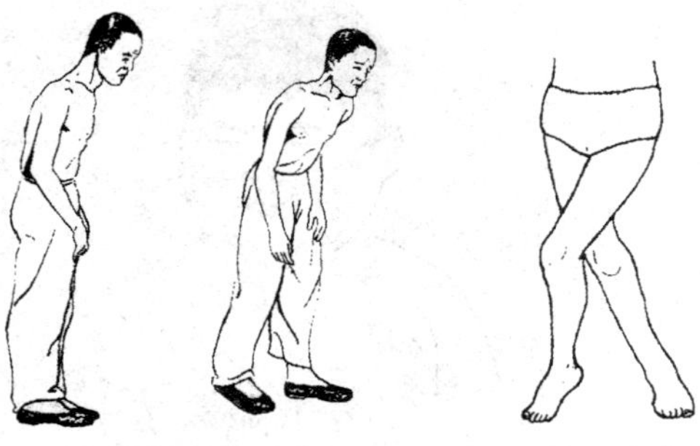


图24-2　常见的异常步态

交叉前行呈剪刀状，因双下肢肌张力增高，特别是伸肌及内收肌张力明显增高所致。见于脑瘫、截瘫者（图 24-2）。

## 第二节 皮肤评估

皮肤本身的疾病很多，而许多疾病在病程中可伴有皮肤病变和反应。皮肤评估以视诊为主，必要时需结合触诊。

### 一、颜色

皮肤颜色除与种族有关外，还与毛细血管的分布、血液充盈程度、色素的多少、皮下脂肪的厚薄有关。常见的皮肤颜色改变有：

1．苍白（pallor） 皮肤黏膜苍白是由于贫血、末梢血管痉挛或充盈不足所致，如寒冷、惊恐、休克、虚脱等。常评估的部位有颜面、结膜、口唇、指甲。

2．发红（redness/flushing） 是由于毛细血管扩张充血、血流加速以及红细胞数量增多所致。生理情况下见于酒后、情绪激动、运动后等；病理情况下见于发热性疾病、阿托品或一氧化碳中毒等。

3．发绀（cyanosis） 皮肤、黏膜呈青紫色，常见于口唇、面颊、肢端、耳廓等。主要因单位容积血液中还原血红蛋白增高所致。

4．黄染（stained yellow） 皮肤、黏膜呈黄色。主要见于黄疸，即血中总胆红素浓度超过 34μmol/L 所致。初期仅见于巩膜和软腭黏膜，黄疸明显时才见于皮肤。常见于胆道梗阻、肝细胞损害或溶血性疾病。

### 二、湿度（humidity）

生理情况下，皮肤的湿度与气温有关。病理情况下，出汗过多和无汗都有临床意义。

1．多汗 可见于风湿病、甲状腺功能亢进症、佝偻病等；夜间睡眠后出汗称为盗汗，是结核病的重要征象；手脚皮肤发凉而大汗淋漓称为冷汗，见于休克或虚脱。

2．少汗或无汗 见于维生素 A 缺乏、尿毒症、脱水等。

### 三、弹性（elasticity）

皮肤弹性即皮肤的紧张度，与年龄、营养状况、皮下脂肪及组织间隙液体量有关。儿童及青年人皮肤富有弹性，中年以后皮肤弹性逐渐减低，老年人皮肤弹性差。评估皮肤弹性部位为手背或前臂内侧。评估时，以示指和拇指将皮肤捏起，然后松开，观察皮肤平复的情况（图 24-3）。弹性良好者于松手后皮肤皱褶立即复原。弹性减弱时，皮肤皱褶平复缓慢，见于长期慢性消耗性疾病、严重脱水者。

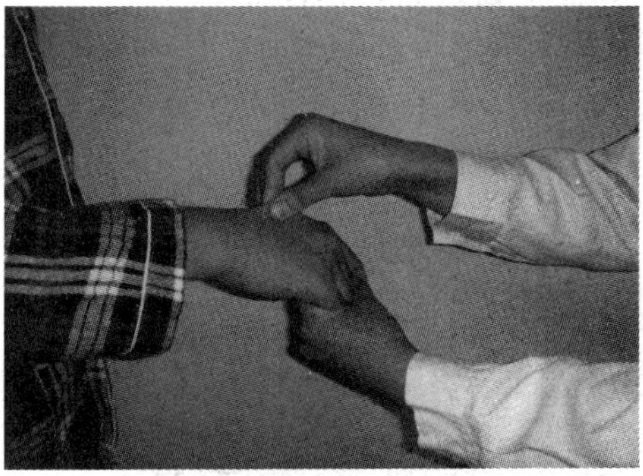

图 24-3 皮肤弹性评估

### 四、皮疹（skin eruption）

皮疹多为全身性疾病的征象之一，常见于传染病、皮肤病、药物及某些物质过敏反应等。不同原因的皮疹，其出现规律和形态常有一定的特异性。发现皮疹时，应注意其出现和消失的时间、发展顺序、分布部位、形态、大小、平坦或隆起、颜色、压之是否褪色及有无瘙痒、脱屑等。临床上常见的皮疹有以下几种：

1．斑疹（maculae）仅局部皮肤发红，一般不隆起亦不凹陷。常见于斑疹伤寒、丹毒等。

2．玫瑰疹（roseolas）为一种鲜红色的圆形斑疹，直径 2 ~ 3mm，为病灶周围血管扩张所致，多出现于胸、腹部，为伤寒和副伤寒的特征性皮疹。

3．丘疹（papules）有局部皮肤颜色改变，并凸出于皮面。见于药物疹、麻疹及湿疹等。

4．斑丘疹（maculopapulae）在丘疹周围有皮肤发红的底盘。见于风疹、猩红热及药物疹等。

5．荨麻疹（urticaria）为隆起皮面苍白或红色的局限性水肿，为速发性皮肤变态反应所致。见于各种食物或药物过敏反应。

## 五、皮下出血

皮肤或黏膜下出血为常见体征，主要见于出血性疾病、重症感染、某些中毒及外伤等。根据其直径大小可分为：① 淤点：直径小于 2mm。② 紫癜：直径 3 ~ 5mm。③ 淤斑：直径 5mm 以上者。④ 血肿：片状出血伴皮肤显著隆起者。

较小的皮下出血应注意与红色的皮疹或小红痣进行鉴别，皮疹受压时可褪色或消失，淤点、紫癜及小红痣压之不褪色，但小红痣触之稍高于皮面，且表面光滑。

## 六、压疮（bedsore）

压疮又称压力性溃疡，为局部组织长期受压，血液循环障碍，发生持续性缺血、缺氧、营养不良所致的皮肤损害。易发生在枕部、耳廓、肩胛部、脊柱、肘部、髋部、骶尾部、膝关节内外侧、内外踝、足跟等身体受压较大的骨突部位。压疮的详细内容，包括危险因素评估、高危人群评估、压疮评估详见《护理学基础》教材。

## 七、蜘蛛痣与肝掌（spider angioma and liver palm）

蜘蛛痣为皮肤小动脉末端分支性扩张所形成的血管痣，形似蜘蛛。多见于面、颈、手背、上臂、前胸和肩部等上腔静脉分布的区域内。直径可从帽针头至数厘米不等，以棉签或火柴头等压迫痣的中心，可见辐射状小血管网消失，去除压力后又复出现（图 24-4）。一般

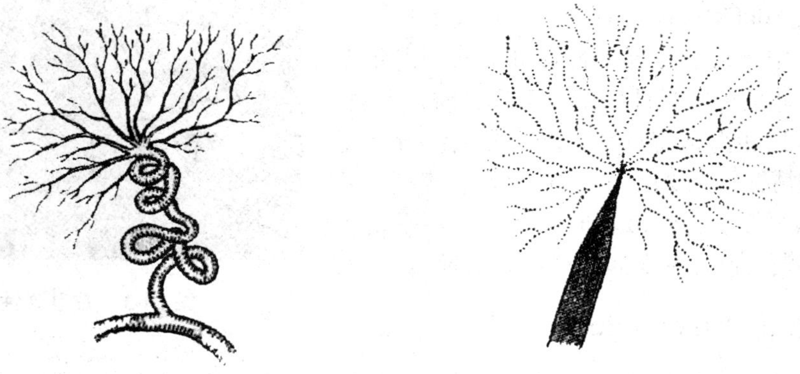

**图 24-4　蜘蛛痣**

认为其发生与肝对雌激素的灭活作用减弱，使体内雌激素水平增高有关，常见于急、慢性肝炎或肝硬化。有时也可见于妊娠妇女及健康人。

慢性肝病患者常可见手掌的大、小鱼际处发红，压之褪色，称为肝掌。其发生机制同蜘蛛痣。

### 八、水肿（edema）

水肿为皮下组织的细胞内和组织间隙液体潴留过多所致。轻度水肿视诊不易发现，应配合触诊。以手指按压局部组织出现凹陷者，称凹陷性水肿。而黏液性水肿及象皮肿虽然组织肿胀明显，但受压后无组织凹陷，称非凹陷性水肿。评估水肿时，用手指按压局部组织后应停留片刻，观察有无凹陷及平复情况（图 24-5）。常用评估部位有：胫骨前、踝部、足背、腰骶部及额前等浅表骨面部位。根据凹陷性水肿的程度可分为：

1．轻度　仅见于眼睑、眶下软组织、胫骨前、踝部皮下组织，指压后可见轻度凹陷，平复较快。

2．中度　全身软组织均可见明显水肿，指压后可见明显凹陷，平复缓慢。

3．重度　全身组织严重水肿，身体低垂部位皮肤紧张、发亮，甚至有液体渗出，胸、腹腔可有积液，外阴部亦可见明显水肿。

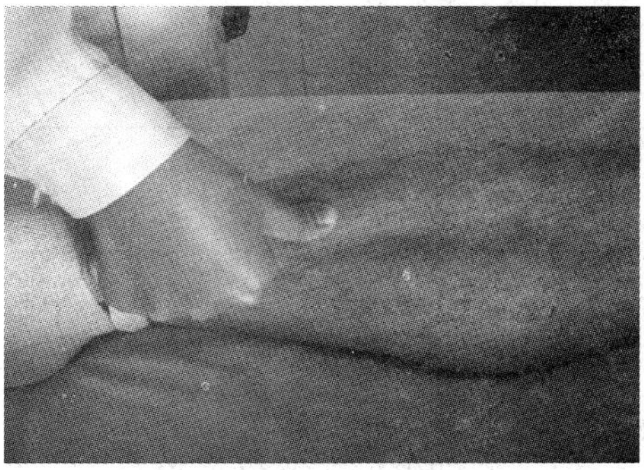

图 24-5　水肿评估

## 第三节　浅表淋巴结评估

**案例**

患者男，56岁。上腹部隐痛半年余、伴食欲不振、体重减轻，近2个月来症状加重，并出现头晕、乏力，近1周来恶心、呕吐多次，呕吐物中有咖啡样物，为进一步诊治收入院。

体检：消瘦，贫血貌，左侧锁骨上窝可触及3个肿大淋巴结，粘连、质硬，腹软，上腹部有明显压痛，未触及包块。

纤维胃镜检查并作活检，提示为胃癌。

问题：

1．如何对患者锁骨上窝淋巴结进行触诊？

2．该患者淋巴结肿大的特点及临床意义是什么？

淋巴结分布于全身，评估时仅能发现身体各浅表部位的淋巴结。正常人浅表淋巴结很小，直径多 0.2 ~ 0.5cm，质地柔软，表面光滑，与周围组织无粘连，无压痛，不易触及。

### 一、浅表淋巴结的分布

浅表淋巴结呈组群分布，每个组群收集一定区域的淋巴液。淋巴结收集淋巴液的范围见

表 24-1。

**表 24-1　淋巴结收集淋巴液的范围**

| 淋巴结 | 收集范围 |
|---|---|
| 耳后、乳突淋巴结 | 头皮 |
| 颈深淋巴结上群 | 鼻咽部 |
| 颈深淋巴结下群 | 咽喉、气管、甲状腺等处 |
| 颌下淋巴结 | 口底、颊黏膜、齿龈等 |
| 颏下淋巴结群 | 颏下三角区内组织、唇、舌部 |
| 左侧锁骨上淋巴结 | 食管、胃等器官 |
| 右侧锁骨上淋巴结 | 气管、胸膜和肺等处 |
| 腋窝淋巴结群 | 躯干上部、乳腺、胸壁等 |
| 腹股沟淋巴结群 | 会阴部及下肢 |

## 二、评估方法与内容

浅表淋巴结的评估方法主要为滑动触诊。评估时，应自上而下按顺序进行，以免遗漏。常评估部位为颈部、颌下、锁骨上窝、腋窝、腹股沟等处淋巴结。

### （一）常用部位评估方法

1．颈部淋巴结　被评估者最好取坐位，头稍低或偏向评估侧，以使评估部位皮肤或肌肉放松。评估者可面对被评估者，用双手进行触诊，四指并拢，紧贴评估部位，左手触诊右侧，右手触诊左侧，由浅及深进行滑动触诊（图 24-6）。

2．颌下淋巴结　被评估者取坐位，面对评估者，嘱被评估者头稍低，偏向评估侧。评估者用右手评估左颌下淋巴结，将四指并拢、屈曲，紧贴评估部位，由浅入深，由内向外，沿下颌骨内缘向上滑动触摸。同法用左手评估右侧颌下淋巴结（图 24-7）。

3．锁骨上窝淋巴结　被评估者可取坐位或仰卧位，评估者面对被评估者，双手进行触诊，左手触诊右侧，右手触诊左侧，食指与中指并拢，由浅入深逐渐触摸至锁骨后部（图 24-8）。

4．腋窝淋巴结　评估者面对被评估者，以左（右）前臂扶持被评估者左（右）前臂使其放松并稍外展，右（左）手手指并拢、微曲，触诊被评估者左（右）侧腋窝，先由浅入深达腋窝顶部，再沿腋窝内侧壁向下，进行滑动触诊（图 24-9）。

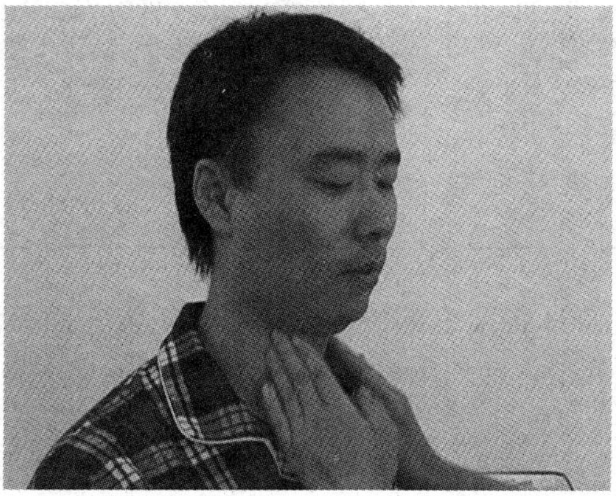

**图 24-6　颈部淋巴结评估**

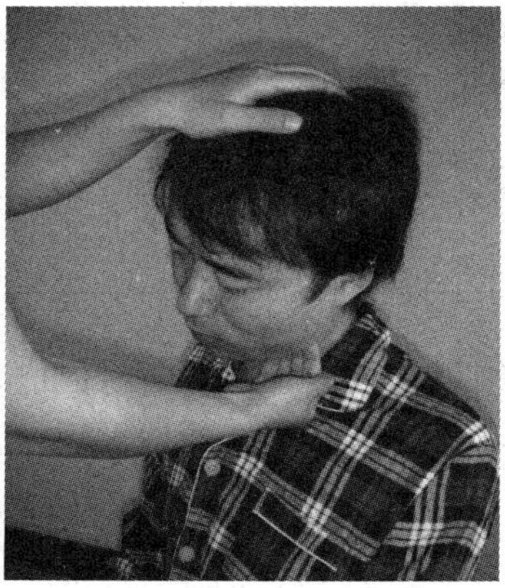

**图 24-7　颌下淋巴结评估**

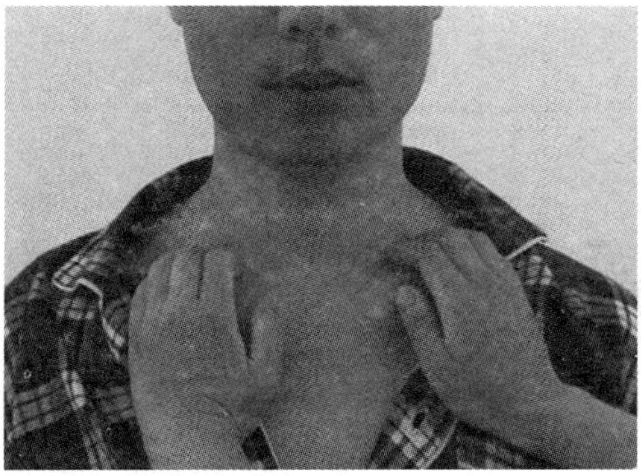

图 24-8 锁骨上窝淋巴结评估

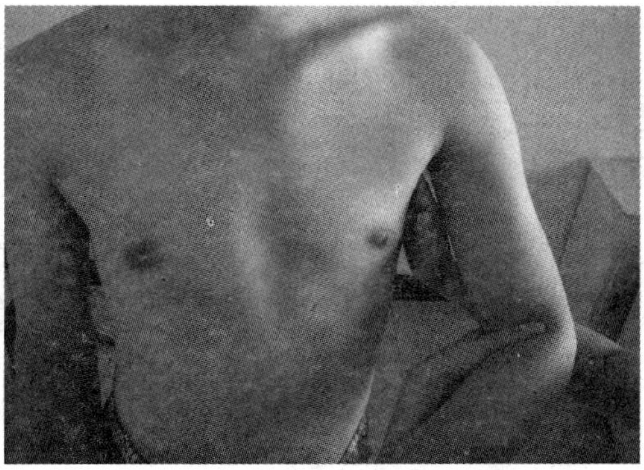

图 24-9 腋窝淋巴结评估

### （二）触诊内容

触及肿大的淋巴结时应注意其部位、大小、数目、硬度、压痛、活动度、有无粘连、局部皮肤有无红肿等。同时寻找引起淋巴结肿大的原发病灶。

## 三、淋巴结肿大的临床意义

### （一）局限性淋巴结肿大

淋巴结肿大仅限于局部，常见于以下几种情况；

1．非特异性淋巴结炎　因引流区域的急、慢性炎症引起，如口腔炎症可引起颌下淋巴结肿大。急性炎症初期，肿大的淋巴结一般质软、表面光滑、有压痛、无粘连。慢性炎症时，肿大淋巴结质地较硬，疼痛轻微。

2．淋巴结结核　常发生在颈部血管周围，呈多发性、质稍硬、大小不等，可相互粘连，或与周围组织粘连。晚期破溃后形成瘘管，愈合后可形成瘢痕。

3．恶性肿瘤淋巴结转移　肿大淋巴结质地坚硬，与周围组织粘连，一般无压痛。如肺癌多向右锁骨上淋巴结转移；胃癌或食管癌多向左锁骨上淋巴结转移。

### （二）全身性淋巴结肿大

淋巴结肿大的部位遍及全身，大小不等、无粘连。可见于急、慢性淋巴结炎、淋巴瘤、白血病等。

## 思考题

1．如何进行营养状态评估？
2．如何进行皮肤弹性评估？有何临床意义？
3．临床常见典型面容的特点及临床意义是什么？
4．如何区别皮下出血、红色皮疹及小红痣？
5．如何进行浅表淋巴结的评估？淋巴结肿大的临床意义是什么？

（黄笑燕）

# 第二十五章

# 头部评估

学习目标

通过本课程学习，学生应能够
1. 熟记头部器官评估的内容和方法。
2. 解释头部器官的异常体征及临床意义。
3. 按程序、正确进行头部器官评估。

**案例**

5岁患儿，因发热、咽痛2天来诊。

患儿于两天前无诱因出现咽痛，测体温为38.6℃，在当地卫生室给予退烧、抗炎等治疗，治疗效果不佳，特来诊。咽部检查发现：咽红，扁桃体肿大Ⅱ度，其上有脓性分泌物。

诊断：急性化脓性扁桃体炎。

问题：

1. 作为责任护士，你应该如何进行扁桃体的评估？
2. 肿大的扁桃体如何分度？

头部评估以视诊和触诊为主。评估内容包括头发、头皮、头颅及头部器官。

## 一、头发与头皮（hair and scalp）

评估头发颜色、疏密度、有无脱发。头发的颜色、曲直及疏密度可因种族、遗传、年龄等因素而有所不同。病理性脱发常见于伤寒、甲状腺功能减退、斑秃或因放疗和化疗药物引起。评估头皮应拨开头发，注意有无头癣、疖、痈、外伤及瘢痕等。

## 二、头颅（skull）

视诊头颅大小、外形和有无异常运动。头部活动受限见于颈椎疾病；头部不随意颤动见于帕金森病。触诊注意其外形、有无压痛和异常隆起或凹陷。

头颅大小以头围来衡量，测量时以软尺自眉间绕到颅后通过枕骨粗隆一周的长度。正常成人头围≥ 53cm。临床上常见的头颅大小异常或畸形有小颅、巨颅、方颅和尖颅等。

**知识链接**

**头颅大小异常或畸形**

小颅：由于囟门过早闭合引起的小头畸形，多伴有智力障碍。

巨颅：额、顶、颞及枕部突出膨大呈圆形，相对颜面部较小，常见于脑积水。

方颅：前额左右突出，头顶平坦呈方形，多见于小儿佝偻病或先天性梅毒。

尖颅：也称塔颅，由于矢状缝和冠状缝过早闭合所致，表现为头顶部尖突高起，见于 Apert 先天性综合征。

## 三、头部器官

### （一）眼（eye）

评估时遵循由外向内，先右后左的顺序依次进行。

1．眼睑 眼睑分为上眼睑和下眼睑。常见的眼睑异常有：①眼睑水肿：眼睑皮下组织疏松，轻度水肿即可在眼睑表现出来，常见于肾炎等疾病。②眼睑闭合障碍：双侧眼睑闭合障碍见于甲亢；单侧眼睑闭合障碍见于面神经麻痹。③上睑下垂：双侧上睑下垂见于重症肌无力，单侧上睑下垂见于脑炎或外伤所致的动眼神经麻痹。

2．结膜 结膜分为睑结膜、穹隆部结膜和球结膜三部分。正常睑结膜为粉红色。评估结膜有无充血、苍白、黄染等。结膜充血见于结膜炎等，结膜苍白见于贫血。

评估上睑结膜时需翻转眼睑，其方法为嘱被评估者双目向下看，用示指和拇指捏起上睑中部边缘，轻轻向前下方牵拉，然后拇指将睑缘向上捻转的同时示指轻向下压，即可使上眼睑翻开。评估结束后，轻轻向下牵拉上睑，并嘱被评估者向上看，即可复位。评估下眼睑结膜时，嘱被评估者向上看，以拇指将下眼睑向下翻开，即可暴露下睑结膜（图 25-1）。

3．巩膜 正常巩膜为不透明瓷白色。黄疸时可见巩膜黄染。

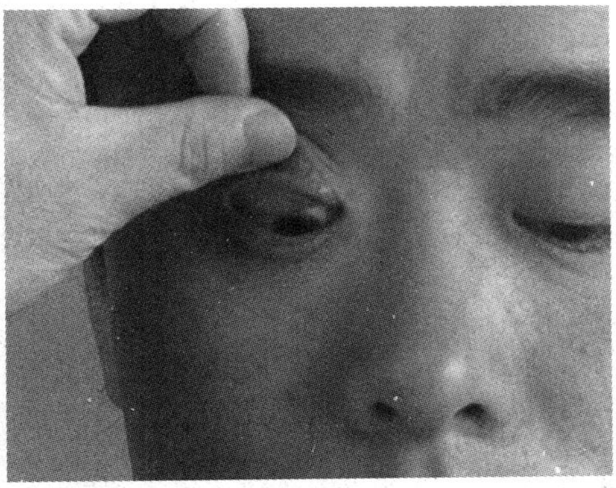

a．上睑结膜评估

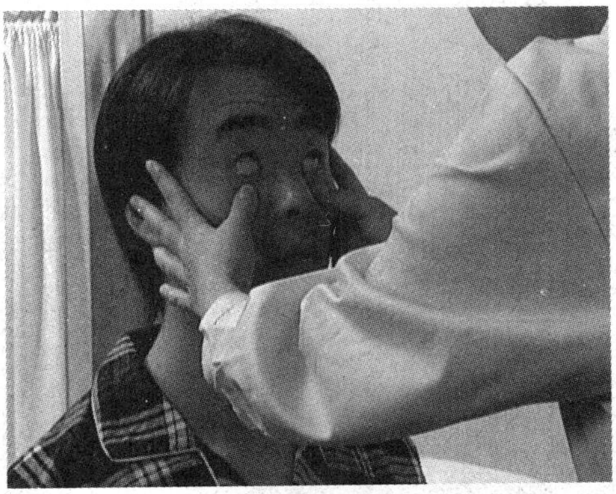

b．下睑结膜评估

**图 25-1 结膜评估**

4．角膜　评估时，采用斜照光观察角膜透明度。正常角膜透明，表面光滑，湿润，无血管。评估角膜时注意有无白斑、云翳、溃疡等。白斑和云翳若发生在瞳孔部位可引起不同程度视力障碍。

5．眼球　评估眼球的外形和运动。正常人双侧眼球对称，无突出或凹陷。常见的眼球异常表现有：①眼球突出：双侧眼球突出见于甲状腺功能亢进症。单侧眼球突出见于框内占位性病变或局部炎症。②眼球下陷：双侧眼球下陷多见于严重脱水；单侧眼球下陷见于Horner综合征。

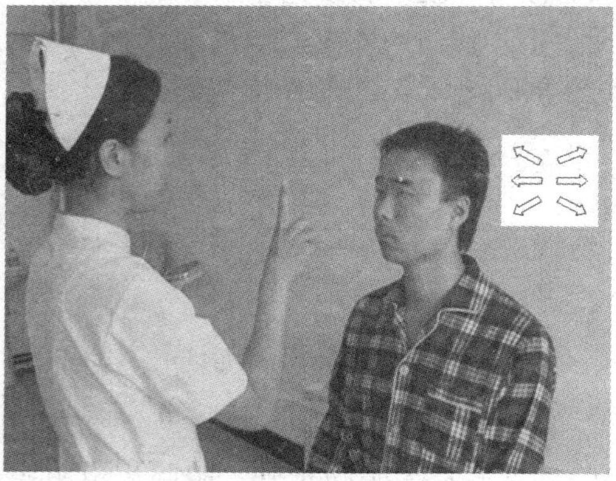

图 25-2　眼球运动评估

眼球运动评估方法（图 25-2）：

评估眼球运动时，评估者将食指置于被评估者眼前 30 ～ 40cm 处，嘱被评估者头部固定，眼球随评估者食指方向按左、左上、左下、右、右上、右下 6 个方向移动。正常人双眼随着评估者食指所示 6 个方向水平移动。若有某一方向运动受限，提示该对配偶肌功能障碍。

6．瞳孔　评估瞳孔的形状、大小、双侧是否等大等圆、对光反射是否正常等。

（1）大小与形状：正常人两侧瞳孔等大、圆形，直径一般为 2 ～ 5mm，婴幼儿及老年人稍小。瞳孔异常见于：①瞳孔缩小：见于有机磷农药中毒；吗啡、氯丙嗪等药物反应和虹膜炎症等。②瞳孔扩大：见于外伤、青光眼、阿托品等药物反应等；③双侧瞳孔大小不等：见于脑外伤、脑疝等颅内病变。④瞳孔形状改变：见于青光眼等。

（2）对光反射：包括直接对光反射和间接对光反射。瞳孔对光反射以敏捷、迟钝、消失加以描述。正常人瞳孔对光反射敏捷。瞳孔对光反射迟钝或消失，见于昏迷患者；两侧瞳孔散大并伴对光反射消失为濒死的表现。

评估对光反射时，评估者用手电筒直接照射一侧瞳孔，正常人该侧瞳孔立即缩小，移开光源后，瞳孔迅速复原，称直接对光反射（图 25-3）；评估间接对光反射时，评估者将一只手置于两眼之间加以遮挡，避免光源照射被检查眼，用手电筒照射一侧瞳孔，另一侧瞳孔立即缩小，移开光源后瞳孔复原（图 25-4）。

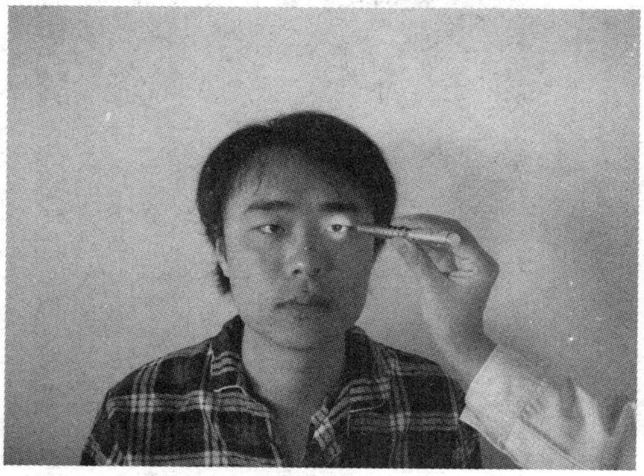

图 25-3　直接对光反射

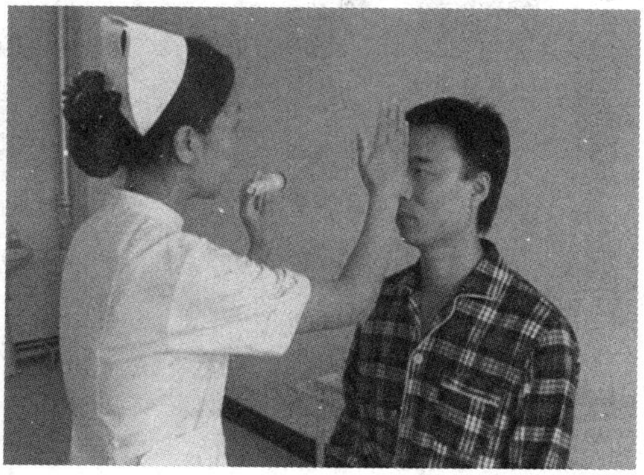

图 25-4　间接对光反射

（3）集合反射：护士将食指置于被评估者眼前 1m 以外，嘱其注视食指，同时将食指逐渐移近距被评估者眼球约 5 ～ 10cm 处，正常人双侧眼球内聚，同时瞳孔缩小，称集合反射。集合反射消失见于动眼神经功能损害。

**（二）耳**

1．外耳　评估耳廓有无畸形、外耳道是否通畅，有无分泌物、耵聍或异物。痛风患者可在耳廓上触及痛风结节。外耳道内如有脓性分泌物流出伴有全身中毒症状为急性化脓性中耳炎。外耳道内有局部红肿、疼痛，并有耳廓牵拉痛者为炎症的表现。

2．中耳　评估有无鼓膜穿孔及穿孔的位置。正常鼓膜平坦、灰白色、呈圆形。

3．乳突　乳突内为大小不等的骨松质小房，与中耳道相通。化脓性中耳炎引流不畅时可蔓延为乳突炎，表现为耳廓后方皮肤红肿，乳突有明显压痛。

4．听力　一般采用粗略法测试听力。精确法为使用规定频率的音叉或电子测听器设备进行的测试，对明确诊断更有价值。听力减退见于外耳道有耵聍或异物堵塞、听神经损害、局部或全身血管硬化等。

粗略法测试听力方法：在安静的房间内，嘱被评估者闭目坐于椅上，用手指堵塞一侧外耳道，评估者手持机械手表或以捻指声（拇指与食指互相摩擦）自 1m 以外逐渐移向被评估者耳部，直到被评估者听到声音，测量距离。同样方法测试另一侧耳听力。比较两耳的检测结果，并与评估者的听力比较。听力正常时约在 1m 处即可听到机械表声或捻指声。

**（三）鼻**

1．鼻外形　评估鼻部皮肤颜色及外形有无改变。

**知识链接**

### 几种异常的鼻外形

蛙状鼻：鼻腔部分或完全阻塞，外鼻变形，鼻梁宽平，多见于鼻息肉。

马鞍鼻：鼻梁塌陷，多见于鼻骨骨折、先天性梅毒或麻风病。

酒渣鼻：鼻尖和鼻翼皮肤发红，伴毛细血管扩张和组织肥厚。

2．鼻翼扇动　吸气时鼻孔开大，呼气时鼻孔回缩，称为鼻翼扇动，常见于呼吸困难的患者，如大叶性肺炎、支气管哮喘、心源性哮喘等疾病。

3．鼻出血　多为单侧，多见于外伤、局部血管损伤、鼻咽癌等。双侧鼻出血多因全身性疾病所致，如血液系统疾病、流行性出血热等。

4．鼻腔黏膜和分泌物　注意有无充血、肿胀及异常分泌物。正常人鼻黏膜湿润呈粉红色，无充血、肿胀或萎缩。正常人鼻腔无异常分泌物。①急性鼻黏膜充血、肿胀，伴有鼻塞、流涕，多见于急性鼻炎；②鼻腔分泌物增多，清稀无色，多见于流行性感冒。③黏稠发黄或发绿的脓性分泌物，多见于化脓性炎症。

5．鼻窦　鼻窦共四对，包括上颌窦、额窦、筛窦和蝶窦（图 25-5），各窦口均与鼻腔相通，引流不畅时易发生鼻窦炎，表现为鼻塞、流涕、头痛和鼻窦压痛。正常人鼻窦无压痛。

鼻窦压痛评估方法：①上颌窦：评估者双手拇指置于被评估者鼻侧颧骨下缘，向后、向

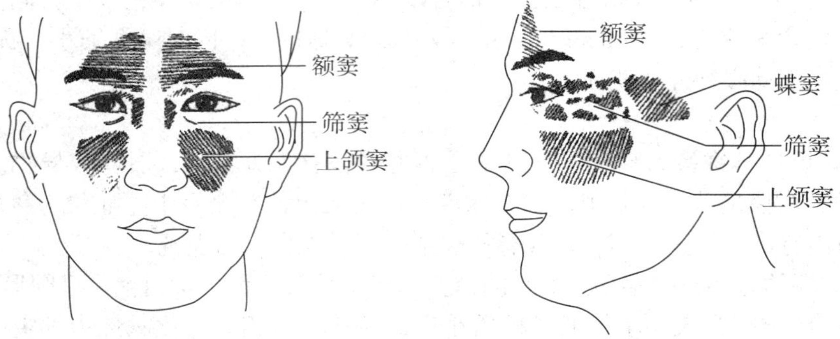


**图 25-5　鼻窦**

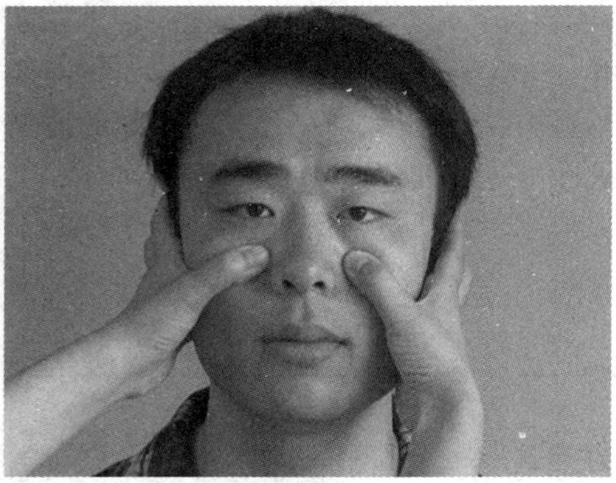

**图 25-6　上颌窦评估**

上按压，其余4指固定在两侧耳后（图25-6）。②额窦：评估者双手拇指置于被评估者眉骨内下缘，用力向后、向上按压，其余4指固定在头颅颞侧作为支点。③筛窦：评估者双手拇指分别置于被评估者鼻根部与眼内眦之间向后按压，其余四指固定在两侧耳后。按压的同时询问被评估者有无压痛，两侧进行比较。④蝶窦因解剖位置较深，不能在体表进行评估。

**（四）口**

口的评估顺序由外向内依次进行，评估内容包括口唇、口腔黏膜、牙齿、牙龈、舌、咽及扁桃体与腮腺等。

1．口唇　评估口唇颜色，有无干裂、疱疹、口角糜烂及口角歪斜等。正常人口唇红润有光泽。常见异常：①口唇苍白：见于贫血、虚脱、休克等；②口唇发绀：见于心、肺功能不全等。③口唇干裂：见于严重脱水。④口唇疱疹：见于大叶性肺炎、流行性脑脊髓膜炎等，多为单纯疱疹病毒感染所致。⑤口角糜烂：见于核黄素缺乏症。⑥口角歪斜：见于面神经瘫痪或脑血管意外。

2．口腔黏膜　评估应在充分的自然光下进行，或借助手电筒照明，注意口腔黏膜颜色、有无出血、溃疡等。正常口腔黏膜光洁，呈粉红色。常见异常：①黏膜淤点或淤斑：见于各种出血性疾病等。②麻疹黏膜斑（koplik 斑）：在相当于第二磨牙的颊黏膜处出现帽针头大小、白色斑点，周围有红晕，称为 koplik 斑。为麻疹的早期特征。③复发性口疮：黏膜溃疡，伴红、痛。④鹅口疮：黏膜上出现不规则的白色凝乳块状物，为白色念珠菌感染所引起，多见于重病衰弱者或长期使用广谱抗生素和抗肿瘤药物后。

3．牙齿　评估牙齿颜色，有无龋齿、缺齿、义齿或残根等。正常牙齿白色，排列整齐，无龋齿、残根或缺牙。有牙齿疾患时可按下列方式标明部位。

| 右 | 上 | 左 |
|---|---|---|
| 87654321 | | 12345678 |
| 87654321 | | 12345678 |
| | 下 | |

1．中切牙　2．侧切牙　3．尖牙　4．第一前磨牙　5．第二前磨牙
6．第一磨牙　7．第二磨牙　8．第三磨牙

4．牙龈　评估牙龈颜色，有无肿胀、溢脓及出血等。正常牙龈呈粉红色，质地坚韧，与牙颈部紧密贴合，压迫后无出血及溢脓。①牙龈肿胀、溢脓，见于慢性牙周炎。②牙龈出血，见于牙石、维生素 C 缺乏或血液系统疾病等。③牙龈游离缘出现蓝灰色点线称为铅线，为铅中毒的特征。

5．舌　评估舌外形及颜色、舌苔厚薄、舌体大小及舌的运动状态等。正常人舌质红润，舌苔薄白，舌体活动自如，伸舌居中。常见异常：①舌色发紫：见于心、肺功能不全。②草莓舌：舌乳头肿胀凸起，舌色鲜红似草莓状，称草莓舌，见于猩红热或长期发热患者。③干燥舌：舌面干燥，有纵沟，舌体缩小，称干燥舌，见于严重脱水、阿托品药物作用、大量吸烟或放射治疗后。④镜面舌：舌体缩小，舌面光滑呈粉红色，见于缺铁性贫血、恶性贫血或重度营养不良的患者。

6．咽及扁桃体　咽自上而下分为鼻咽、口咽及喉咽三部分。主要评估口咽，口咽位于软腭平面上，会厌上缘的上方，前方正对口腔。正常人咽部无充血、无红肿及黏液分泌正常，扁桃体不肿大。评估口咽及扁桃体时，嘱被评估者坐于椅上，头稍后仰，张口发“啊”音，护士用压舌板迅速按压于舌前 2/3 与舌后 1/3 交界处。此时，软腭上抬，在照明的配合下即可见软腭、腭垂、咽颚弓、舌颚弓、扁桃体和咽后壁等。评估咽部颜色，有无充血、肿胀、分泌物及扁桃体的大小等。扁桃体肿大一般分为三度（图 25-7）：①Ⅰ度：不超过咽腭弓者为Ⅰ度；②Ⅱ度：超过咽腭弓，但未达咽后壁中线者为Ⅱ度；③Ⅲ度：达到或超过咽后壁中线者为Ⅲ度。扁桃体有炎症时可见腺体肿大，扁桃体隐窝内有黄白色分泌物或渗出物形成苔状假膜。

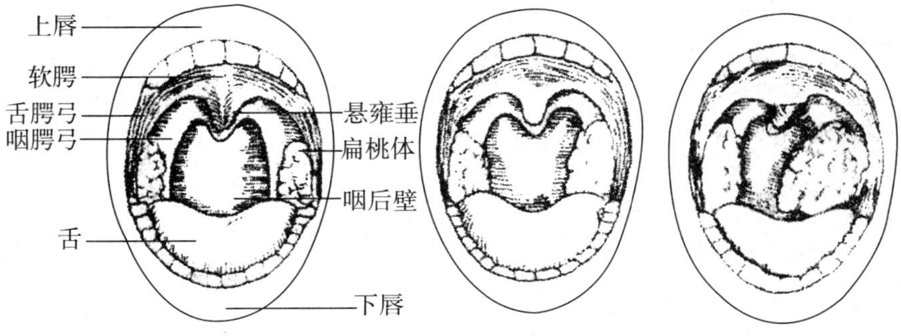


Ⅰ度肿大　　Ⅱ度肿大　　Ⅲ度肿大

**图 25-7　扁桃体位置及其肿大分度**

7．腮腺　腮腺位于耳屏、下颌角、颧弓所构成的三角区内。腮腺导管开口位于上颌第二磨牙对面的颊黏膜上。正常人腮腺体薄而软，不能触及其轮廓。评估腮腺有无肿大，导管开口有无红肿及分泌物。腮腺肿大时可见以耳垂为中心的隆起，并可触及边缘不清的包块。急性流行性腮腺炎时，单侧腮腺迅速肿胀，继而累及对侧，触诊有压痛。

## 思考题

1．头部评估包括哪些内容？
2．如何进行扁桃体的评估？怎样判断扁桃体的肿大程度？

（贾红红）

# 第二十六章

# 颈部评估

学习目标

通过本课程学习，学生应能够

1. 描述颈部评估的内容和方法。
2. 鉴别颈部器官的正常状态及异常体征。
3. 解释颈部器官常见异常体征的临床意义。
4. 能按顺序、正确进行颈部评估。

**案例**

张某，女，18岁，学生。近3个月来食欲亢进、体重减轻，近半个月来加重。

患者近3个月来食欲亢进、体重减轻逐渐明显，并发现双侧眼球突出、脖子增粗、脾气暴躁、失眠、注意力不集中，学习成绩下降。因眼球突出、脖子增粗害怕他人嘲笑而常戴墨镜，穿高领毛衣。近半个月来上述症状加重，而来门诊检查，诊断为甲状腺功能亢进症。

问题：

1. 如何对该患者进行甲状腺的护理评估？
2. 对该患者进行护理评估，你还应收集哪些资料？

颈部评估应在自然状态下进行，被评估者应采取舒适坐位或卧位，充分暴露颈部及肩部。以视诊和触诊为主。

## 一、颈部外形与运动

正常人颈部直立、两侧对称、柔软，伸曲及转动自如，转头时可见胸锁乳突肌突起。无力型者颈部较细长，超力型者较粗短。

颈部活动受限伴疼痛，多见于颈肌扭伤、颈椎疾病、软组织炎症等。颈项强直为脑膜刺激征之一，见于脑膜炎、蛛网膜下腔出血等。

## 二、颈部血管

### （一）颈静脉

正常人站立位或坐位时，颈静脉不显露。平卧位时，可稍见充盈，充盈水平仅限于锁骨上缘至下颌角距离的下 2/3 以内。若坐位或半坐位时颈静脉充盈明显，称为颈静脉怒张，提示静脉压增高，见于右心衰竭、心包积液、上腔静脉阻塞综合征等疾病。

### （二）颈动脉

正常人在安静状态下不易看到颈动脉搏动，仅在剧烈活动后心搏出量增加时，可见微弱的颈动脉搏动。若在静息状态下出现明显的颈动脉搏动，为脉压增大的表现，见于高血压、主动脉瓣关闭不全、甲状腺功能亢进症及严重贫血等疾病。

## 三、甲状腺

甲状腺（thyroid）位于甲状软骨下方及两侧（图 26-1），正常约 15 ～ 25g，表面光滑，柔软而不易触及，可随吞咽动作上下移动。

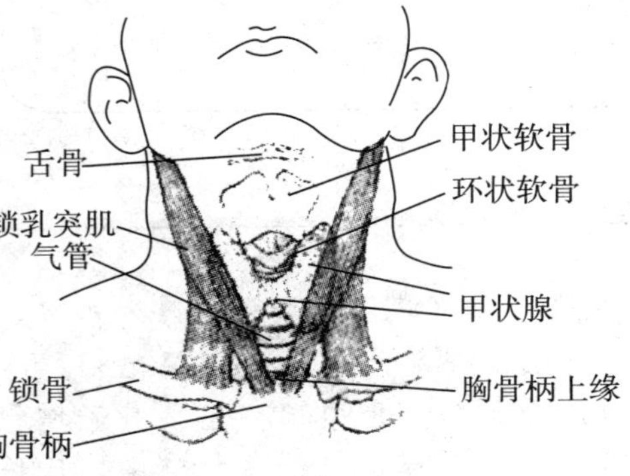


**图 26-1　甲状腺位置**

甲状腺评估一般按视诊、触诊和听诊的顺序进行。

1．视诊　评估甲状腺大小及对称性。正常人甲状腺外观不突出，女性在青春发育期可略增大。评估时，嘱被评估者取坐位，做吞咽动作，以便观察。

2．触诊　评估甲状腺的大小、质地、表面光滑度和有无结节及压痛等。方法如下：①前面触诊：评估者立于被评估者前面，一手拇指按压于一侧甲状软骨，将气管推向对侧，另一手四指在对侧胸锁乳突肌后缘向前推挤甲状腺侧叶，拇指在胸锁乳突肌前缘触诊，触诊的同时嘱被评估者做吞咽动作。用同样的方法评估另一侧甲状腺（图 26-2）。②后面触诊：评估者站立于被评估者后面，一手除拇指外其余四指按压于一侧甲状软骨，将气管推向对侧，另一手拇指在对侧胸锁乳突肌后缘向前推挤甲状腺侧叶，其余四指在胸锁乳突肌前缘触诊（图 26-3）。触诊的同时嘱被评估者做吞咽动作。用同样的方法评估另一侧甲状腺。

甲状腺肿大可分为三度：①Ⅰ度：不能看出甲状腺肿大但能触及者为Ⅰ度；②Ⅱ度：既能看到甲状腺肿大又能触及，但在胸锁乳突肌以内者为Ⅱ度；③Ⅲ度：甲状腺肿大超过胸锁乳突肌外缘者为Ⅲ度。甲状腺肿大常见于甲状腺功能亢进症、单纯性甲状腺肿、甲状腺肿瘤等。

3．听诊　正常人甲状腺区听不到血管杂音。触及肿大甲状腺时，以钟形听诊器置于肿大的甲状腺上进行听诊。甲状腺功能亢进症患者可闻及连续性“嗡鸣”血管杂音，为血管增生、增粗、血流加速所致。

## 四、气管

正常人气管位于颈前正中部。评估时，嘱被评估者取坐位或仰卧位，评估者将右手示指

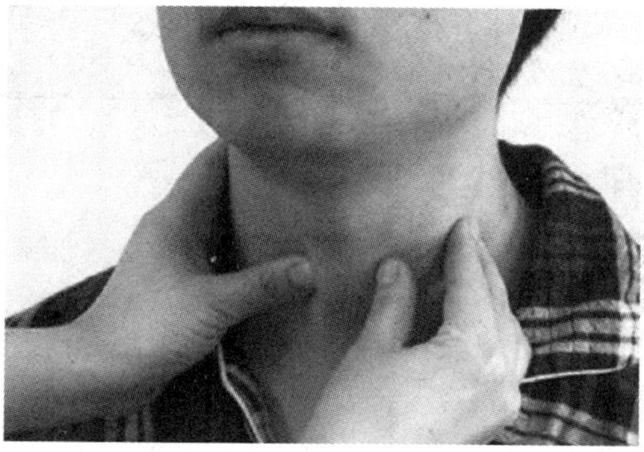

图 26-2 甲状腺前面触诊

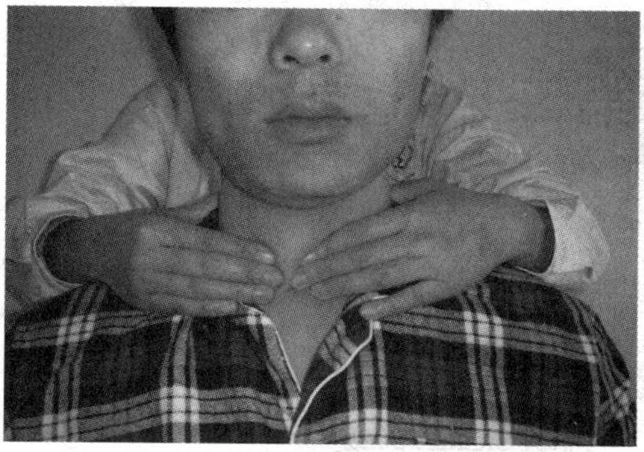

图 26-3 甲状腺后面触诊

与无名指分置于两侧胸锁关节上，将中指置于气管上，观察中指是否在示指和无名指中间，正常人两侧距离相等（图 26-4）。亦可将中指分别置于气管与两侧胸锁乳突肌之间的间隙中，根据两侧间隙是否等宽来判断有无气管偏移。大量胸腔积液、积气等可将气管推向健侧；一侧肺不张、胸膜粘连等可将气管拉向患侧。

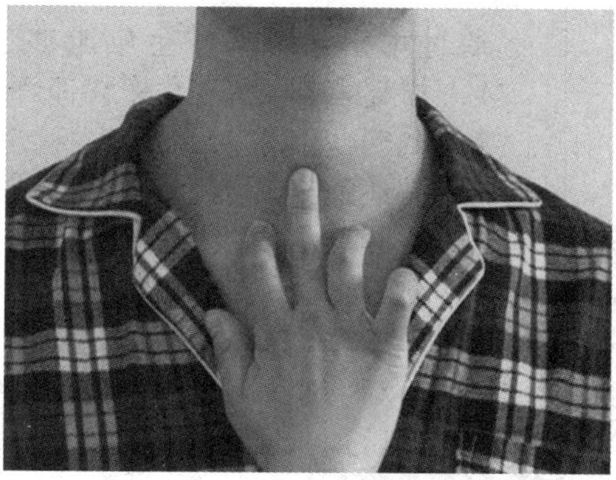

图 26-4 气管评估

## 思考题

1．何谓颈静脉怒张？有何临床意义？
2．如何进行甲状腺评估？如何判断甲状腺的肿大程度？
3．如何进行气管评估？气管偏移有何临床意义？

（贾红红）

# 第二十七章

# 胸部评估

学习目标

通过本章学习，学生应能够

1．描述胸部的范围及胸部评估的基本要求。
2．准确找到胸部的体表标志及人工划线，并解释其意义。
3．描述胸部评估的主要内容及其正常状态。
4．解释胸部常见的异常体征特点、发生机制及其临床意义。
5．全面、准确地进行胸部评估，并正确书写评估报告。

案例

患者男，72岁，咳嗽、喘憋10余年。有吸烟史20余年，已戒除5年。胸部检查发现，其胸廓左右对称，前后径与左右径大致相当。

问题：

1．你认为患者胸廓的外型是否正常？为什么？

2．根据所给的资料，你认为在对患者进行胸部评估时，可能有哪些异常发现？为什么？

3．若在胸部评估时发现异常，你会如何描述其准确的位置？

胸部是指颈部以下和腹部以上的区域。胸部评估包括胸壁、胸廓、乳房、肺及胸膜、心脏等组织脏器的评估，是身体评估中最重要的部分之一，应在安静、温暖、光线充足的环境下进行，尽可能暴露全部胸廓。被评估者可依具体情况取坐位或卧位。

## 第一节　胸部体表标志

由于胸部的范围较广，为准确描述正常胸廓内脏器的位置和轮廓、标记异常体征的位置和范围，必须首先熟识胸部的体表标志。

## 一、前胸部的体表标志（图 27-1）

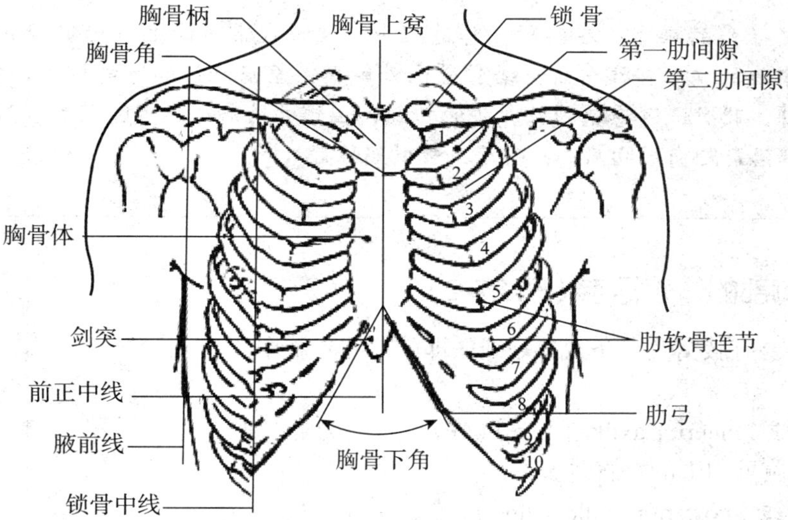


**图 27-1　前胸部的体表标志**

### （一）自然标志

胸部常用的骨骼标志有：

1．胸骨角（sternal angle） 由胸骨柄与胸骨体连接处向前突起而成，两侧分别与左右第 2 肋软骨相连接，为前胸壁计数肋骨和肋间隙的重要标志。其水平相当于左右主支气管分叉部、心房上缘、上下纵隔交界处及第 5 胸椎水平。

2．剑突（xiphoid process） 为胸骨体下端的突出部分，呈三角形。正常人剑突的长短有很大差异。

3．腹上角　为左右肋弓在胸骨下端会合所形成的夹角，又称胸骨下角。正常约为 70°～110°，瘦长体型者较锐，矮胖体型者较钝，深吸气时可稍增宽。其后为肝左叶、胃及胰腺的所在区域。

4．肋骨（rib）与肋间隙　肋骨共 12 对，除第 1 肋骨因与锁骨重叠，常不能触及外，大多数肋骨均可在胸壁上触及。两个肋骨之间的间隙，称肋间隙。第 1 肋骨下面的间隙为第 1 肋间隙，第 2 肋骨下面的间隙为第 2 肋间隙，余依此类推。

除此上述骨性标志以外，还包括以下的自然陷窝：

（1）胸骨上窝　为胸骨柄上方的凹陷，气管位于其后正中。

（2）锁骨上窝　为左、右锁骨上方的凹陷，相当于左、右肺尖的上部。

### （二）人工划线

1．前正中线（anterior midline） 即胸骨中线，为通过胸骨正中的垂直线。

2．锁骨中线（midclavicular line） 为通过左、右锁骨的肩峰端与胸骨端两者中点的垂直线。

**知识链接**

### 锁骨肩峰端的定位

锁骨肩峰端的确定：在实际操作过程中，学员经常不能准确确定锁骨的肩峰端，导致锁骨中线的施划错误。首先沿锁骨向外触摸，至肩峰端的可能位置。然后活动被评估者上臂，此时，可感觉到肱骨头的转到，但锁骨的肩峰端不随肩关节活动。另外，也可在背部沿肩胛岗摸向肩部，可找到锁骨肩峰端。

## 二、侧胸部的体表标志（图 27-2）

侧胸部主要有腋窝及三条人工划线，即腋前线、腋中线和腋后线。

1．腋前线（anterior axillary line）（左、右） 为通过腋窝前皱襞沿前胸壁向下的垂直线。

2．腋后线（posterior axillary line）（左、右） 为通过左、右腋窝后皱襞沿后侧胸壁向下的垂直线。

3．腋中线（midaxillary line）（左、右） 自左、右腋窝顶端于腋前线和腋后线之间中点向下的垂直线。

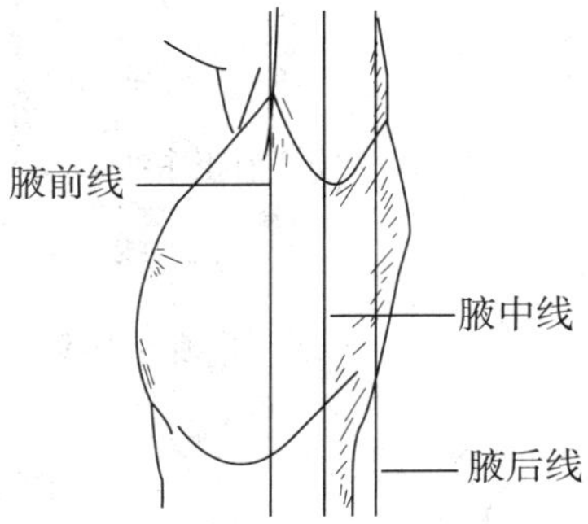


图 27-2 侧胸部的体表标志

## 三、背部的体表标志（图 27-3）

（一）自然标志

1．脊柱棘突（spinous process） 为后正中线的标志。以第 7 颈椎棘突最为突出，其下即为第 1 胸椎，常以此处作为计数胸椎的标志。

2．肩胛骨（scapula） 肩胛骨呈三角形，位于后胸壁第 2 ～ 8 肋骨之间，肩胛冈及其肩

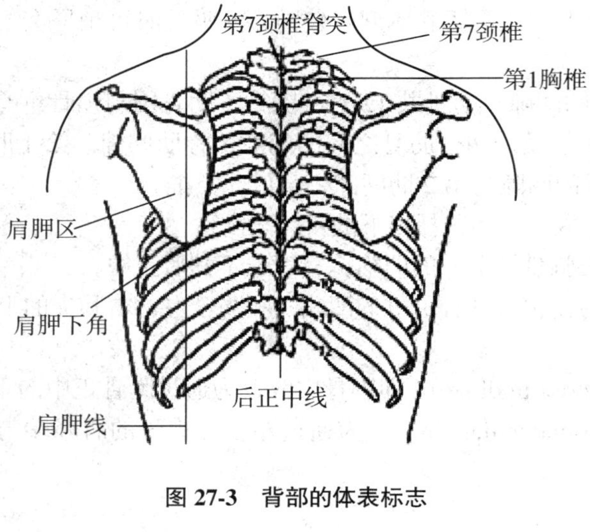


图 27-3 背部的体表标志

峰端均易触及，其下部尖端称肩胛下角。被评估者取直立位两上肢自然下垂时，肩胛下角相当于第 7 或第 8 肋骨水平或第 8 胸椎水平，可作为后胸部计数肋骨的标志。

**知识链接**

**肩胛骨的定位**

当被评估者向后屈臂时，可使肩胛骨显露更清楚。肩胛骨属于上肢带骨，其位置会随上臂的活动而有所变化，因此，在以肩胛下角定位时，一定要保持双上肢自然下垂。

3．肩胛间区　为两肩胛骨内缘之间的区域，后正中线将其分为左、右两部分。

4．肋脊角（spinous process）为第 12 肋骨与脊柱所构成的夹角，其前方为肾和输尿管上端所在区域。

**（二）人工划线**

1．后正中线（posterior midline）即脊柱中线，为通过椎骨棘突或沿脊柱正中下行的垂直线。

2．肩胛线（scapular line）为双臂自然下垂时通过左、右肩胛下角的垂直线。

# 第二节　胸壁、胸廓及乳房评估

## 一、胸壁

评估胸壁时，主要通过视诊和触诊进行。应重点评估以下内容：

1．静脉　正常胸壁无明显静脉显露。当上腔静脉或下腔静脉阻塞时，胸壁静脉可以充盈或曲张，如血流方向自上而下，提示为上腔静脉阻塞；反之，则提示为下腔静脉阻塞。

2．皮下气肿　当皮下组织有气体积存时，称皮下气肿。以手按压气肿部位引起气体在组织内移动，可有一种柔软而带弹性的振动感，似捻发感或握雪感。用听诊器按压皮下气肿部位可听到类似捻动头发的声音。胸部皮下气肿多由肺、气管或胸膜破裂后，气体自病变部位逸出至皮下所致。

3．胸壁压痛　正常人胸壁无压痛。肋骨骨折、肋软骨炎等可致受累的胸壁局部出现压痛。骨髓异常增生时，胸骨下端可有明显压痛和叩击痛，见于白血病患者。

## 二、胸廓

正常人胸廓的大小和外形虽有一定的差异，但一般来说，双侧大致对称，双肩在同一水平。成人胸廓前后径较左右径短，两者的比例约为 1∶1.5，呈椭圆形；小儿和老年人胸廓前后径略小于左右径或相等，呈圆柱形。某些疾病可引起胸廓外形改变（图 27-4）。常见的有：

1．扁平胸　胸廓前后径显著缩小，常短于左右径的一半，呈扁平状。见于瘦长体型者，也可见于慢性消耗性疾病，如肺结核、晚期肿瘤等。

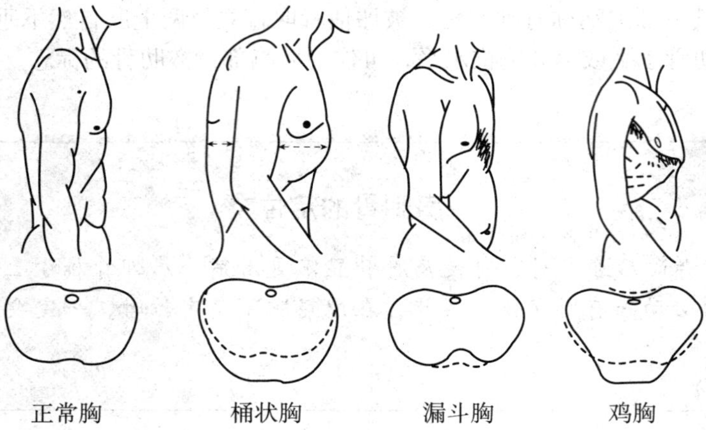


**图 27-4　胸廓外形的改变**

2．桶状胸　胸廓前后径增加，与左右径几乎相等，甚或超过左右径，呈圆桶状（图 27-4）。肋骨的斜度变小，肋间隙增宽且饱满，腹上角增大。见于肺气肿患者，也可见于老年人或矮胖体型者。

3．佝偻病胸　为佝偻病所致的胸廓改变，多见于儿童。常有如下改变：① 鸡胸：胸廓的前后径略长于左右径，上下距离较短，胸骨下端前突，前侧胸壁肋骨凹陷（图 27-4）。② 漏斗胸：胸骨剑突处显著凹陷呈漏斗状（图 27-4）。③ 佝偻病串珠：沿胸骨两侧各肋软骨与肋骨交界处的球形突起，呈串珠状。④ 肋膈沟：下胸部前面的肋骨外翻，胸壁沿膈肌附着的部位向内凹陷形成的沟状带。

4．胸廓一侧变形　胸廓一侧隆起，多见于大量胸腔积液、气胸等。胸廓一侧平坦或凹陷，多见于肺不张、广泛胸膜增厚或粘连等。

5．脊柱畸形所致的胸廓变形　可因脊柱前凸、后凸、侧凸，导致胸廓两侧不对称，肋间隙增宽或变窄，胸腔内器官与体表标志关系发生改变，严重者可引起呼吸、循环功能障碍。常见于脊柱结核、外伤等（图 27-5）。

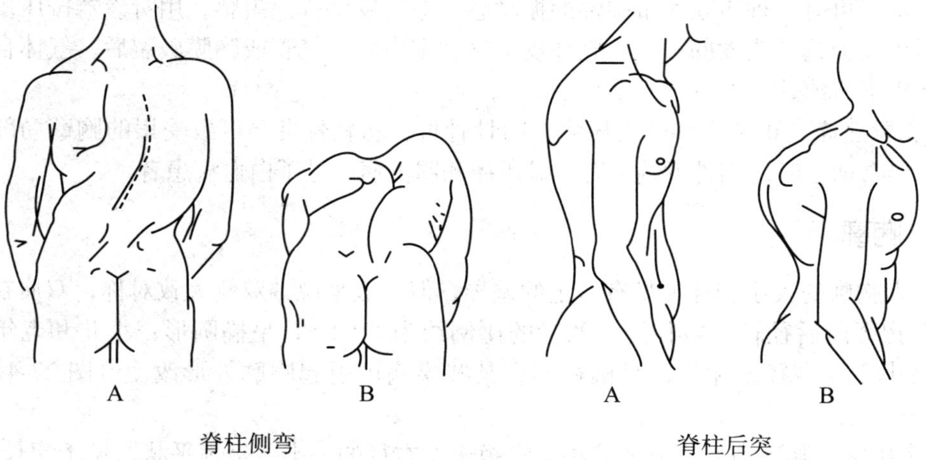


**图 27-5　脊柱畸形所致的胸廓变形**

## 三、乳房

**案例**

女性，52岁，公司职员，你正在为其进行常规的身体评估。

问题：

1．你认为应如何进行乳房评估？

2．评估该女性乳房，其正常状态应该是怎样的？

3．在对其乳房进行评估时，应特别注意哪些问题？

女性乳房自青春期逐渐增大，呈半球形，乳头呈圆柱形，乳头和乳晕颜色较深。评估乳房须在良好的光线下进行，被评估者可取坐位或仰卧位，充分暴露两侧乳房，先视诊，后触诊。为便于描述和记录，以乳头为中心做一水平线和垂直线，将乳房分为外上、外下、内上和内下四个象限，在外上象限上部有一突出部分为乳房尾部（图 27-6）。

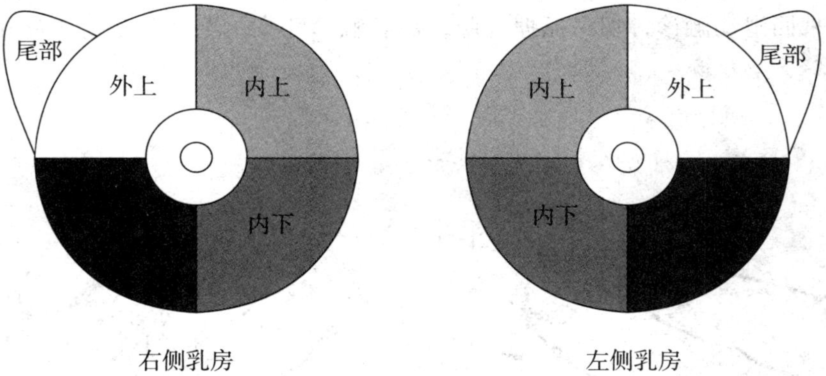


**图 27-6　乳房分区**

### （一）视诊

1．对称性　应注意观察双侧乳房大小、形状及位置是否对称。正常女性双侧乳房基本对称。一侧乳房明显增大，可见于炎症或肿瘤等。

2．外观　应注意观察乳房皮肤的颜色，有无水肿及局部回缩等。乳房局部皮肤有红、肿、热、痛为乳腺炎表现。乳房局部回缩，皮肤外观呈“橘皮”样改变是乳腺癌的征象。

为能及时发现皮肤回缩等改变，评估时应嘱被评估者做各种使前胸肌肉收缩、乳房悬韧带拉紧的上肢运动，如双臂上举过头、两手叉腰、背部后伸等动作（图 27-7）。

3．乳头及乳晕　应注意观察乳头的位置、大小、双侧是否对称、有无回缩与分泌物等。如为近期发生乳头回缩，则可能为乳腺癌。乳头血性分泌物常见于乳腺肿瘤。

### （二）触诊

触诊乳房时，被评估者取坐位或平卧位，先评估健侧，后患侧。坐位时，先双臂自然下垂，然后高举过头或双手叉腰。平卧位时，肩下垫一小枕以抬高肩部。评估者将手指和手掌

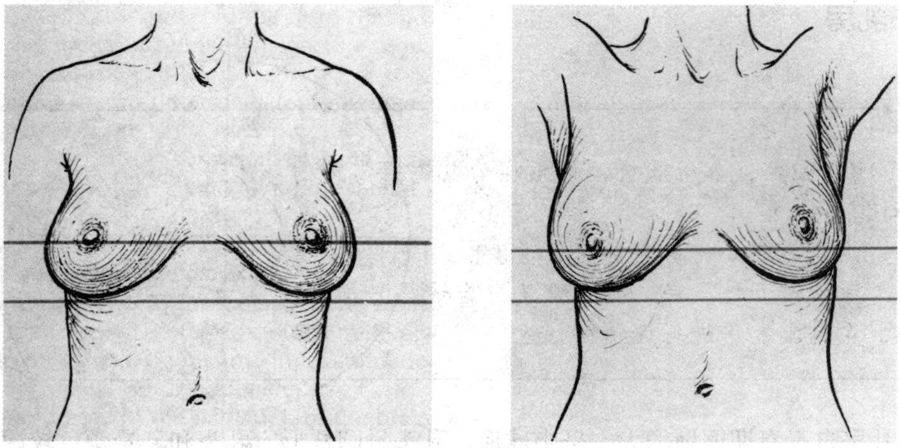

**图 27-7　变换姿势进行乳房视诊**

A．双臂自然下垂时，双侧乳房对称；B．双臂上举时，右侧乳房不能随之上移

平放在乳房上，以指腹轻施压力，按外上、外下、内下、内上四个象限的顺序，由浅入深，进行旋转或来回滑动触诊，切忌抓捏乳腺。最后触诊乳头，注意有无硬结及分泌物等（图27-8）。

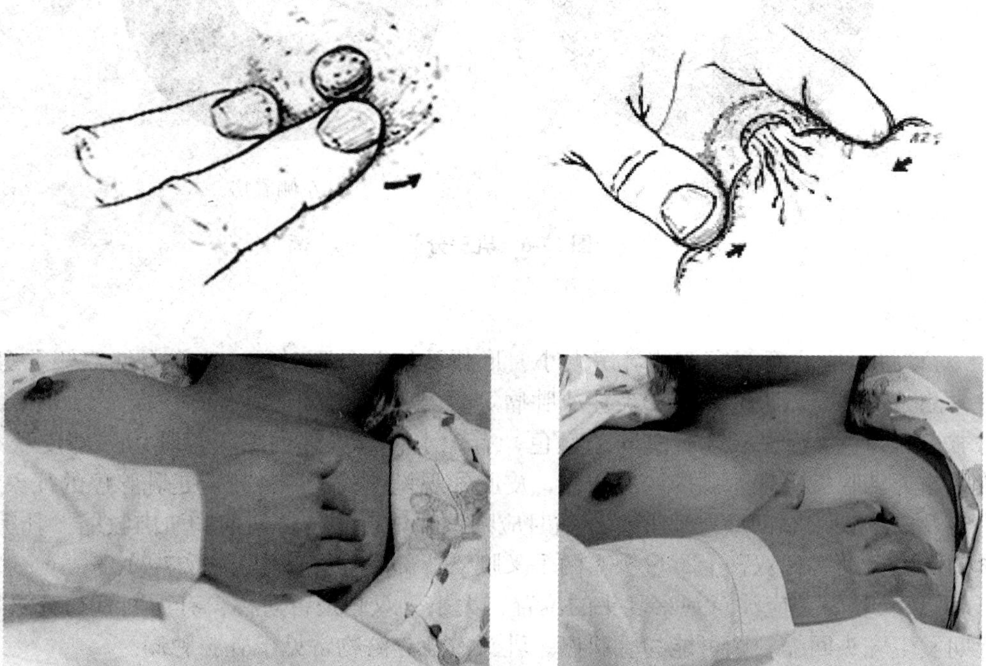

**图 27-8　乳房触诊方法**

触诊时应注意以下几方面：

1．质地与弹性　正常乳房呈模糊的颗粒感。触诊的感觉可因女性年龄和生殖周期的不同而有所区别，青年人皮下脂肪丰满，乳房触之柔软，质地均匀一致；月经期乳房小叶充血，触之有紧张感；哺乳期呈结节感。乳房由乳腺小叶组成，切勿将触及的乳腺小叶误认为是肿块。

2．压痛　正常人一般无压痛，月经前可有轻压痛。局部明显压痛提示有炎症存在。

3．包块　触及包块时应注意其部位、大小、外形、质地、活动度、有无压痛、与周围组织有无粘连等。包块的位置以乳头为中心，按时钟钟点的方位和轴向，以及与乳头间的距离予以描述和记录。应记录包块的长、宽及厚度，以便于前后比较。

触诊乳房后还应常规评估双侧腋窝、锁骨上窝及颈部的淋巴结有无肿大或其他异常，这些部位常为乳腺炎症或恶性肿瘤扩散和转移的部位。

## 第三节　肺部和胸膜评估

**案例**

患者男，21岁，大学生，昨天夜里突然发烧，体温最高达39.4℃，自服退热药，半小时后体温降至37.3℃，但3小时候体温又升至38.9℃。他担心自己是不是得了肺炎？

问题：

1．什么是肺炎？肺炎的主要病理改变是什么？

2．如果是肺炎，其肺部评估可能会有哪些异常发现？

评估肺和胸膜时患者一般取坐位或仰卧位，充分暴露胸部。按视、触、叩、听的顺序进行，先评估前胸，再评估侧胸及背部，同时注意左右对称部位的比较。

### 一、视诊

#### （一）呼吸运动类型

呼吸运动有胸式呼吸和腹式呼吸两种类型。以肋间肌运动为主的呼吸，称为胸式呼吸，表现为胸廓上部动度较大；以膈肌运动为主的呼吸，称为腹式呼吸，表现为胸廓下部及上腹部的动度较大。成年女性以胸式呼吸为主，成年男性和儿童以腹式呼吸为主。实际上两种呼吸类型均不同程度同时存在。

某些疾病可使呼吸类型发生改变，如肺炎、胸膜炎、肋骨骨折等肺、胸膜或胸壁疾病，可使胸式呼吸减弱，腹式呼吸代偿性增强；而急性腹膜炎、大量腹水、妊娠晚期等，可使腹式呼吸减弱，胸式呼吸代偿性增强。

#### （二）呼吸频率

正常成人静息状态下，呼吸频率为 16 ～ 20 次 / 分，呼吸与脉搏之比为 1∶4。常见的呼吸频率改变有：

1．呼吸过速　指呼吸频率超过 24 次 / 分。常见于发热、贫血、甲亢、心肺功能不全等。

一般体温每升高 1℃，呼吸大约增加 4 次 / 分。

2．呼吸过缓　指呼吸频率低于 12 次 / 分。呼吸浅慢，见于颅内高压、麻醉剂或镇静剂过量等。

**（三）呼吸幅度**

正常人呼吸幅度适中。某些疾病可引起呼吸幅度改变，常见的有：

1．呼吸浅快　由于呼吸幅度减小，呼吸频率代偿性增加。见于肺炎、胸膜炎、胸腹腔积液或积气等（图 27-9）。

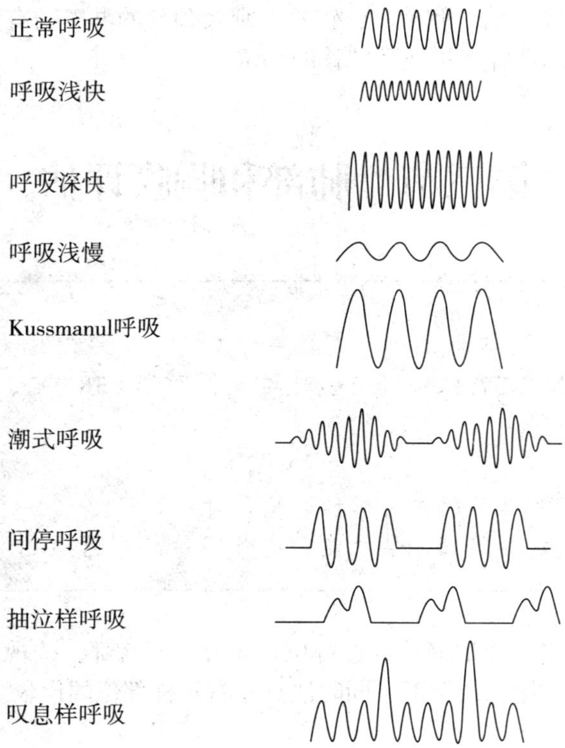


**图 27-9　呼吸频率、幅度及节律变化示意图**

2．呼吸深快　见于剧烈运动时，因机体需氧量增加，促使肺内气体交换增加所致。亦可见于情绪激动或过度紧张时，常可因过度通气引起呼吸性碱中毒，出现口周及肢端发麻，严重者可出现手足搐搦及呼吸暂停（图 27-9）。

3．呼吸深大　严重代谢性酸中毒时，机体通过肺排出二氧化碳以调节细胞外的酸碱平衡，可出现深而慢呼吸，又称 Kussmaul 呼吸。见于糖尿病酮症酸中毒、尿毒症酸中毒等（图 27-9）。

4．呼吸浅慢　呼吸浅而缓慢，见于休克、昏迷等（图 27-9）。

**（四）呼吸节律**

正常成人静息状态下，呼吸节律基本均匀而整齐。常见的呼吸节律改变有：

1．潮式呼吸（tidal respiration）是一种呼吸由浅慢逐渐变得深快，再由深快转为浅慢，随之出现一段呼吸暂停后，再次重复上述变化，如此周而复始的周期性呼吸（图 27-9）。其发生是由于呼吸中枢的兴奋性降低所致。只有当缺氧和二氧化碳潴留达到一定程度时，才能刺激呼吸中枢使呼吸恢复和加强，当缺氧和二氧化碳潴留得到缓解后，呼吸中枢失去有效的刺激，兴奋性又降低，使呼吸逐渐减慢至暂停。此种呼吸常提示病情危重，多见于脑炎、脑膜炎、颅内压增高及某些中毒等中枢神经系统病变。

2．间停呼吸（intermittent respiration）　其特点是在几个规则的呼吸后突然停止一段时间，又开始规则呼吸（图 27-9）。其发生原因同潮式呼吸，但较之更为严重，常在临终前出现。

3．双吸气呼吸（biaspiral respiration）　表现为连续两次吸气，很像哭后的抽泣，因而又称抽泣样呼吸（图 27-9），常提示病情严重，见于颅内高压和脑疝前期。

4．叹息样呼吸（sighing respiration）　表现为在一段正常呼吸中插入一次深大呼吸，常伴有叹息声，多为功能性改变（图 27-9）。见于神经衰竭、精神紧张或抑郁症。

## 二、触诊

### （一）胸廓扩张度（thoracic expansion）

胸廓扩张度即呼吸时胸廓的动度。因胸廓前下部呼吸时动度最大，一般多于该处评估。评估者双手置于被评估者胸廓前下部对称部位，左右拇指沿肋缘指向剑突，手掌及其余四指伸展置于胸壁两侧，嘱被评估者深呼吸，比较两手的动度是否一致（图 27-10）。正常人胸廓扩张度左右对称。一侧扩张度降低，见于该侧大量胸腔积液、气胸等。

### （二）触觉语颤（tactile fremitus）

触觉语颤是指被评估者喉部发出声音时，其声波沿气管、支气管及肺泡，传到胸壁引起的共鸣振动，由评估者的手掌触及，也称语音震颤。根据其强度变化，可判断胸内病变的性质。

评估方法：评估者将双手掌的尺侧缘轻放在左右胸壁的对称部位，嘱被评估者用同等的强度重复发长音“yi”，评估者自上而下，由内向外，先前胸后背部，比较双侧对称部位触觉语颤的异同，注意有无增强或减弱。

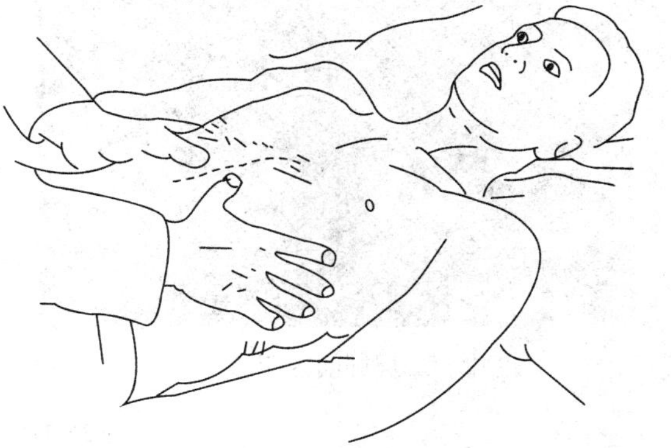

图 27-10　胸廓扩张度评估方法

正常人触觉语颤的强弱与发音强弱、音调高低、胸壁厚薄以及支气管至胸壁距离的差异等因素有关。发音强、音调低、胸壁薄、支气管至胸壁距离近者，触觉语颤强，反之则弱。因此，成人较儿童强，男性较女性强，消瘦者较肥胖者强，前胸上部较下部强，右胸上部较左胸上部强，胸骨角附近和肩胛间区最强。

触觉语颤异常可表现为：

1．触觉语颤增强　主要见于肺组织实变，如大叶性肺炎、肺梗死等，因实变的肺组织对声波的传导性增强所致。

2．触觉语颤减弱或消失　主要见于：① 肺泡含气量增多，如肺气肿；② 大量胸腔积液或气胸；③ 胸膜高度增厚粘连等。

## 三、叩诊

### （一）叩诊方法

肺部的叩诊方法有直接叩诊法和间接叩诊法两种，其中以间接叩诊法最常用。先叩诊前胸，再叩诊侧胸及背部。被评估者可取坐位或仰卧位，肌肉放松，做均匀呼吸。叩诊前胸时，被评估者胸部稍前挺，评估者以叩诊板指平贴肋间隙，并与肋骨平行，由肺尖开始，逐一肋间隙向下叩诊（图 27-11A）。叩诊侧胸时，被评估者上臂抱头，评估者由腋窝开始，逐一肋间隙进行叩诊直至肋缘。叩诊背部时，被评估者上身稍前倾，头稍低，双手交叉抱肘，使肩胛骨尽可能向外侧方移位（图 27-11B），由肺尖开始逐一肋间隙向下叩诊，直至肺底。叩诊肩胛间区时，叩诊板指应平行于脊柱，至肩胛下区则应与肋骨平行（图 27-11B）。

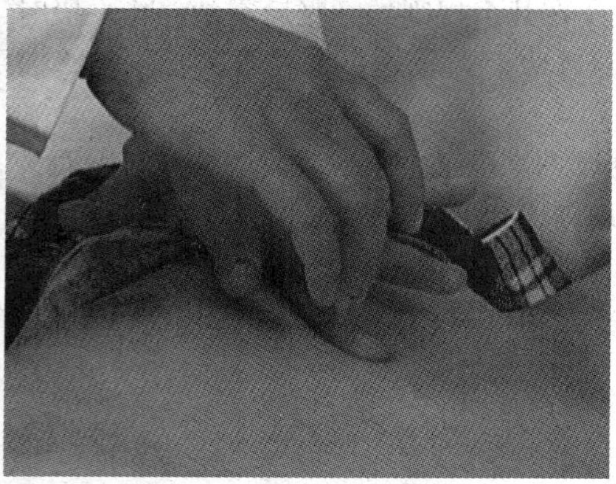

**图 27-11A　前胸部叩诊**

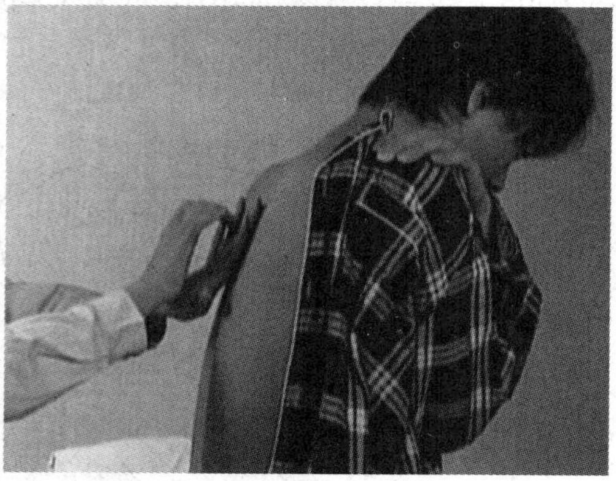

a．肩胛间区叩诊

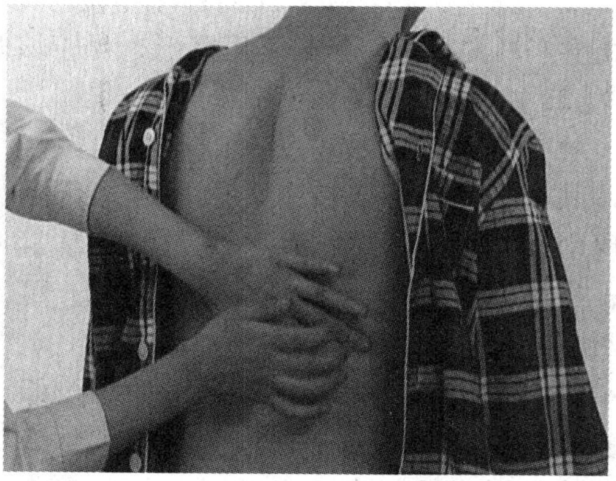

b．肩胛下区叩诊

**图 27-11B　背部叩诊**

### （二）胸部正常叩诊音

正常胸部叩诊为清音，其音响强弱和音调高低与肺泡含气量、胸壁厚薄以及邻近器官的影响等因素有关：① 肺上叶体积较小，含气量较少，加之上胸部肌肉较厚，故前胸上部叩诊音比下部稍浊；② 右肺上叶较左肺上叶小，惯用右手者右侧胸部肌肉较厚，故右上肺叩诊音较左上肺稍浊；③ 背部的肌肉、骨骼层次较多，叩诊音较前胸部稍浊；④ 右侧腋下部因受肝影响叩诊音稍浊；⑤ 左侧 3、4 肋间处因受心脏影响，叩诊音稍浊；⑥ 左侧腋前线下方胃泡所在区叩诊呈鼓音（图 27-12）。

### （三）肺下界的叩诊

正常人平静呼吸时，两侧肺下界大致相同，位于锁骨中线第 6 肋间隙，腋中线第 8 肋间隙，肩胛线第 10 肋间隙。肺下界的位置可因体型、发育情况不同而稍有差异，如矮胖者可

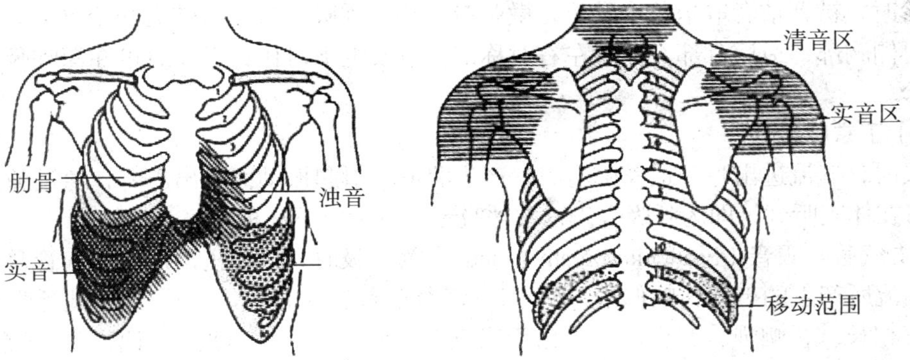


图 27-12 正常胸部叩诊音

上移 1 个肋间隙，瘦长者可下移 1 个肋间隙。

病理情况下，肺下界下降见于肺气肿、腹腔内脏下垂等；肺下界上升见于肺不张、腹水、腹腔巨大肿瘤等。

**（四）胸部病理性叩诊音**

正常胸部叩诊清音区内，若出现浊音、实音、鼓音或过清音均为病理性叩诊音，提示肺、胸膜或胸壁存在病理改变。

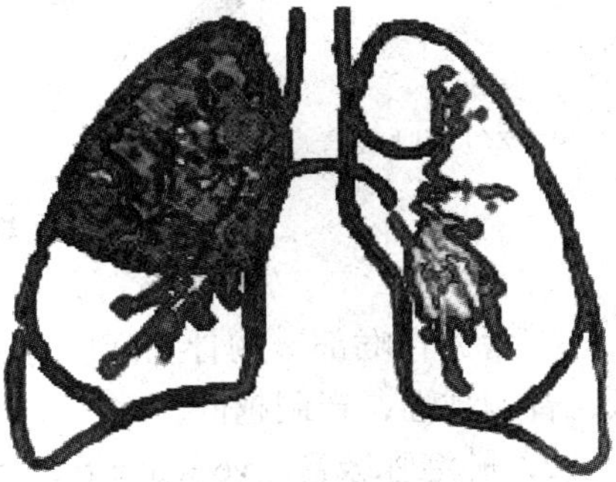

图 27-13 大叶性肺炎（肺组织实变）的示意图

病理性叩诊音的性质与病变性质、范围及部位的深浅有关。一般情况下，距胸部表面 5cm 以上的深部病灶、直径＜ 3cm 的小病灶、少量胸腔积液或积气时，常不能引起叩诊音的改变。

1．浊音或实音 常见于：① 肺部含气量减少的病变，如大叶性肺炎（图 27-13）、肺结核、肺不张等；② 肺内不含气的占位性病变，如肺肿瘤、未液化的肺脓肿等；③ 胸腔积液、胸膜增厚。

2．过清音 常见于肺张力减弱而含气量增多时，如肺气肿。

3．鼓音 常见于气胸等。

## 四、听诊

**案例**

患者男，56岁，因“突然喘憋4小时”来诊。肺部听诊时，双肺呼吸音减弱，呼气相延长，并可闻及高调的哮鸣音。

问题：

1．肺部听诊的主要内容有哪些？

2．该患者为什么会出现“双肺呼吸音减弱，呼气相延长”？

3．什么是哮鸣音？该患者双肺可闻及哮鸣音是否正常？为什么？

听诊时，被评估者取坐位或卧位，微张口做均匀呼吸。听诊由肺尖开始自上而下，先前胸部，再侧胸部，最后背部，注意左右对称部位以及上下对比，必要时可在深呼吸或咳嗽后立即听诊。

**（一）正常呼吸音**

呼吸时，气流进出呼吸道及肺泡时，产生湍流，引起振动而发出声音，通过肺组织传至胸壁，可在体表听到，即为呼吸音。正常呼吸音可分为以下三种：

1．支气管呼吸音（bronchial breath sound） 为呼吸时，气流进出声门、气管及主支气管时形成湍流所产生的声音，颇似抬舌后经口腔呼气所发出的“哈——”音。此呼吸音的呼气相较吸气相长、音响强、音调高，是由于吸气为主动运动，吸气时声门增宽，气流通过快；而呼气为被动运动，声门较窄，气流通过慢之故（图 27-14）。

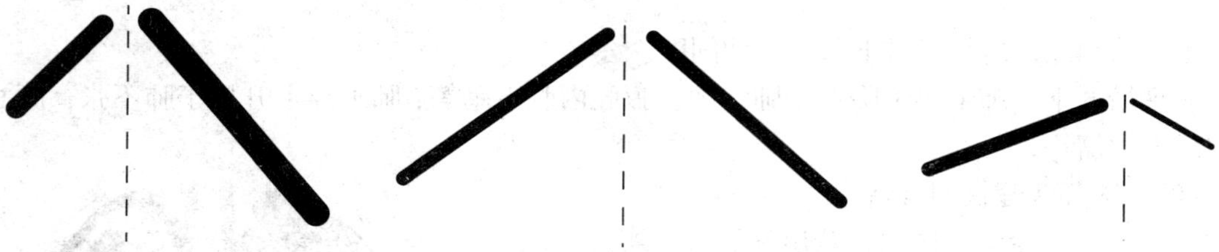


**图 27-14 三种正常呼吸音示意图**

正常人在喉部、胸骨上窝、背部第 6、7 颈椎及第 1、2 胸椎附近均可听到，越靠近气管区，音响越强，音调越低。

2．肺泡呼吸音（vesicular breath sound） 吸气时，气流经支气管进入肺泡，冲击肺泡壁，使肺泡由松弛变为紧张，呼气时肺泡由紧张变为松弛，这种肺泡的弹性变化和气流的振动所形成的声音为肺泡呼吸音，似上齿咬下唇吸气时发出的“呋——”音。肺泡呼吸音较柔和，与呼气相相比，吸气相较长、音响较强、音调较高（图 27-14）。此系由于吸气为主动运动，单位时间内吸入肺泡的气流量较大、流速较快，肺泡维持紧张的时间较长；而呼气为被动运动，气流量逐渐减少、流速逐渐减慢，肺泡随之转为松弛状态所致。

正常人在大部分肺野均可听到肺泡呼吸音，其强弱与性别、年龄、呼吸深浅、肺组织弹性大小以及胸壁厚薄等因素有关。男性的肺泡呼吸音较女性强；儿童的肺泡呼吸音较老年人为强；瘦长者肺泡呼吸音较矮胖者强；乳房下部、肩胛下部和腋窝下部的肺泡呼吸音较强；肺尖和肺下缘则较弱。

3．支气管肺泡呼吸音（bronchovesicular breath sound） 为兼有支气管呼吸音与肺泡呼吸音特点的混合性呼吸音。吸气音的性质与肺泡呼吸音相似，但音响较强、音调略高；呼气音与支气管呼吸音相似，但音响较弱、音调较高，吸气相与呼气相大致相等（图 27-14）。

正常人于胸骨两侧第 1、2 肋间，肩胛间区第 3、4 胸椎水平及肺尖前后部可听到支气管肺泡呼吸音。

**（二）异常呼吸音**

1．异常肺泡呼吸音

（1）肺泡呼吸音增强：由于呼吸运动及通气功能增强，使进出肺泡的气流量增加或流速加快所致。如运动、发热、贫血、代谢功能亢进、情绪紧张等可表现为双侧肺泡呼吸音增强。

（2）肺泡呼吸音减弱或消失：由于肺泡通气量减少，气体流速减慢或呼吸音传导障碍所致，可在局部、单侧或双侧肺部出现。常见原因有：① 压迫性肺膨胀不全，如胸腔积液、气胸等；② 支气管阻塞，如气管肿瘤、支气等狭窄等；③ 胸廓活动受限，如胸壁外伤、肋骨骨折等。

（3）呼气音延长：由于下呼吸道部分梗阻、痉挛、狭窄或肺泡弹性回缩力减弱所致。见于支气管哮喘、阻塞性肺气肿等。

2．异常支气管呼吸音　在正常肺泡呼吸音区域听到支气管呼吸音，即为异常支气管呼吸音，又称管状呼吸音。常见原因有：① 肺组织实变：因实变的肺组织对音响的传导性好，支气管呼吸音很容易传导到体表而被听到，如大叶性肺炎实变期。② 肺内大空腔：肺内大空腔与支气管相连，且其周围有炎症浸润时，可听到清晰的支气管呼吸音，常见于肺脓肿或空洞型肺结核。

**（三）啰音**

啰音为呼吸音以外的附加音，按其性质不同分为湿啰音和干啰音两种。

1．湿啰音（moist rale）

（1）发生机制：是由于吸气时气流通过含有稀薄分泌物（如渗出液、痰液、血液、黏液、脓液等）的气道，形成的水泡破裂所产生的声音，故而又称水泡音。

（2）听诊特点：① 多见于吸气相，以吸气末最清楚，也可见于呼气早期；② 断续而短暂，一次常连续多个出现；③ 部位较固定，性质不易变化；④ 中、小水泡音可同时存在；⑤ 咳嗽后可减轻或消失。

（3）分类：① 大水泡音：发生于气管、主支气管或空洞部位。昏迷或濒死者因无力咳痰，于气管处可闻及，有时不用听诊器即可听到，称为痰鸣。② 中水泡音：发生于中等大小支气管。③ 小水泡音：发生于小支气管（图 27-15）。

（4）常见疾病：湿啰音常见于肺炎、支气管肺炎、支气管扩张、肺淤血、肺结核等。

2．干啰音（rhonchi）

（1）发生机制：是由于气流通过狭窄或部分阻塞的气道时，产生湍流，所发出的声音。引起气道狭窄或部分阻塞的病理基础可有：① 气管、支气管炎症使管壁黏膜充血、肿胀、分泌物增加；② 支气管平滑肌痉挛；③ 管腔内肿瘤或异物阻塞；④ 管壁外肿大的淋巴结或肿瘤压迫引起管腔狭窄（图 27-16）。

（2）听诊特点：① 吸气与呼气均可听到，但以呼气时明显；② 持续时间较长；③ 具有易变性：数量、性质和部位易发生变化。

（3）分类：按音响的性质分：① 低调干啰音：音调较低，似熟睡时的鼾声，又称为鼾音，多发生在气管或主支气管。② 高调干啰音：音调较高，似乐音，常被形容为哨笛音、哮鸣音、鸟鸣音等，多发生在较小支气管或细支气管（图 27-15）。

（4）常见疾病：干啰音常见于支气管哮喘、慢性支气管炎、心源性哮喘、肺肿瘤等。

**（四）胸膜摩擦音**

1．发生机制　正常胸膜表面光滑，且胸膜腔内有少量浆液起润滑作用，故而呼吸时脏、壁两层胸膜相互滑动并无音响发生。由于炎症、纤维蛋白渗出，使胸膜表面变得粗糙时，呼吸时脏、壁两层胸膜相互摩擦而产生声音，称胸膜摩擦音。

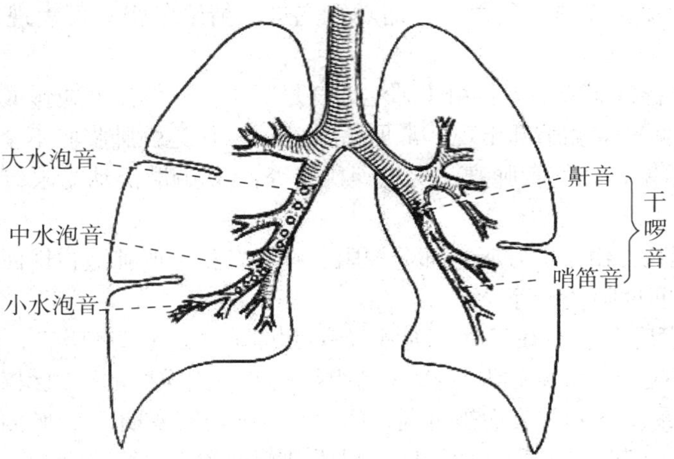


图 27-15 啰音的发生部位

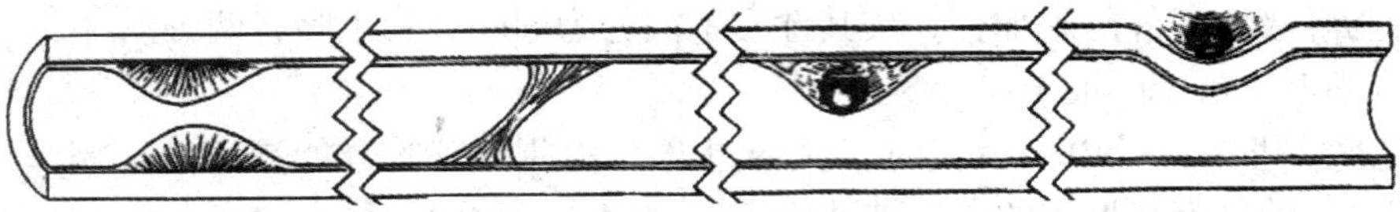


图 27-16 干啰音的发生机制

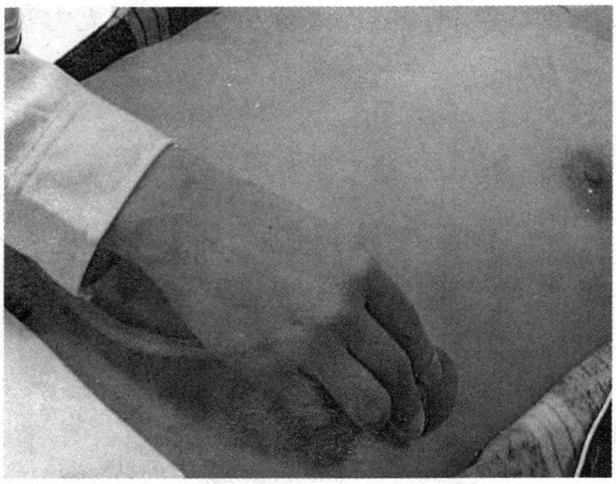

图 27-17 听诊胸膜摩擦音

2．听诊特点 ① 类似于两手背或两张皮革相互摩擦时产生的声音，粗糙而响亮；② 吸气相和呼气相均可听到，一般于吸气末或呼气初最明显，屏气时即消失；③ 可随体位变动而消失或复现；④ 当胸腔积液较多，使两层胸膜分开时，摩擦音可消失；⑤ 可在胸膜任何部位出现，但以前下侧胸部最易听到，因为该处呼吸时胸廓动度最大（图 27-17）。

3．常见疾病 胸膜摩擦音常发生于纤维素性胸膜炎、尿毒症、胸膜肿瘤等。

## 思考题

1．乳腺炎患者的乳房评估会有哪些异常体征？

2．肺泡呼吸音的强弱与哪些因素有关？哪些情况可以导致肺泡呼吸音减弱？

3．哪些情况可出现湿啰音？为什么？

4．肺气肿患者的胸部评估会有哪些异常体征？

5．根据你目前所学的知识，你考虑右侧胸腔积液患者会有哪些异常体征？

（孙玉梅）

# 第四节　心脏评估

心脏位于胸腔中纵隔内，在胸骨体和第 2 ～ 6 肋软骨后方，第 5 ～ 8 胸椎前方，其上方与大血管相连，下方为膈肌，约 2/3 在前正中线左侧，1/3 在右侧。心脏的前表面主要为右心室和右心房，小部分为左心室和左心房；心脏的后表面主要为左心房，小部分为右心房；心脏膈面主要为左心室；左侧面也几乎完全为左心室。

作心脏评估时，患者可取仰卧位、半卧位或坐位，充分暴露胸部，环境应安静、温暖、光线充足。

## 一、视诊

**案例**

男，20岁，参加征兵体检，平时身体健康。心脏评估：心前区无膨隆，心尖搏动位于第5肋间左锁骨中线内1.0cm处，搏动范围的直径为2.5cm。

问题：

1．此人心尖搏动位置及范围有无异常？

2．心脏视诊除心尖搏动外还包括哪几项内容？

心脏视诊，被评估者最好取仰卧位，充分暴露胸部，光线来源于左侧，评估者观察心前区隆起和心尖搏动时需蹲下，两眼与被评估者的胸廓平行，双眼视线与心前区呈切线方向（图 27-18）。

### （一）心前区外形

正常人心前区与右侧相应部位对称，无异常隆起或凹陷。心前区隆起主要见于在儿童时期患心脏病伴心脏增大，可使发育中的前胸壁受压而向外隆起，如法洛四联症等的右心室增大可致心前区隆起。成人有大量心包积液时，心前区外观饱满。

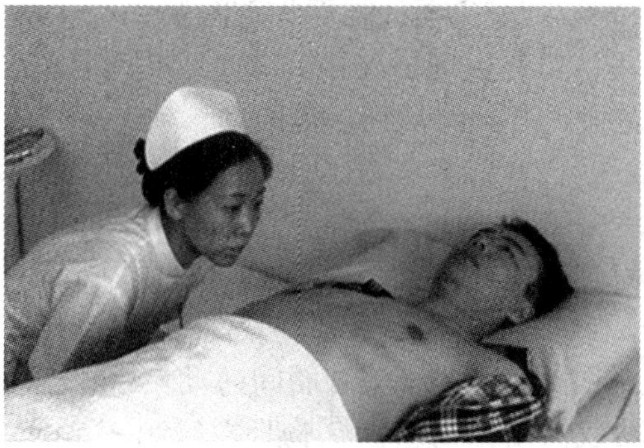

图 27-18　心脏视诊

### （二）心尖搏动（apical impulse）

心脏收缩时，心尖向前冲击心前区左前下方胸壁，使局部肋间软组织向外搏动，称为心尖搏动。正常成人心尖搏动位于第 5 肋间左锁骨中线内 0.5 ～ 1.0cm 处，搏动范围的直径为 2.0 ～ 2.5cm（图 27-19）。有相当一部分正常人心尖搏动不明显。

## 知识链接

### 法洛四联症

法洛四联症是一种青紫型先天性心脏病，患儿心脏发生4种病理变化：①肺动脉狭窄；②主动脉骑跨；③高位室间隔缺损；④右心室肥厚。一般在出生后3～6个月即可出现全身青紫及呼吸困难，典型表现是：患儿在行走中不断采取强迫蹲位，以减少血液从右向左分流，改善缺氧症状。

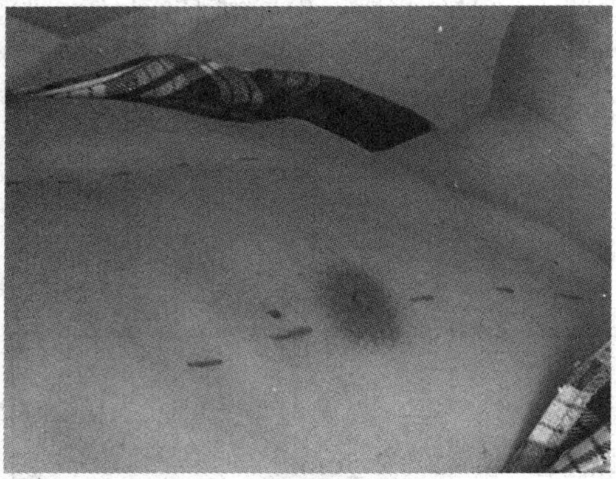
图27-19 心尖搏动位置

1．心尖搏动位置的改变

（1）生理因素：心尖搏动位置可因体型、体位、年龄、呼吸等而有所改变。①体型：超力型者心脏呈横位，心尖搏动向外上方移位可达第4肋间；无力型者心脏呈悬垂位，心尖搏动向内下移位可达第6肋间；②体位：仰卧位时横膈升高，心尖搏动的位置稍上移；左侧卧位时，心尖搏动可向左移2～3cm；右侧卧位时，心尖搏动可向右移1.0～2.5cm；③年龄：小儿横膈位置较高，使心脏呈横位，心尖搏动的位置可在第4肋间左锁骨中线外。

（2）病理因素：

1）心脏疾患：①左心室增大：心尖搏动向左下移位；②右心室增大：因左心室被推向左后，心尖搏动只向左移位；③全心增大时，心尖搏动向左下移位，并伴心界向两侧扩大。

2）胸部疾病：①一侧胸腔积液或气胸，心尖搏动移向健侧。②一侧肺不张或胸膜粘连，心尖搏动移向患侧。③脊柱或胸廓畸形时，也可影响心尖搏动位置。

3）腹部疾患：大量腹水或腹腔巨大肿物，心尖搏动向上移位。

2．心尖搏动强弱和范围变化

（1）生理情况：胸壁厚或肋间隙窄者，心尖搏动减弱，搏动范围减小。胸壁薄或肋间隙宽者，心尖搏动强，范围大。

（2）病理情况：①心肌收缩力增强时，也使心尖搏动增强，如高热、甲状腺功能亢进症、严重贫血。②心肌收缩力减弱时，心尖搏动也减弱，如心肌炎、急性心肌梗死。③心包积液、左侧胸腔大量积液、气胸或肺气肿时，心尖搏动减弱或消失。

**（三）心前区异常搏动**

①胸骨左缘第2肋间搏动：多见于肺动脉高压，有时也可见于少数正常青年人在体力活动或情绪激动时。②胸骨左缘第3、4肋间搏动：见于右心室肥大。③剑突下搏动：见于肺气肿伴右心室肥大、腹主动脉瘤等。

## 二、触诊

心脏触诊是为了进一步证实视诊所见，并可发现视诊所未能发现的体征。通常先以右手全手掌放在被评估的心前区进行触诊；为了进一步确定体征的部位，再用手掌尺侧或 2 ～ 4 指指腹进行触诊（图 27-20）。

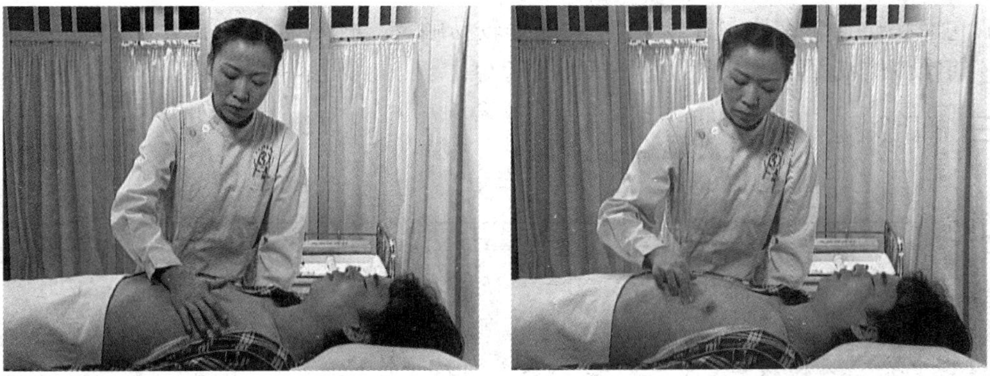

**图 27-20 心尖搏动触诊**

**（一）心尖搏动和心前区搏动**

对于确定心尖搏动及心前区异常搏动的位置、强弱和范围，触诊较视诊更准确。特别是当心尖搏动在视诊不能看出时，常需用触诊确定。心尖搏动开始冲击手掌的时间标志着心室收缩期的开始，故可利用心尖搏动的触诊来确定震颤、心音和杂音出现的时期。

**（二）震颤（thrill）**

是用手触诊时感觉到的一种微细的震动感，称为震颤，与猫呼吸时在其喉部触到的震动类似，故又称“猫喘”。

震颤的发生机制与杂音相同，是血液经口径狭窄处流向宽大部位或循不正常通道流动，产生湍流场（旋涡），使瓣膜、心壁或血管壁产生振动，传至胸壁所致。震颤的强度与瓣膜狭窄的程度、血流速度及心脏两腔室之间压力差的大小有关。

触到震颤即提示有器质性心血管疾病，多见于心脏瓣膜狭窄及某些先天性心脏病。发现震颤相当于听诊发现的杂音，但听到杂音不一定触到震颤，这是因为触觉对频率较低的振动较敏感，所以听到音调较高的杂音时，可能触不到震颤。

发现震颤时，应注意其部位、发生时期，然后分析其临床意义。按震颤出现的时期，可分为收缩期、舒张期和连续性震颤三种，其临床意义见表 27-1。

**表 27-1 心前区震颤的临床意义**

| 部位 | 时期 | 常见病变 |
|---|---|---|
| 心尖部 | 舒张期震颤 | 二尖瓣狭窄 |
| 胸骨右缘第 2 肋间 | 收缩期震颤 | 主动脉瓣狭窄 |
| 胸骨左缘第 2 肋间 | 连续性震颤 | 动脉导管未闭 |
| 胸骨左缘第 3 ～ 4 肋间 | 收缩期震颤 | 室间隔缺损 |
| 胸骨左缘第 2 肋间 | 收缩期震颤 | 肺动脉瓣狭窄 |

### （三）心包摩擦感

心包摩擦感是由于急性心包炎时，心包膜纤维素渗出，致使其表面粗糙，心脏收缩时脏层与壁层心包摩擦产生的振动传至胸壁所致。

心包摩擦感通常在胸骨左缘 3、4 肋间处较易触及。收缩期及舒张期均能触及，但以收缩期、前倾体位或深呼气末更为明显（图 27-21）。

## 三、叩诊

**案例**

患者男，65岁，患高血压病20年，诊断高血压性心脏病10年，因未按医嘱服药，血压控制不满意。近2周来感心跳、气短，夜间有时突然感胸闷、气短，坐起后数分钟症状即可缓解，因症状逐渐加重而入院治疗。

问题：

1．为此患者做心脏视、触、叩诊检查可能发现什么异常体征？

2．如何解释目前该患者出现的症状？其发生机制是什么？

通过心脏叩诊可确定心脏的大小、形状及其在胸腔中的位置。

### （一）心脏叩诊方法

心脏为不含气器官，叩诊呈绝对浊音（实音），但心左、右缘被肺遮盖的部分（图 27-22）叩诊呈相对浊音。进行心脏叩诊时，如被评估者取仰卧位时，评估者左手板指与肋间平行放置（图 27-23A）；坐位时，评估者左手板指应与心缘平行（图 27-23B）。叩诊时用力要均匀，并尽可能的轻叩。

### （二）叩诊顺序

一般先叩左界，后叩右界，按由外而内、由下而上顺序进行。叩心左界时，从心尖搏动外 2 ～ 3cm 处由外向内叩，至叩诊音由清音变为相对浊音时，表示已达心脏边界，用笔作

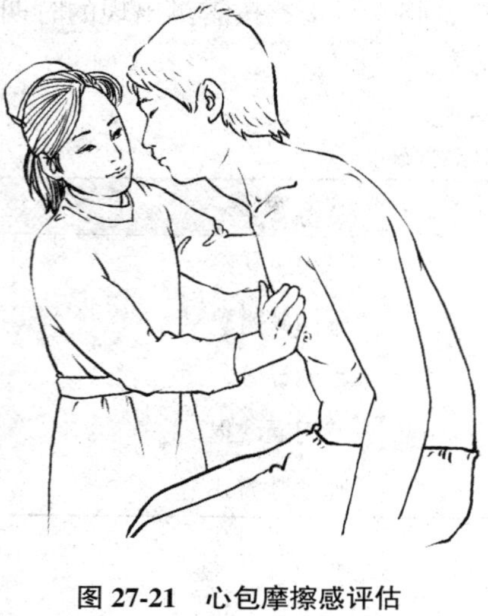

**图 27-21　心包摩擦感评估**

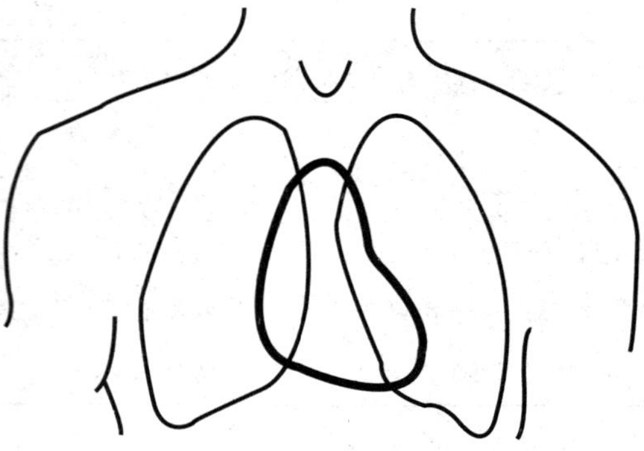

**图 27-22　心脏与肺相互重叠关系示意图**

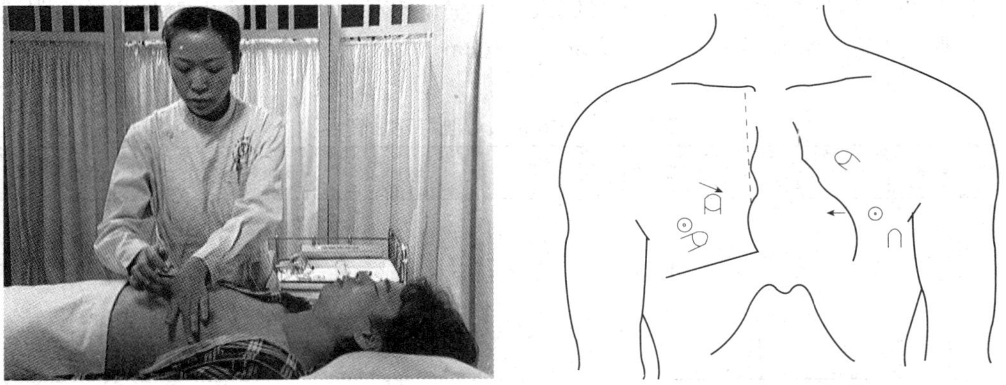

A．卧位　　B．坐位

27-23 叩诊心脏浊音界时板指位置

一标记（图 27-24），再依次按肋间上移至第 2 肋间。叩诊心右界时，自肝浊音界的上一肋间（通常为第 4 肋间）开始，由外向内叩出浊音界，再依次上移至第 2 肋间。然后测量出每个标记点与前正中线的垂直距离（图 27-25）。此界为心脏的相对浊音界，它相当于心脏在前胸壁的投影，代表心脏的真正大小和形状（图 27-26）。再继续向内叩，叩诊音变为实音时，表示已达心脏未被肺遮盖的部分，称为心脏绝对浊音界（图 27-26）。

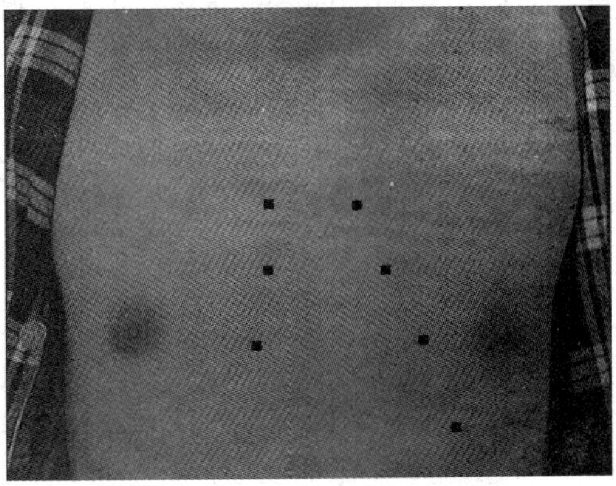

图 27-24　标记心脏浊音界

### （三）正常心脏浊音界

正常人心左界在第 2 肋间几乎与胸骨左缘相合，第 3 肋间以下向左下逐渐形成一向外凸起的弧形。心右界几乎与胸骨右缘相合，但在

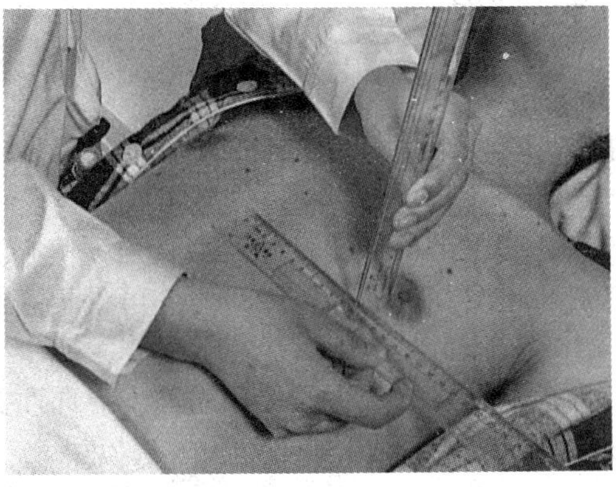

图 27-25　心脏浊音界测量方法

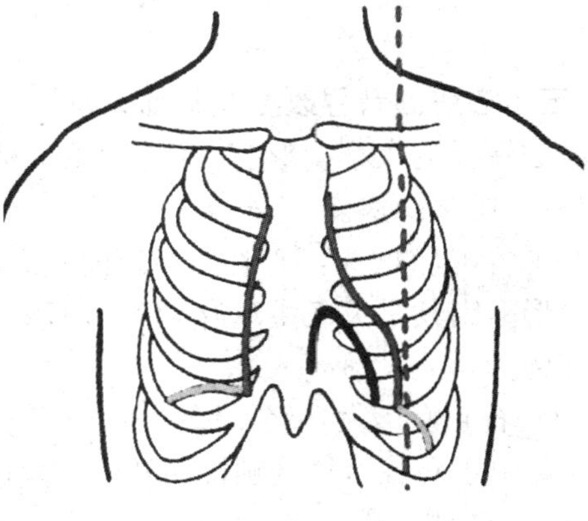

图 27-26　心脏的相对浊音界和绝对浊音界

第4肋间处可在胸骨右缘稍外方。正常成人心脏左右相对浊音界与前正中线的平均距离见表27-2。正常成人左锁骨中线距前正中线为8～10cm。

表27-2 正常成人心脏相对浊音界

| 右（cm） | 肋间 | 左（cm） |
|---|---|---|
| 2～3 | Ⅱ | 2～3 |
| 2～3 | Ⅲ | 3.5～4.5 |
| 3～4 | Ⅳ | 5～6 |
| | Ⅴ | 7～9 |

左锁骨中线至前正中线距离为8～10cm。

**（四）心浊音界的各部组成**

心左界第2肋间处相当于肺动脉段，第3肋间为左心耳，第4、5肋间为左心室。心右界自右侧第1肋间向下，首先为上腔静脉，接着为升主动脉，自第3肋间以下为右心房。心上界相当于第3肋骨前端下缘水平，心下界除心尖部分为左心室外均由右心室组成。位于第1、2肋间隙水平的胸骨部分的浊音区，一般称为心底部浊音区，相当于大血管在胸壁上的投影区。主动脉结与左心缘间的轻度凹陷部分称为心腰部（图27-27）。

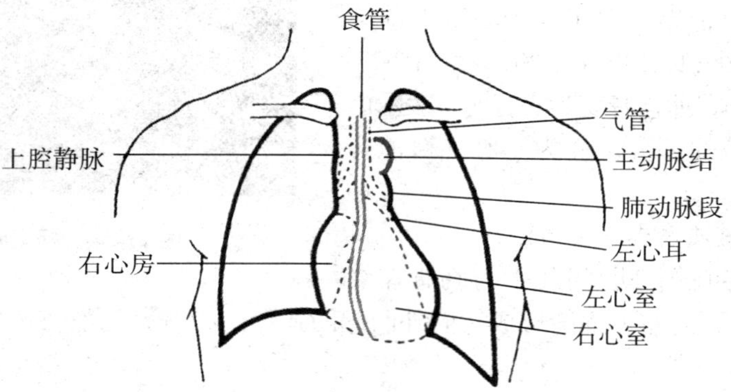


图27-27 心脏各部在胸壁的投影

**（五）心脏浊音界改变及其临床意义**

心浊音界的大小、形态、位置可因心脏本身病变或心外因素的影响而发生改变。

1．心脏本身病变

（1）左心室增大：心脏浊音界向左、向下扩大，心腰部由钝角变为近似直角，使心浊音界呈靴形。因其常见于主动脉瓣关闭不全，故称主动脉型心脏（图27-28），亦可见于高血压性心脏病。

（2）右心室增大：轻度增大时，只绝对浊音界扩大；显著增大时，相对浊音界向左右两侧扩大，由于心脏沿长轴顺钟向转位，故以向左扩大明显。常见于肺心病。

（3）双心室增大：心浊音界向两侧扩大，且左界向左下增大，称普大型心。常见于扩张型心肌病、全心衰竭等。

（4）左心房与肺动脉段扩大：心腰部饱满或膨出，使心浊音界呈梨形，常见于二尖瓣狭窄，也称二尖瓣型心脏（图 27-29）。

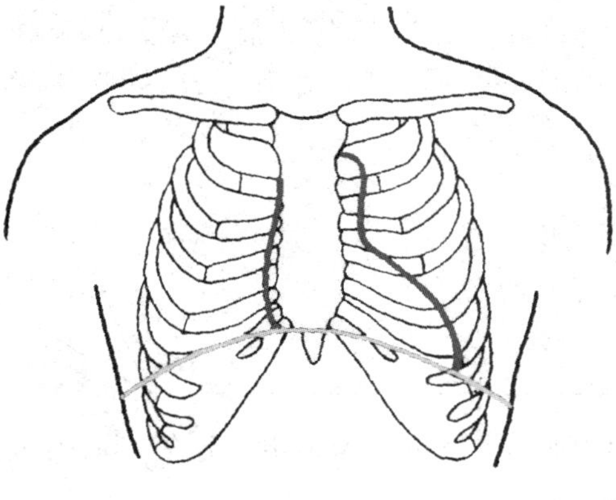

**图 27-28　主动脉瓣关闭不全的心脏浊音界（靴形心）**

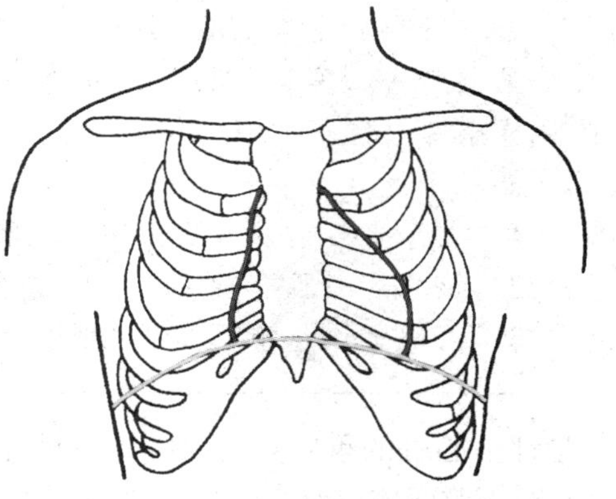

**图 27-29　二尖瓣狭窄的心脏浊音界（梨形心）**

（5）心包积液：心包积液时，心界向两侧扩大，且随体位改变，坐位时心浊音界呈烧瓶形，仰卧位时心底部浊音界明显增宽，此为心包积液的特征（图 27-30）。

2．心外因素　可造成心脏移位或心浊音界改变。肺气肿时，心浊音界缩小或叩不出；大量胸腔积液或气胸时，可使心界向健侧移位；腹腔大量积液或巨大肿瘤，使膈肌上升，心脏呈横位，心脏左右界均可稍扩大。

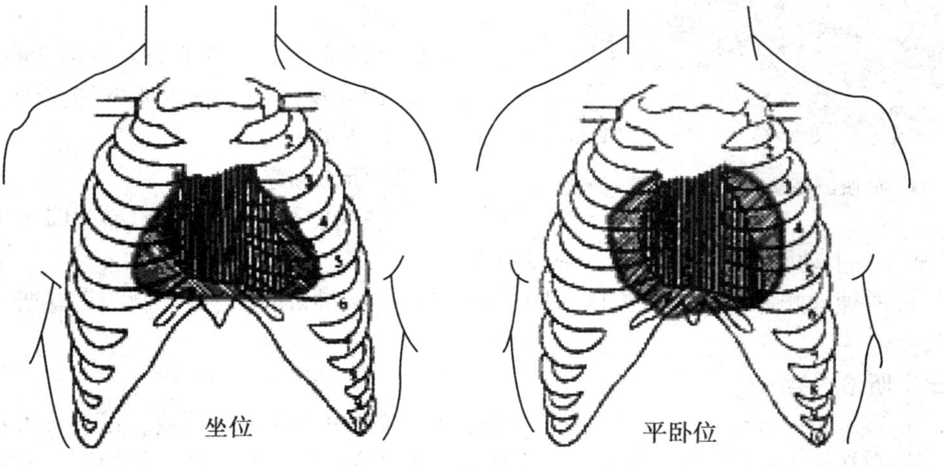


**图 27-30　心包积液的心脏浊音界**

## 四、听诊

**案例**

患者女，47岁，自述患“风湿性心脏病”10多年，一直无任何症状。近2个月来出现活动后心跳、气短，休息后可缓解，而来诊。

身体评估：脉率100次/分，心前区无隆起，心尖部可触及舒张期震颤，心脏叩诊呈梨形，心率118次/分，节律不整，第一心音强弱不等，并可闻2/6级收缩期吹风样杂音及舒张期雷鸣样杂音。

问题：

1．该患者目前发生了哪一种心律失常？其特点是什么？

2．该患者心脏有杂音说明心脏有什么病变？为什么？

3．心脏听诊包括哪几项内容？

是评估心脏的重要方法，听诊时被评估者取仰卧位或坐位，为了更好地辨别心音或杂音，有时需改变体位或作适当运动。

### （一）心脏瓣膜听诊区

心脏各瓣膜开放与关闭所产生的声音，常沿血流方向传导至胸壁不同部位，在该处听诊最清楚，则称为该瓣膜的听诊区。心脏各瓣膜听诊区与其瓣膜的解剖位置并不完全一致（图27-31）。

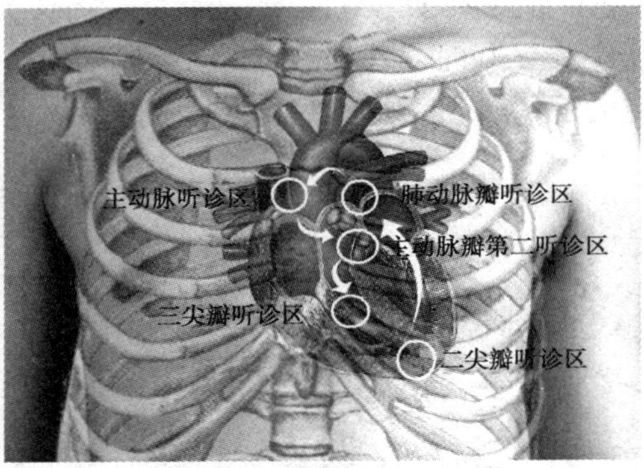


图 27-31　心脏瓣膜解剖部位及瓣膜听诊区

1．二尖瓣区　正常在心尖部，即左侧第5肋间锁骨中线稍内侧。心脏增大时，心尖搏动移位，可选择心尖搏动最强点为二尖瓣听诊区。

2．主动脉瓣区　在胸骨右缘第2肋间。

3．主动脉瓣第二听诊区　在胸骨左缘第3～4肋间。

4．肺动脉瓣区　在胸骨左缘第2肋间。

5．三尖瓣区　在胸骨体下端左缘，即胸骨左缘第4、5肋间。

### （二）听诊顺序

1．按病变好发部位的顺序　即二尖瓣区→主动脉瓣区→主动脉瓣第二听诊区→肺动脉瓣区→三尖瓣区。

2．按逆钟向顺序　即二尖瓣区→肺动脉瓣区→主动脉瓣区→主动脉瓣第二听诊区→三尖瓣区。

### （三）听诊内容

1．心率（heart rate）　为每分钟心搏的次数，以第一心音为准计数。正常成人在安静情况下心率为60～100次/分，3岁以下儿童多在100次/分以上，老年人偏慢。成人心率超过100次/分，婴幼儿心率超过150次/分，称为窦性心动过速。成人心率低于60次/分称为窦性心动过缓。心动过速与心动过缓可表现为短暂性或持续性，可由多种生理性、病理性因素引起。

2．心律（cardiac rhythm） 指心脏搏动的节律。正常成人心跳节律规则，但在部分青年和儿童可出现窦性心律不齐，表现为吸气时心率增快，呼气时心率减慢，一般无临床意义。临床上最常见的心律失常是期前收缩（早搏）和心房颤动：

（1）期前收缩（premature beat）：是在原来规则心律基础上，突然提前出现一次心跳，其后有一较长间歇。期前收缩按其异位起搏点的不同，可分为房性、房室交界性及室性三种类型，而以室性多见。期前收缩听诊特点为：① 心音提前出现，其后有一较长代偿间歇；② 期前收缩的第一心音增强，第二心音减弱，有时甚至消失。如每一次窦性搏动后出现一次期前收缩，称为二联律；如每两次窦性搏动后出现一次期前收缩，则称为三联律。二联律和三联律多为病理性。这种心律常见于器质性心脏病、洋地黄中毒、低血钾、心导管检查时等。

（2）心房颤动（atrial fibrillation）：是临床最常见的心律失常。听诊特点为：① 心室律绝对不规则；② 第一心音强弱不等；③ 心室率大于脉率。在听诊心脏时，同时计数心率和脉率，可发现脉率少于心率，这种脉搏脱漏现象，称脉搏短绌或脉短绌。心房颤动常见于二尖瓣狭窄、冠心病和甲状腺功能亢进症等。

3．心音　心音按其在心动周期出现的先后依次命名为第一心音（$S_1$）、第二心音（$S_2$）、第三心音（$S_3$）和第四心音（$S_4$），通常只能听到 $S_1$ 和 $S_2$，儿童和青少年期也可听到 $S_3$，$S_4$ 一般不易听到，如听到多为病理性的。

（1）心音类型：

1）第一心音（first heart sound，$S_1$）：主要由二尖瓣和三尖瓣关闭时的振动所产生；其次，两心室的收缩以及半月瓣开放时的振动等均参与了第一心音的形成。第一心音的出现标志着心室收缩期的开始。听诊特点：①心尖部听诊最清楚；②音调较低钝；③强度较响；④持续时间较长；⑤与心尖搏动同时出现。

2）第二心音（second heart sound，$S_2$）：主要由主动脉瓣和肺动脉瓣关闭时的振动所产生；其次，大血管受血流冲击以及房室瓣开放时所产生的振动等均参与了第二心音的形成。第二心音的出现标志着心室舒张期的开始。听诊特点：①心底部听诊最清楚；②音调较高且清脆；③强度较 $S_1$ 弱；④持续时间较第一心音短；⑤与心尖搏动之后出现。正常儿童及青少年肺动脉瓣区第二心音（$P_2$）较主动脉瓣区第二心音（$A_2$）强（$P_2 > A_2$）；老年人则相反（$A_2 > P_2$）；中年人二者几乎相等（$A_2 = P_2$）。

（2）第一心音和第二心音的区别：正确区别第一心音和第二心音是心脏听诊的重要环节，只有先确定第一、第二心音之后，才能确定心室收缩期和舒张期；确定异常心音或杂音出现的时期；以及第一心音和第二心音的时间关系。第一心音和第二心音的区别见表 27-3。

**表 27-3　第一心音与第二心音的区别**

| 项目 | 第一心音 | 第二心音 |
|---|---|---|
| 听诊部位 | 心尖部最清晰 | 心底部最清晰 |
| 音调 | 较低 | 较高 |
| 强度 | 较响 | 较 $S_1$ 弱 |
| 所占时间 | 较长，持续约 0.1s | 较短，持续约 0.08s |
| $S_1$ 与 $S_2$ 间隔 | $S_1$ 与 $S_2$ 间隔较短 | $S_2$ 与下一个心动周期 $S_1$ 间隔较长 |
| 与心尖搏动关系 | 同时出现 | 在心尖搏动之后出现 |

（3）心音的改变及其临床意义：

1）心音强度改变：

① 第一心音强度改变：与心室肌收缩力、心室充盈情况、瓣膜弹性及位置有关。

a．第一心音增强：见于二尖瓣狭窄，系由于舒张期左心室充盈减少，以致在心室开始收缩时二尖瓣位置较低，以及由于心室充盈减少，收缩时间亦相应缩短，左心室内压迅速上升，致低位的二尖瓣突然紧张关闭，产生较大振动所致。此时，在心尖部可闻高调、清脆、呈拍击声的第一心音，称“拍击性”第一心音。也可见于心室收缩力增强时，如高热、甲状腺功能亢进症等。

b．第一心音减弱：见于二尖瓣关闭不全时，由于左心室在舒张期过度充盈，使二尖瓣位置较高，关闭时活动幅度减小所致。也可见于心肌收缩力减弱时，如心肌炎、心肌病、心肌梗死和左心衰竭等。

② 第二心音改变：影响第二心音强度的主要因素为主动脉、肺动脉内的压力及半月瓣的情况。

a．主动脉瓣区第二心音（$A_2$）变化：主动脉内压力增高时，$A_2$ 增强，并带有高调金属性音调，主要见于高血压、动脉粥样硬化等。主动脉内压力降低时，$A_2$ 减弱，主要见于主动脉瓣狭窄或关闭不全等。

b．肺动脉瓣区第二心音（$P_2$）变化：肺动脉内压力增高时，$P_2$ 增强，主要见于二尖瓣狭窄等。肺动脉内压力降低时，$P_2$ 减弱，主要见于肺动脉瓣狭窄或关闭不全等。

2）心音性质改变：当心肌有严重病变时，第一心音失去原有低钝特征而与第二心音相似，且多有心率增快，致收缩期与舒张期时间几乎相等，听诊有如钟摆的“滴答”声，称钟摆律。如同时伴有心动过速，心率 > 120 次 / 分，酷似胎儿心音，又称胎心律。二者均可见于重症心肌病、心肌炎和急性心肌梗死。

3）心音分裂（splitting of heart sounds）：第一或第二两个心音的各自两个主要组成成分间的间隔延长，在听诊时出现一个心音分成两个心音的现象，称为心音分裂。生理及病理情况下均可出现心音分裂。$S_1$ 分裂是由于二尖瓣和三尖瓣的关闭时间明显不同步所致。$S_2$ 分裂是由于主动脉瓣和肺动脉瓣的关闭时间明显不同步所致。

4）额外心音（extra cardiac sound）：指在正常两个心音之外，额外出现的病理性附加音。

① 奔马律：系在 $S_2$ 之后出现的响亮额外心音，在心率快时，与原有的 $S_1$、$S_2$ 共同组成韵律，犹如马奔跑时的蹄声，故称奔马律。奔马律是心肌严重损害的体征。

**知识链接**

### 医源性额外心音

由于心血管病治疗技术的发展，人工器材置入心脏，也可导致额外心音。常见的主要有两种：①人工瓣膜音：在置换人工金属瓣后均可产生瓣膜开关时撞击金属支架所致的金属乐音，音调高、响亮、短促。② 人工起搏音：安置起搏器后可能出现两种声音：a．起搏音：高频、短促、带喀喇音性质；b．膈肌音：为起搏电极发放的脉冲电流刺激膈肌引起膈肌收缩所产生。

② 二尖瓣开放拍击音：也称开瓣音。在二尖瓣狭窄时，于第二心音之后出现的一个音调较高而清脆的附加音。它的出现表示瓣膜尚有一定弹性，可作为二尖瓣分离术适应证的参考条件之一。

4．心脏杂音（cardiac murmurs）是指在心音与额外心音之外出现的一组不同频率、不同强度、持续时间较长的夹杂声音，它可以与心音完全分开，也可以与心音连续，甚至完全掩盖心音。杂音对某些心血管病的诊断具有重要意义。

（1）杂音产生的机制：杂音是由于血流加速或血流紊乱，产生湍流，并形成湍流场（旋涡），使心壁、瓣膜或大血管壁产生振动所致（图 27-32）。

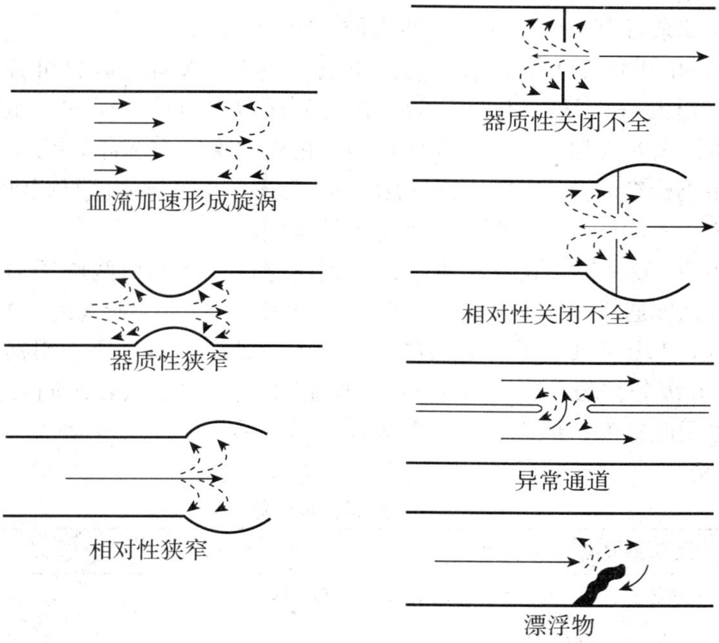


**图 27-32 杂音的产生机制示意图**

1）血流加速：在正常情况下，血液在血管中的流动为层流，其中央部流速最快，越远离中央部越慢，这称为层流。在一定管径、一定黏性系数下，从层流变为湍流的速度是固定的。如血流速度超过层流变为湍流的速度时，则产生湍流场，使心壁或大血管壁发生振动，则产生杂音。见于运动后、贫血、甲状腺功能亢进症等。

2）瓣膜口狭窄：血流通过狭窄部位产生湍流，出现杂音，如二尖瓣狭窄、主动脉瓣狭窄等。

3）瓣膜关闭不全：血液通过关闭不全的瓣膜而逆流，产生湍流场，见于二尖瓣关闭不全、主动脉瓣关闭不全等。

4）异常血流通道：心脏或大血管间有异常通道，血流通过异常通道时会形成旋涡而产生杂音，如室间隔缺损、动脉导管未闭等。

5）心腔内有漂浮物：如心内膜炎时心内膜上的赘生物或心室内乳头肌、腱索断裂的残端漂浮，干扰血流，产生湍流场，而引起杂音。

6）血管腔扩大：血液从正常血管腔流入扩大的部分时，产生湍流场，而引起杂音，如动脉瘤。

（2）杂音听诊要点：

1）杂音最响部位：杂音的最响部位常与病变部位有关。一般来说，杂音在某瓣膜听诊区最响，病变就在该区相应的瓣膜。如杂音在心尖部最响，提示病变就在二尖瓣；在主动脉瓣区最响，提示主要为主动脉瓣病变。

2）杂音出现的时期：发生在第一心音和第二心音之间的杂音，称为收缩期杂音（systolic murmur，SM）；发生在第二心音与下一个心动周期的第一心音之间的杂音，称为舒张期杂音（diastolic murmur，DM）；连续出现在收缩期和舒张期的杂音，称为连续性杂音（continuous murmur）；收缩期与舒张期均出现但不连续，则称为双期杂音。舒张期和连续性杂音均为器质性杂音，而收缩期杂音有功能性和器质性两种，应注意区分。

3）杂音性质：由于病变不同，杂音的性质也不一样，按音色区分可分为吹风样、隆隆样（雷鸣样）、叹气样、机器样、乐音样等。按音调区分又可分为柔和、粗糙两种。功能性杂音较柔和，器质性杂音较粗糙。二尖瓣区收缩期粗糙的吹风样杂音，提示二尖瓣关闭不全；二尖瓣区舒张期雷鸣样杂音是二尖瓣狭窄的特征性杂音；主动脉瓣区舒张期叹气样杂音，为主动脉瓣关闭不全；机器样杂音主要见于动脉导管未闭。

4）杂音强度：一般来说，狭窄越重、血流速度越快、狭窄口两侧压力差越大，则杂音越强。收缩期杂音强度通常采用 Levine 6 级分级法（表 27-4）。一般来说，2 级及其以下收缩期杂音多为功能性，3 级及其以上多为器质性，但仍应结合杂音性质、粗糙程度等来判断功能性抑或器质性。6 级分类法具体描述为 3/6 级收缩期杂音、4/6 级收缩期杂音等。 对舒张期杂音的分级有人也用此标准，但亦有人只分为轻、中、重三级。

**表 27-4　杂音强度分级**

| 级别 | 响度 | 听诊特点 |
|---|---|---|
| 1 | 最轻 | 微弱，安静环境下须仔细听诊才能听到 |
| 2 | 轻度 | 较易听到的弱杂音 |
| 3 | 中度 | 明显的杂音，较响亮 |
| 4 | 响亮 | 杂音响亮，常伴有震颤 |
| 5 | 很响 | 杂音很强，但听诊器离开胸壁即听不到，伴有较强的震颤 |
| 6 | 最响 | 极响亮的杂音、震耳，即使听诊器离开胸壁一定距离也能听到，有强烈的震颤 |

5）杂音的传导：杂音常沿着产生杂音的血流方向传导，也可经周围组织向四周扩散。杂音越响，传导越广。根据杂音的最响部位及其传导方向有助于判断杂音的来源及其病理性质，如二尖瓣关闭不全产生的收缩期杂音，在心尖部最响，并向左腋下及左肩胛下角处传导；主动脉瓣狭窄的收缩期杂音，在主动脉瓣区最响，可向颈部传导。

6）杂音与体位、运动、呼吸的关系：① 体位：改变体位可使某些杂音的强度发生变化，如二尖瓣狭窄的舒张期杂音在左侧卧位更明显。② 呼吸：呼吸可改变心脏的位置及左、右心室的排血量，从而影响杂音的强度，如深呼气时，可使二尖瓣关闭不全的杂音增强。③ 运动：运动时可使血流速度加快，心肌收缩力增强，故使杂音增强，如二尖瓣狭窄的舒张期杂音，在活动后增强。

5．心包摩擦音（pericardial friction sound）　在心包炎时，心包的壁层和脏层因有纤维蛋白沉着而变得粗糙，在心脏搏动时，两层粗糙的心包互相摩擦而产生心包摩擦音。其与心搏一致，在心脏收缩期及舒张期均可听到，而与呼吸运动无关，音质粗糙，似用指腹摩擦耳壳声。通常在胸骨左缘3、4肋间处较易听到（图27-33），在坐位前倾、屏住呼吸时更清楚。心包摩擦音见于风湿性、结核性心包炎及急性心肌梗死、尿毒症等。当心包腔有一定积液量后，摩擦音可消失。

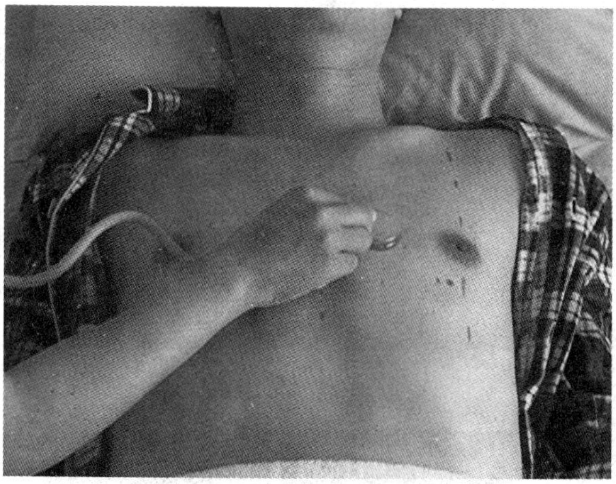

图27-33　心包摩擦音听诊

# 第五节　血管评估

**案例**

患者女，43岁，以“心包积液”收入院。身体评估时发现患者脉搏吸气时减弱甚至消失。

问题：

1．患者脉搏出现了哪种异常？为什么？

2．此种脉搏产生机制是什么？

## 一、脉搏

评估脉搏主要用触诊。进行脉搏触诊时，一般选择桡动脉，也可选择肱动脉、股动脉、足背动脉、颈动脉等（图27-34）。通常用示指、中指、无名指的指腹进行触诊，比较两侧动脉的强弱及出现时间是否相同，一般两侧脉搏差异很小。在病理情况下，可有明显差异。一般在确定两侧桡动脉脉搏相同后，即可利用一侧进行评估。

### （一）脉率

正常人脉率因年龄、性别而有不同。正常成人脉率60～100次/分。进食后、劳动、情绪激动时脉率可增快。在病理情况下，脉搏可增加或减慢，如发热、贫血、甲状腺功能亢进症、心力衰竭、休克、心肌炎等脉搏速率增加；颅内压增高、Ⅱ度以上房室传导阻滞、甲状腺功能减退等脉率减慢。

### （二）节律

正常人脉搏的节律是规则的，且强弱相等。但正常青年及儿童可有窦性心律不齐，即吸气时脉搏增快，呼气时减慢。各种心律失常可伴有脉律不整，有时有一定规律，如二联脉、三联脉；有时完全无规律，如心房颤动；Ⅱ度房室传导阻滞者可有脉搏脱落，称脱落脉等。

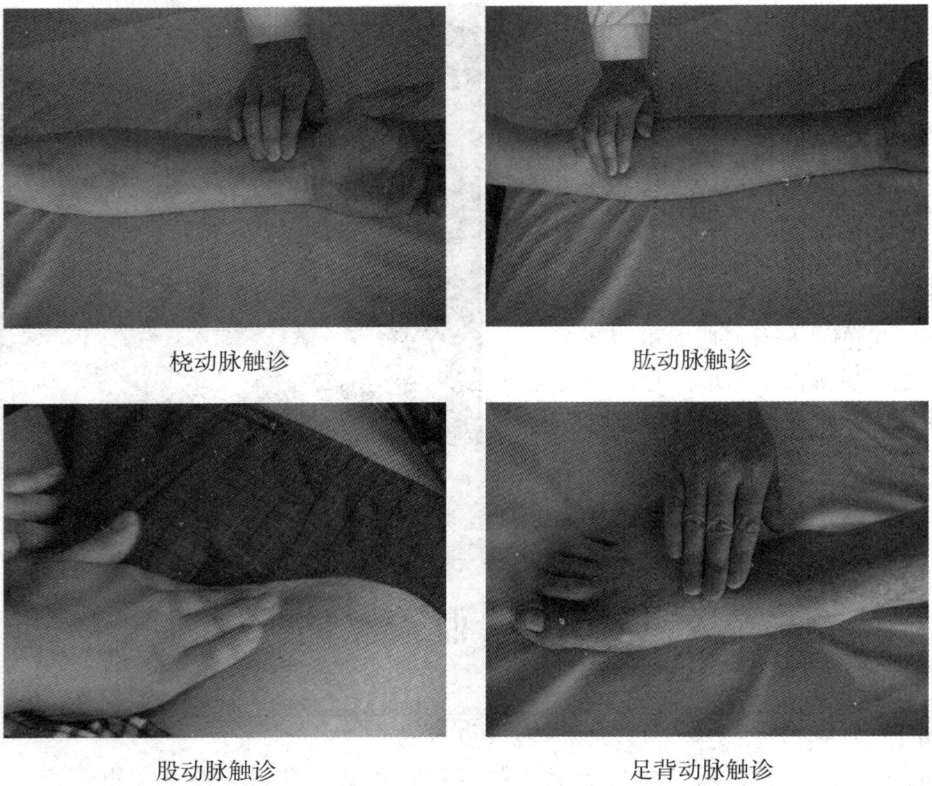


**图 27-34　浅表动脉触诊**

**（三）强弱或大小**

脉搏强弱或大小与心搏出量、脉压和周围血管阻力有关。心搏出量增加、脉压增大、周围动脉阻力减低时，脉搏强而振幅大，称为洪脉，见于高热、甲状腺功能亢进症、主动脉瓣关闭不全等。反之，脉搏减弱而振幅小，称为细脉，见于心力衰竭、休克等。

**（四）紧张度和动脉壁状态**

脉搏紧张度与动脉收缩压高低有关。评估时以示指、中指和环指的指腹置于桡动脉上，用近心端手指压迫阻断血流，逐渐施压直至远端手指触不到脉搏，此时近心端手指完全阻断动脉搏动所施的压力即为脉搏紧张度。正常人动脉壁光滑、柔软，并具有一定弹性，动脉硬化时，动脉壁弹性消失，呈条索状。

**（五）脉搏波形**

脉搏波形是用脉波计描记出来的曲线，也可借助脉搏触诊粗略地估计其波形。

1．水冲脉（water hammer pulse）　脉搏骤起骤落、急促而有力。因脉压增大所致，主要见于主动脉瓣关闭不全、甲状腺功能亢进症、严重贫血等。评估时评估者紧握患者腕部掌面，将患者手臂高举过头，可感到急促有力的冲击。

2．交替脉（pulse alternans）　为节律规则而强弱交替出现的脉搏，其产生机制是由于左心室收缩力强弱交替所致，是左心衰竭的重要体征之一。见于高血压性心脏病、急性心肌梗死等。

3．奇脉（paradoxical pulse）　吸气时脉搏显著减弱或消失的现象称为奇脉。见于心包积液和缩窄性心包炎，是心包压塞的重要体征之一。其产生主要与左心室排血量减少有关。

## 二、血压

血压测量方法及注意事项见《护理学基础》教材。

### （一）血压标准

正常成人血压水平的定义和分类见表 27-5。

**表 27-5　成人血压水平的定义和分类**

| 类型 | 收缩压（mmHg） | 舒张压（mmHg） |
|---|---|---|
| 正常血压 | ＜ 120 | ＜ 80 |
| 正常高值 | 120 ～ 139 | 80 ～ 89 |
| 高血压 | ≥ 140 | ≥ 90 |
| 1 级高血压（轻度） | 140 ～ 159 | 90 ～ 99 |
| 2 级高血压（中度） | 160 ～ 179 | 100 ～ 109 |
| 3 级高血压（重度） | ≥ 180 | ≥ 110 |
| 单纯收缩期高血压 | ≥ 140 | ＜ 90 |

### （二）血压波动的临床意义

1．高血压　高血压定义为收缩压≥ 140mmHg 和（或）舒张压≥ 90mmHg 称为高血压。临床上大多数为原发性高血压，原因不明。高血压也可为某些疾病的临床表现之一，如可见于肾疾病、肾动脉狭窄、颅内压增高等，称为继发性高血压。

2．低血压　血压低于 90/60mmHg，称为低血压。常见于休克、急性心肌梗死、心力衰竭等，也可见于极度衰弱者及少数正常人。

3．双侧上肢血压差别显著　正常双侧上肢血压差别达 5 ～ 10mmHg，若超过此范围则属异常，见于多发性大动脉炎等。

4．脉压改变　脉压＞ 40mmHg 为增大，见于主动脉瓣关闭不全、甲状腺功能亢进症等。脉压＜ 30mmHg 为脉压减小，主要见于主动脉瓣狭窄、心包积液等。

**知识链接**

**动态血压监测**

动态血压监测是使用动态血压检测仪按设定的时间间隔，24 小时连续记录血压，对血压进行动态监测的一种方法，是高血压诊治的一个重要方面。一般设白昼时间为 6am ～ 10pm，每 15 或 20 分钟测血压一次；晚间为 10pm ～次晨 6am，每 30 分钟记录一次。动态血压的国内正常参考标准为：24 小时平均血压值＜ 130/80mmHg；白昼平均值＜ 135/85mmHg；夜间平均值＜ 120/70mmHg。凡疑有隐蔽性高血压、发作性高血压或低血压、白大衣高血压、顽固难治性高血压均应考虑作动态血压监测。

## 三、周围血管征

### （一）毛细血管搏动（capillary pulsation）征

用手指轻压患者甲床末端，或以清洁玻片轻压其口唇黏膜，使局部发白，如见到受压部分的边缘有红、白交替的节律性微血管搏动现象，称为毛细血管搏动征阳性。

### （二）枪击音（pistol shot sound）

将听诊器膜型体件置于肱动脉或股动脉处，可听到一种短促如射枪的“Ta-Ta-”声音，称为枪击音。

### （三）Duroziez 双重杂音

将听诊器钟型体件置于股动脉上，可听到收缩期及舒张期双期吹风样染杂音。

身体评估时如发现毛细血管搏动征、枪击音、Duroziez 双重杂音、水冲脉可统称为周围血管征阳性，主要见于主动脉瓣关闭不全、甲状腺功能亢进症等，因脉压增大所致。

## 思考题

1．心脏叩诊应注意哪些问题?
2．如何分辨第一心音、第二心音?
3．心脏杂音产生机理及杂音听诊要点是什么?
4．周围血管征评估包括哪几项？有何临床意义？产生机制是什么？
5．总结一下到目前为至你已学会了哪些心力衰竭的症状及体征？

（吴光煜）

# 第二十八章

# 腹部评估

教学目标

通过本课程学习，学生应能够

1. 定义腹部评估常用体表标志并正确找出其位置。
2. 按视、触、叩、听顺序描述腹部评估的各项内容。
3. 应用所学知识区分出腹部正常状态、生理变异及异常体征。
4. 解释腹部常见异常体征的产生机制及临床意义。
5. 在正常人体上按视、触、叩、听顺序正确、规范进行腹部评估并描述评估所见。

腹部主要由腹壁、腹腔和腹腔内脏器组成。腹部的范围是上起膈肌，下至骨盆。腹部体表上以两侧肋弓下缘和胸骨剑突与胸部为界，下至两侧腹股沟韧带和耻骨联合，前面及侧面为腹壁，后面为脊柱及腰肌，其内为腹膜腔及腹腔脏器。

## 第一节　腹部的体表标志与分区

作腹部评估前，必须首先熟悉腹部脏器的部位及其体表投影。为准确描述和记录脏器及病变的位置，需要借助某些体表标志，并对腹部进行适当分区。

### 一、体表标志（图 28-1，图 28-2）

1. 肋弓下缘　由 8 ～ 10 肋软骨和第 11、12 浮肋构成肋弓，其下缘为腹部体表的上界，常用于腹部分区、肝脾测量等。

2. 剑突　是胸骨下端的软骨，是腹部体表的上界，常作为肝测量的标志。

3. 脐　为腹部中心，平 3 ～ 4 腰椎间隙，常作为腹部四区法及阑尾压痛点的定位标志。

4. 髂前上棘　髂嵴前方的突出点，常作为腹部九区法及阑尾压痛点的定位标志。

5. 腹直肌外缘　相当于锁骨中线的延续，右侧腹直肌外缘与肋弓下缘的交界处为胆囊点。

6. 腹中线（腹白线）　为前正中线的延续，为腹部四区法的垂直线。

7. 耻骨联合　是两耻骨间的纤维软骨连接，与耻骨共同组成腹部体表下界。

8. 腹股沟韧带　两侧腹股沟韧带与耻骨联合上缘共同构成腹部体表下界，此处常作为寻找股动脉、股静脉标志。

9．脊肋角（肋脊角）　背部两侧第 12 肋与脊柱的交角，为评估肾压痛、肾区叩击痛的位置（图 28-2）。

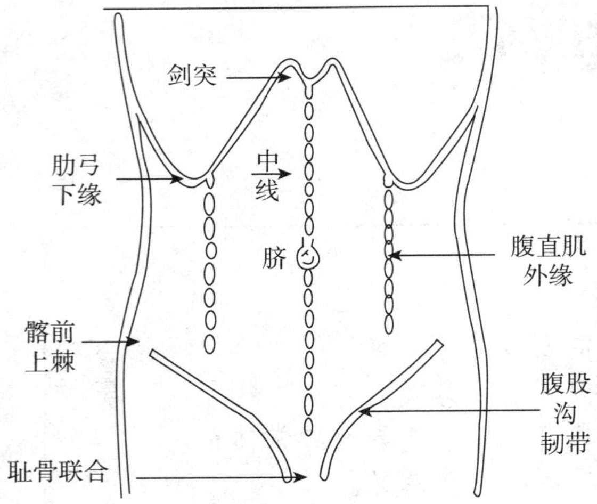


**图 28-1　腹部前面体表标志示意图**

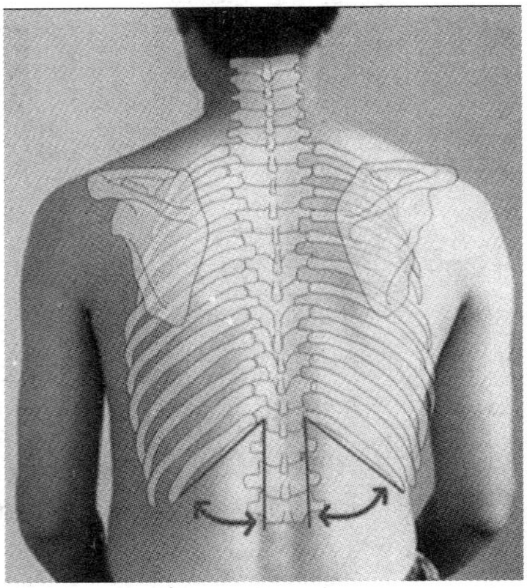

**图 28-2　脊肋角**

## 二、腹部分区

为描述症状及体征的正确部位及范围，常人为地将腹部分为几个区域，临床上常用的腹部分区法为四区法和九区法：

### （一）四区法

通过脐做一水平线和一垂直线，两线相交将腹部分为右上腹、右下腹、左上腹和左下腹四区（图 28-3）。各区所包含的主要脏器有：

1．右上腹部　肝、胆囊、胃幽门、胰头、右肾及右肾上腺、十二指肠、小肠、结肠肝曲、部分横结肠、腹主动脉。

2．右下腹部　盲肠、阑尾、部分升结肠、小肠、右输尿管、膨胀的膀胱、增大的子宫、女性右侧卵巢及输卵管、男性右侧精索。

3．左上腹部　肝左叶、胃、脾、胰体及胰尾、左肾及左肾上腺、小肠、结肠脾曲、部分横结肠、腹主动脉。

4．左下腹部　部分降结肠、乙状结肠、小肠、左输尿管、膨胀的膀胱、增大的子宫、女性左侧卵巢及输卵管、男性左侧精索。

### （二）九区法

由两条水平线和两条垂直线将腹部分为九区。上面的水平线为两肋弓下缘连线，下面的水平线为两侧髂前上棘连线，两条垂直线分别为通过左、右髂前上棘至腹中线连线中点所作的垂直线。上述四线相交将腹部分为九区，即左、右上腹部（季肋部）；左、右侧腹部（腰部）；左、右下腹部；上腹部；中腹部及下腹部（图 28-4）。

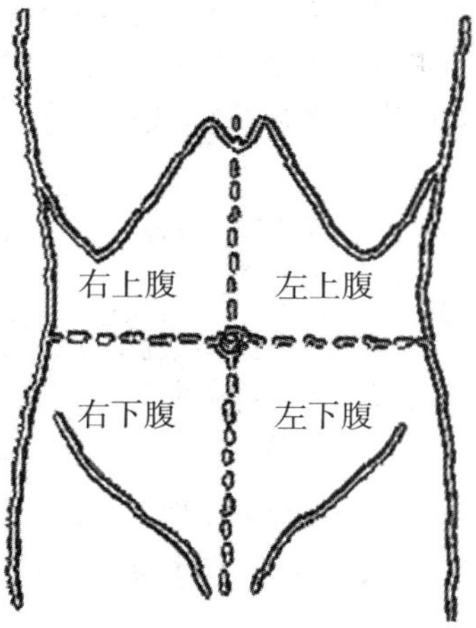


图 28-3 腹部体表分区示意图（四区法）

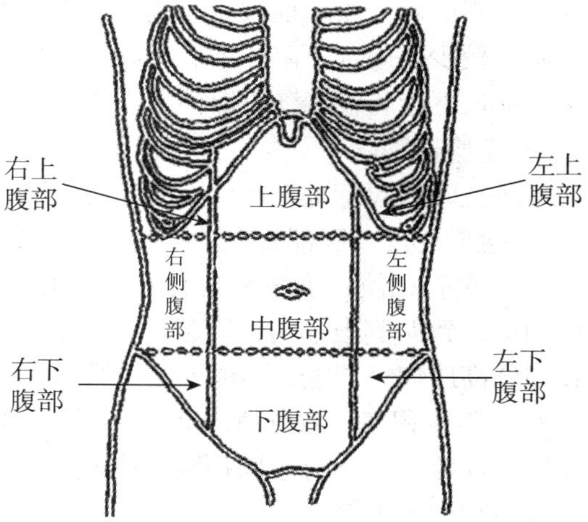


图 28-4 腹部体表分区示意图（九区法）

# 第二节 视 诊

**案例**

患者男，24岁，农民。患者近2日来腹泻、每日10多次，为大量水样便，并呕吐数次，量大，病后尿少。

身体评估：神志清，皮肤弹性差，眼窝凹陷，心、肺（–），腹部明显凹陷，呈舟状腹，肠鸣音活跃。

问题：

1. 此患者症状及体征有何特点？
2. 患者舟状腹是何原因是造成的？为什么？
3. 腹部视诊应注意哪几个问题？

进行腹部视诊时，被评估者应取仰卧位，充分暴露全腹，光线宜充足且柔和，最好是自然光。评估者立于被评估者的右侧，自上而下进行视诊。有时为观察腹部小的隆起或蠕动波，评估者需俯身或蹲下以使眼睛与被评估者腹部在同一水平，从侧面呈切线方向观察。

## 一、腹部外形

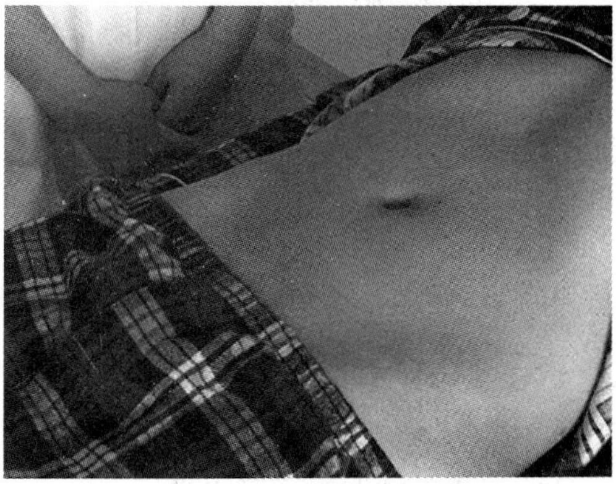

图 28-5 腹部外形视诊

正常人腹部双侧对称。正力型成年人平卧位时，前腹壁处于肋缘至耻骨联合同一平面或略低，称腹部平坦（图 28-5），坐起时脐以下部分稍前凸。肥胖者及小儿前腹壁稍高于肋缘至耻骨联合的平面，称腹部饱满。消瘦者因前腹壁皮下脂肪较少，腹部下陷，前腹壁稍低于肋缘至耻骨联合的平面，称腹部低平。老年人腹肌松弛，但皮下脂肪较多，腹形稍大或宽扁。腹部明显膨隆或凹陷具有病理意义。

### （一）腹部膨隆

平卧位时前腹壁呈隆起状，明显高于肋缘至耻骨联合的平面，称腹部膨隆。

1．全腹膨隆　腹部弥漫性隆起，呈球形或扁圆形。常见于下列情况：

（1）腹腔积液：当腹腔内有大量积液（腹水），在平卧位时，因腹壁松弛，液体沉积于腹腔两侧，致两侧腹壁明显隆起，呈扁平状，称为蛙腹。坐位时，致下腹部膨隆。常见于肝硬化门脉高压症、严重心功能不全、肾病综合征等。

（2）腹内积气：胃肠道内有大量积气时可引起全腹膨隆，使腹部呈球形，腹部形状不随体位改变而改变。常见于肠梗阻或中毒性肠麻痹等。腹腔内有积气时称为气腹，常见于胃肠穿孔及治疗性人工气腹。

（3）腹内巨大包块：如巨大卵巢囊肿、畸胎瘤等。

全腹膨隆时，为观察其程度和变化，常需测量腹围。方法是让被评估者排尿后平卧，用软尺经脐绕腹一周，所得周长为脐周腹围，通常以厘米为单位；还可以同时测其腹部最大周长，即最大腹围。

2．局部膨隆　腹部局部膨隆常见于腹腔内有肿大的脏器、腹内肿瘤、炎症性包块及腹壁上的肿物等。右上腹膨隆可见于肝肿瘤、肝脓肿、胆囊肿大等；左上腹膨隆多见于巨脾；上腹中部膨隆见于幽门梗阻、胰腺肿瘤等；下腹部膨隆见于子宫增大、膀胱胀大，后者排尿后可以消失。

### （二）腹部凹陷

仰卧时前腹壁明显低于肋缘至耻骨联合平面，称腹部凹陷。

1．全腹凹陷　仰卧时前腹壁明显凹陷，主要见于脱水和消瘦者。严重时，前腹壁凹陷几乎贴近脊柱，肋弓、髂嵴和耻骨联合显露，腹外形如舟状，称舟状腹（图 28-6）。见于重度脱水、恶病质，如恶性肿瘤等消耗性疾病。

2．局部凹陷　较少见，多因腹部外伤或手术后瘢痕收缩所致。

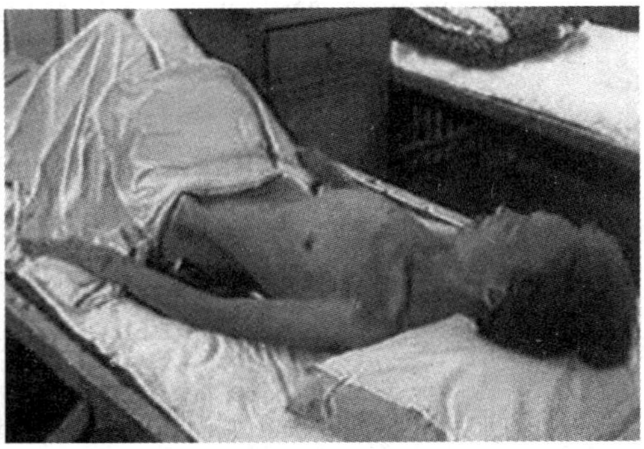

**图 28-6　舟状腹**

## 二、呼吸运动

正常人腹壁随呼吸而上下起伏，吸气时上抬，呼气时下陷，即为腹式呼吸运动。男性及儿童以腹式呼吸为主，女性则以胸式呼吸为主。腹膜炎、剧烈腹痛、大量腹水及膈肌麻痹等均可致腹式呼吸运动减弱或消失。

## 三、腹壁静脉

正常人腹壁皮下静脉一般不显露，在较瘦或皮肤白皙者可隐约看到腹壁静脉，但无扩张及迂曲。正常情况下，脐水平以上的腹壁静脉血流自下向上，经胸壁静脉和腋静脉进入上腔静脉；脐水平以下的腹壁静脉血流自上向下，经大隐静脉进入下腔静脉。

在门静脉高压致循环障碍或上、下腔静脉回流受阻时，由于侧支循环形成，此时腹壁静脉明显可见或迂曲变粗，则称腹壁静脉曲张。门静脉高压时，可见曲张的静脉以脐为中心向四周伸展，血液从脐静脉经脐孔进入腹壁浅静脉而流向四周，其血流方向与正常人相同（图28-7），称水母头。常在此处听到静脉血管杂音。

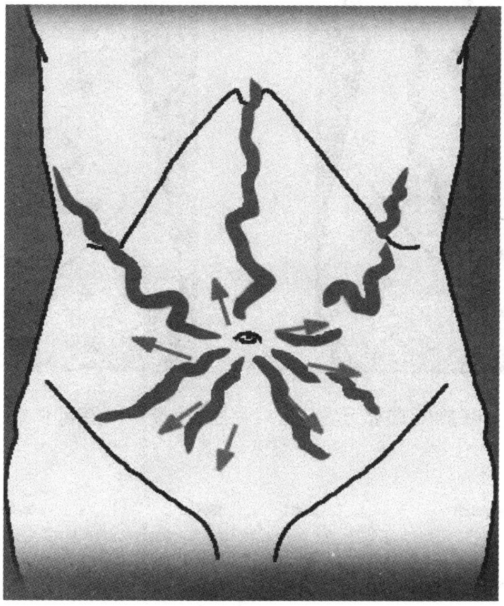

图 28-7　门静脉高压时腹壁静脉曲张示意图

**知识链接**

**脐静脉**

在胚胎时期的脐静脉于胎儿出生后闭塞而形成圆韧带。门脉高压时脐静脉再通，血液经脐静脉至脐孔再进入腹壁浅静脉流向四方，而形成以脐为中心向四周放射的曲张静脉，如水母头。

腔静脉阻塞时，曲张静脉多分布于腹壁及胸壁两侧。上腔静脉阻塞时，血流方向为自上而下流入大隐静脉（图28-8）。下腔静脉阻塞时，脐水平以下腹壁静脉血流方向为自下而上流入胸壁静脉和腋静脉（图28-9）。

根据腹壁静脉曲张分布及血流方向可判断静脉曲张的来源。判断血流方向的方法：选择一段无分支的腹壁静脉，评估者将右手示指和中指并拢压在该静脉上以阻断血流，然后一手指紧压静脉向外滑动，挤出该段静脉内血液，至一定距离后（约7.5 ~ 10cm）放松该手指，另一手指紧压不动，观察静脉是否迅速充盈，如迅速充盈，则血流方向是从放松的一端流向紧压手指的一端。再以同样方法放松另一手指，根据充盈情况即可判断出血流方向（图28-10）。

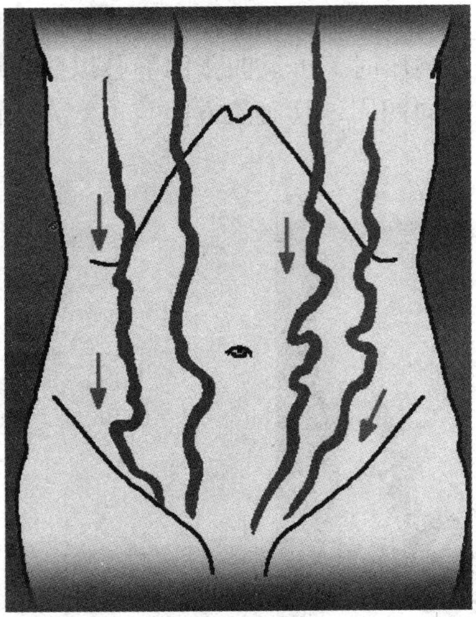
图 28-8　上腔静脉阻塞时腹壁静脉曲张示意图

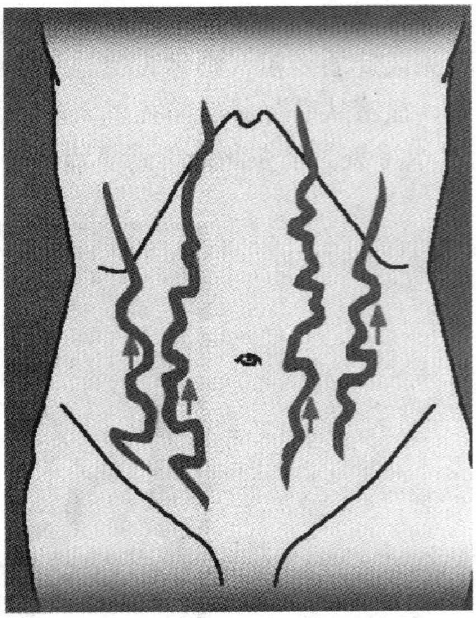
图 28-9　下腔静脉梗阻时腹壁静脉曲张示意图

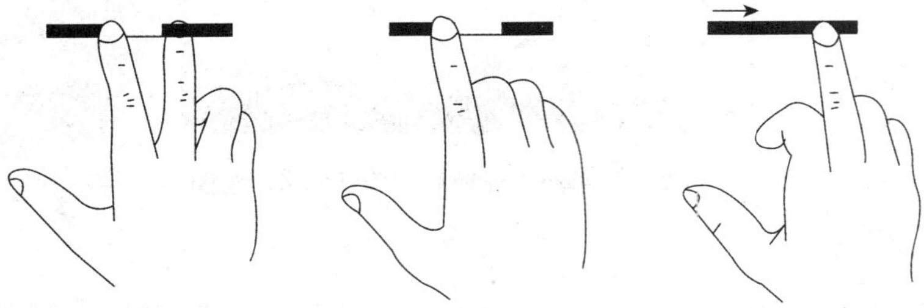

图 28-10　检查静脉血流方向示意图

## 四、胃肠型及蠕动波

除腹壁菲薄或松弛的老年人和极度消瘦者外，正常人腹部一般看不到胃或肠的轮廓及蠕动波。

胃肠道梗阻时，梗阻近端的胃或肠道因内容物聚积而饱满隆起，在腹壁可见到各自的轮廓，称胃型或肠型。同时，由于该部位蠕动加强，可在腹壁见到蠕动波。当幽门梗阻时，可见胃蠕动波自左肋缘下开始，缓慢向右推进，达右腹直肌旁消失，为正蠕动波。有时可见自右向左的逆蠕动波。小肠梗阻时，在脐部可见到呈梯形排列的肠型及方向不定的蠕动波。

# 第三节 触 诊

**案例**

患者男，32岁，因诊断胃溃疡、急性胃穿孔收入院。

问题：

1．此患者可能出现哪些症状及体征？

2．出现这些阳性体征的机制是什么？

触诊是腹部评估的主要方法。触诊时，患者应取低枕仰卧位，两上肢平伸放于躯干两侧，双腿屈曲稍分开，使腹部放松，并做均匀的腹式呼吸。评估者立于患者右侧。评估时，手要温暖，动作轻柔，一般自左下腹开始，以逆时针方向，先左后右，自下而上，由浅入深，触诊全腹各部。若患者已诉有疼痛部位，则应由健侧逐渐移向疼痛部位。边触诊边观察患者的反应与表情，或与患者交谈，可转移其注意力而减少腹肌紧张（图 28-11）。

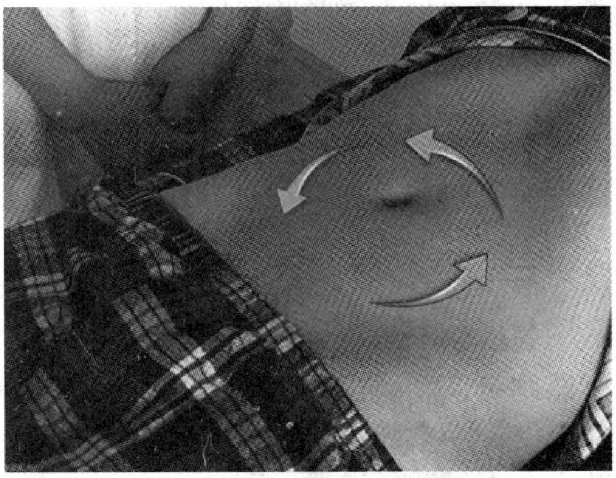

图 28-11　腹部触诊顺序

## 一、腹壁紧张度

正常人腹壁有一定张力，但触之柔软，较易压陷，称腹壁柔软。某些病理情况下，可致腹肌紧张度增加或减弱。

### （一）腹壁紧张度增加

主要为腹膜受炎症刺激引起腹肌痉挛所致。

1．全腹紧张度增加　多见于急、慢性腹膜炎。急性胃肠道穿孔或脏器破裂所致的急性弥漫性腹膜炎，全腹腹肌明显紧张，甚至强直，触诊硬如木板，称板状腹。慢性弥漫性结核性腹膜炎腹肌紧张度增高，触诊时腹壁柔韧且有抵抗力，不易压陷，如揉面团一样，称揉面感或柔韧感。

2．局部腹壁紧张度增加　因腹内脏器炎症累及腹膜所致，如急性胆囊炎可致右上腹肌紧张；急性胰腺炎可致上腹或左上腹肌紧张；急性阑尾炎可致右下腹肌紧张。

### （二）腹壁紧张度减弱

多因腹肌张力减低或消失所致，按压腹壁时感到腹壁松弛无力，失去弹性，全腹壁紧张度减低。多见于年老体弱、经产妇、慢性消耗性疾病及大量放腹水后的患者等。

## 二、压痛及反跳痛

### （一）压痛

正常人在进行腹部触诊时一般不引起疼痛，重按时仅有一种压迫感。若由浅入深按压腹部引起疼痛，称腹部压痛。腹膜受炎症刺激、脏器炎症、空腔脏器痉挛及腹壁病变等均可引起压痛。压痛部位常为相关脏器病变所在部位。压痛局限于一点，则称压痛点。某些位置较固定的压痛点常反映特定的疾病，如急性胆囊炎时，右上腹常有压痛；急性阑尾炎时，位于脐与右髂前上棘连线中、外 1/3 交界处常有压痛，为阑尾压痛点。

### （二）反跳痛

当触诊发现腹部压痛后，用并拢的 2 ～ 3 个手指（示、中、环指）压于原处稍停片刻，使压痛感觉趋于稳定，然后将手迅速抬起，若患者感觉腹痛骤然加剧，并伴有痛苦表情，称为反跳痛（图 28-12）。反跳痛为腹膜壁层受炎症累及的征象，当突然抬手时腹膜被激惹所致，是腹内脏器炎症累及邻近腹膜的标志。腹膜炎患者常有肌紧张、压痛与反跳痛，称腹膜刺激体征，亦称腹膜炎三联征。当腹内脏器炎症尚未累及腹膜壁层时，可仅有压痛而无反跳痛。

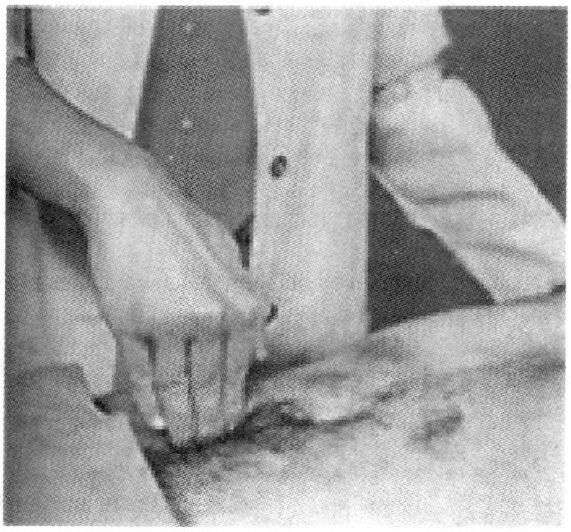

图 28-12　反跳痛评估方法示意图

## 三、波动感

腹腔内有大量游离液体时，用手触击腹部，可感到有波动感。评估方法是：让患者平卧，评估者以一手掌面贴于患者一侧腹壁，用另一手四指并拢、屈曲，用指端叩击对侧腹壁，如腹腔内有大量游离液体，则贴于腹壁的手掌就有被液体波动冲击的感觉，称波动感。为了防止腹壁本身的震动传至对侧，可请助手将一手手掌的尺侧缘压在患者腹壁正中线上，即可阻止腹壁震动的传导（图 28-13）。此法检查腹水需有 3000 ～ 4000ml 以上液量才能查出。

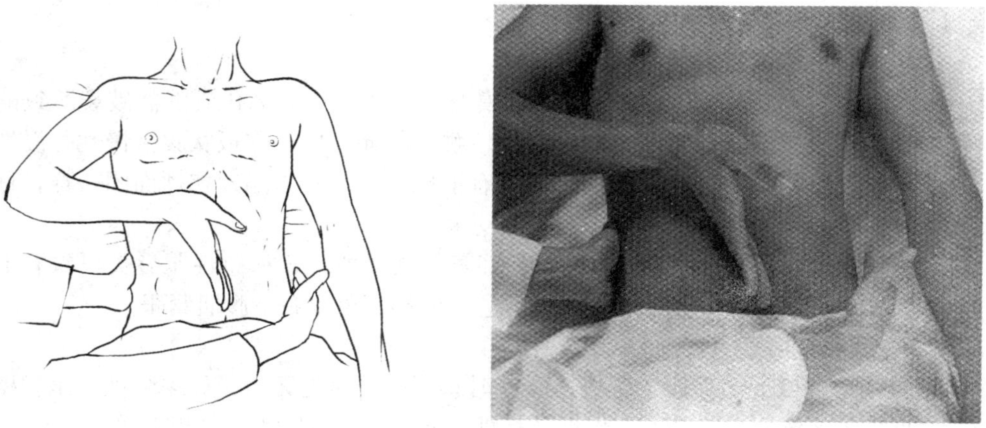

图 28-13　波动感评估方法示意图

## 四、肝触诊

**案例**

患者男，48岁，患“慢性乙型肝炎”10年，近1个月来感右上腹部疼痛、食欲不振、乏力加重，并有明显消瘦，而来诊。

身体评估：一般情况较差，肝面容，颈部有蜘蛛痣3个，肝掌（+），右上腹局部稍隆起，肝肋下5cm、质硬、表面不光滑、边缘不整齐、有压痛，脾肋下2cm，移动性浊音（-）。

问题：

1．该患者肝评估有何异常？特点是什么？

2．你应如何对该患者进行肝触诊？触诊肝应注意哪几项内容？

3．该患者可能为何种疾病？依据是什么？

### （一）触诊方法

1．单手触诊法　较为常用，让患者取仰卧位，两腿屈曲，使腹部放松。评估者站在被评估者右侧，将右手中间三指并拢，掌指关节伸直，示指与中指的指端指向右肋缘或示指前端的桡侧与右肋缘平行，与被评估者的呼吸运动紧密配合进行触诊。被评估者深吸气时，腹壁隆起，触诊的手随腹壁抬起，并以指端向前上迎触随膈肌下移的肝；深呼气时，腹壁松弛下陷，指端随之压向腹壁深部。如此反复，自下而上逐渐移向肋缘，直到触及肝缘或肋缘为止。以同样的方法于前正中线上触诊肝左叶（图 28-14）。触及肝者，需分别在右锁骨中线及前正中线上测量其肝缘至肋缘或剑突根部的距离，并以厘米（cm）表示。

2．双手触诊法　评估者右手位置同单手触诊法，同时左手手掌置于患者右腰背部，将肝向上托起，大拇指固定于右肋下缘，限制右下胸扩张，以增加膈肌下移的幅度，进而使吸气时下移的肝更易被触及（图 28-15）。

### （二）触诊内容

1．大小　正常人在右锁骨中线肋缘下一般触不到肝，少数人于深吸气时可于肋弓下触及肝下缘，但应在 1.0cm 以内；剑突基底下可触及肝下缘，多在 3.0cm 以内。肝下缘超出上

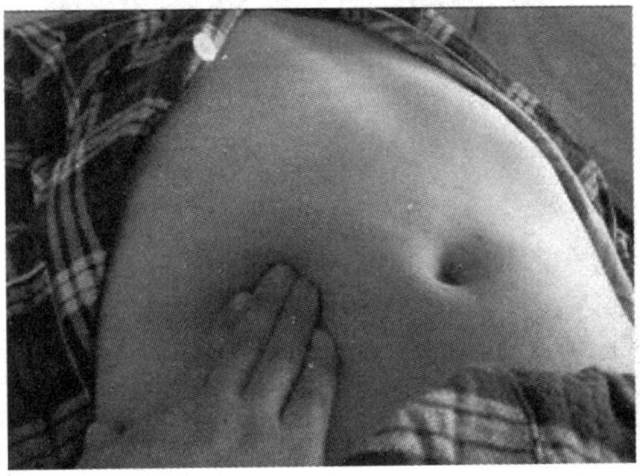

**图 28-14　肝单手触诊法**

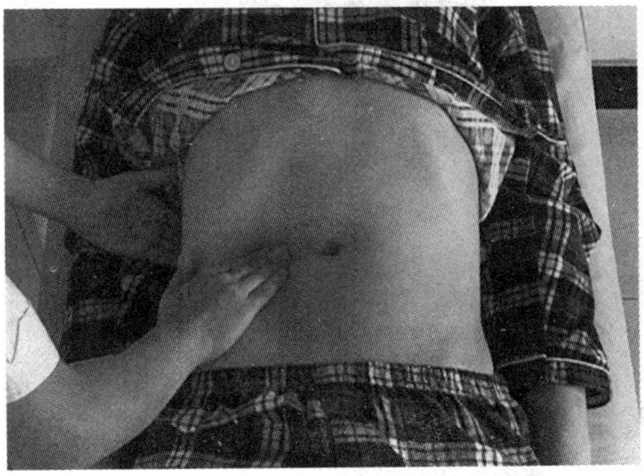

**图 28-15　肝双手触诊法**

述标准，其肝上界正常或升高，提示肝大。弥漫性肝大可见于肝炎、肝淤血、早期肝硬化、肝癌等。肝缩小见于急性或亚急性重症肝炎、门脉性肝硬化晚期等。

2．质地 肝质地一般分为三度：质软，如触口唇感，见于正常肝或急性肝炎；中等硬度，如触鼻尖感，见于慢性肝炎或脂肪肝；质硬，如触前额感，见于肝硬化、肝癌。

3．表面及边缘 正常肝表面光滑，边缘整齐，较薄或稍钝。肝硬化时，表面不光滑，呈不均匀的结节状，边缘锐薄、不整齐；肝淤血、脂肪肝时，表面光滑，边缘圆钝；肝癌则表面高低不平呈结节状，且边缘厚薄不一。

4．压痛 正常肝无压痛。如肝包膜有炎症反应或肝大受到牵拉，而有肝弥漫性压痛，见于肝炎或肝淤血。

肝颈静脉回流征（hepatojugular reflux）：评估者用手压迫右心衰竭患者右上腹肿大的肝时，则颈静脉充盈更为明显，称为肝颈静脉回流征阳性。是右心衰竭的重要体征之一，也可见于心包炎。其发生机制是：当压迫右心功能不全或心包炎患者的肝时，可使回流至下腔静脉及右心房的血量增加，但因右心房淤血与右心室舒张末压增高或右心室舒张受限，不能完全接受回流的血量，因而使颈静脉血量增多，充盈更为明显。

## 五、脾触诊

正常人脾不能触及。内脏下垂、左侧胸腔积液或积气等可导致膈肌下降，使脾随之向下移位，深吸气时可在左肋缘下触及脾边缘。除此以外，触及脾则提示为脾大至正常 2 倍以上。触诊脾时除要注意脾大小外，还需注意硬度、质地、表面与边缘、有无压痛等。

### （一）触诊方法

若脾明显肿大且位置较表浅时，单手触诊轻度用力即可触到；若脾轻度肿大、位置较深时，则需采用双手触诊法。

1．双手触诊法 患者取仰卧位，双腿屈曲。评估者位于患者右侧，左手绕过患者腹前方，手掌置于其左胸下部第 9 ～ 11 肋处，用力将脾由后向前托起。右手掌平放于脐左侧腹部，与肋弓呈垂直方向，以稍微弯曲的手指末端轻轻按压腹壁，并随被评估者的腹式呼吸运动逐渐由下向上进行触诊，直至触到脾缘或左肋缘（图 28-16）。脾轻度肿大而仰卧位不易触及，可嘱患者取右侧卧位，右下肢伸直，左下肢屈髋、屈膝，此时脾因重力的影响而向下、向前移位，较易触到（图 28-17）。

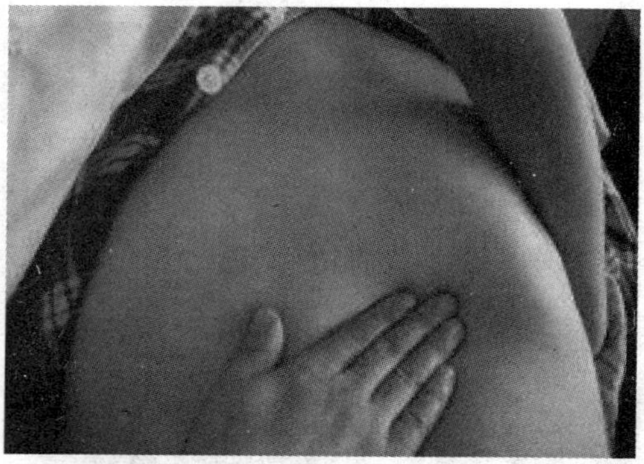

图 28-16 脾双手触诊示意图（平卧位）

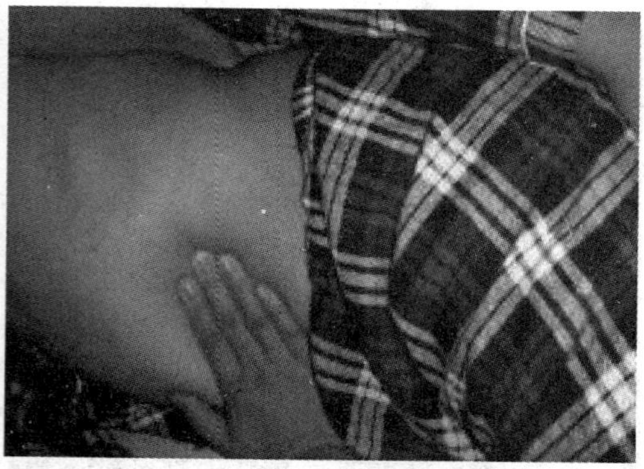

图 28-17 脾双手触诊示意图（侧卧位）

### （二）脾大的测量及常见病因

脾大时常测量左锁骨中线与肋缘交点至脾下缘的距离，脾大的测量法如下：

1．第Ⅰ线 指左锁骨中线与肋缘交点至脾下缘的距离，以厘米（cm）表示（图 28-18）。脾轻度肿大时只测量第Ⅰ线。

2．第Ⅱ线和第Ⅲ线 脾明显肿大时，应加测量第Ⅱ线和第Ⅲ线。第Ⅱ线测量是指左锁骨中线与肋缘交点至脾最远端的距离。第Ⅲ线测量是指脾右缘与前正中线的距离。如脾高度肿大向右超过前正中线，则测量脾右缘与前正中线的最大距离，以（+）表示。未超过前正中线则测量脾右缘与前正中线的最短距离，以（-）表示。

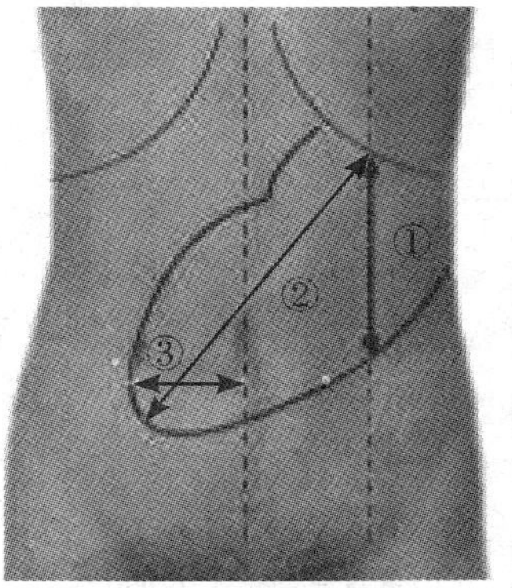

图 28-18 脾大测量法示意图

临床上常将脾大分为轻、中、高三度。深吸气时脾在肋下缘不超过 2cm，为脾轻度肿大，常见于急性及慢性肝炎、伤寒、败血症等；脾大超过肋下缘 2cm，但在脐水平线以上为中度肿大，常见于肝硬化、疟疾、慢性淋巴细胞白血病等；脾大超过脐水平线或向右超过前正中线为高度肿大，常见于慢性粒细胞白血病、黑热病、淋巴肉瘤等。

## 六、胆囊触诊

胆囊触诊可采用单手滑动触诊法进行。正常情况下，胆囊隐藏于肝下面的胆囊窝内，不能被触及。胆囊肿大时，可在右肋下腹直肌外缘处触到。肿大的胆囊一般呈梨形或卵圆形、张力较高，随呼吸而上下移动。若肿大的胆囊呈囊性感并有明显压痛者，常见于急性胆囊炎。

急性胆囊炎早期，胆囊尚未肿大或虽已肿大而未达肋缘以下者，则不能触及胆囊，但此时可探及胆囊触痛。其方法为：评估者将左手掌平放在患者的右胸下部，以拇指指腹以中等度压力按压于右肋弓与腹直肌外缘交界处（胆囊压痛点）。然后，嘱患者缓慢深吸气，在吸气过程中，有炎症的胆囊下移时碰到用力按压的拇指，即可引起疼痛，此为胆囊触痛。如因剧烈疼痛而突然屏气，称为墨菲（Murphy）征阳性（图 28-19）。

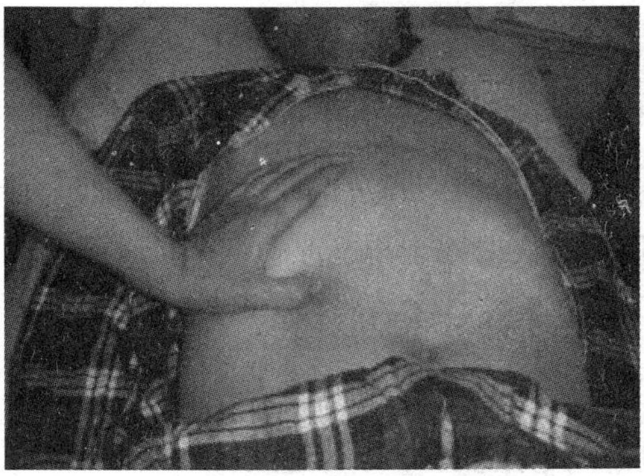
图 28-19 Murphy 征评估方法示意图

## 七、膀胱触诊

正常膀胱空虚时不能触及。触诊多采用单手滑动触诊法：患者取仰卧位，双下肢屈曲，评估者自脐开始向耻骨联合方向触摸。当膀胱内有尿液充盈时，在下腹部可触及圆形或扁圆形、有囊性感、有压痛、不能移动的肿物，排尿或导尿后此肿物消失。尿潴留常见于尿道梗阻、昏迷、脊髓疾病等患者。

**知识链接**

**正常人腹部可触到的结构**

在正常腹部可触到的结构有：①腰椎椎体与骶骨岬：消瘦或腹壁较薄者，在脐附近中线位置常可触到骨样硬度的肿块，自腹后壁向前突出，有时可触到其左前方有搏动，此即腰椎（$L_4 \sim L_5$）椎体或骶骨岬（$S_1$向前凸出处），其左前方搏动为腹主动脉搏动，易误为后腹壁肿瘤。②乙状结肠粪块：当乙状结肠内存有干结粪块时，常可能触到类圆形肿块或较粗索条、可有轻压痛、也可用手推动，易误认为肿瘤。③腹直肌肌腹及腱划：在腹直肌发达者或运动员的腹壁中上部可触到腹直肌肌腹，隆起略呈圆形或方块，较硬，其间有横行凹沟，为腱划，易误为腹壁肿物或肝缘。

# 第四节　叩　诊

**案例**

患者男，49岁，患“肝硬化”12年，近1个月来食欲不振、并发现腹部逐渐增大，下肢轻度浮肿，而来医院诊治。

问题：

1．该患者腹部逐渐增大可能是什么原因？

2．你用什么检查方法可发现这个异常体征？

腹部叩诊可用于评估某些腹腔实质脏器的大小、位置及有无叩痛；胃肠道充气情况；腹腔内有无肿物、积气或积液等。腹部叩诊多采用间接叩诊法。

## 一、腹部叩诊音

正常情况下，除肝、脾区呈浊音或实音外，腹部其余部分叩诊均为鼓音（图28-20）。鼓音明显、范围增大可见于胃肠道高度胀气、人工气腹或胃肠穿孔等；鼓音范围缩小可见于肝或脾等脏器极度肿大、腹腔内肿瘤或有大量腹水等。

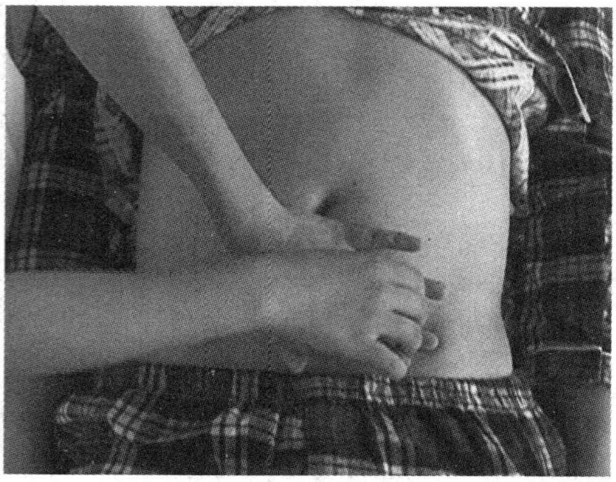

图28-20　腹部叩诊示意图

## 二、肝叩诊

### （一）肝上界及肝下界

嘱患者平卧位，平静呼吸，自右锁骨中线第2肋间开始，由肺部向下叩诊，叩诊音由清音转为浊音时，即为肝上界，又称肝相对浊音界，相当于被肺覆盖的肝顶部。再向下叩由浊音转为实音，称绝对浊音界。由腹部鼓音区沿右锁骨中线向上叩诊，当叩诊音由鼓音转为浊音时，即为肝下界（图 28-21）。因肝下缘较薄且与胃、结肠等空腔脏器重叠，很难叩准，故临床上多用触诊法确定肝下界。

肝的上下界与体型等有一定的关系。匀称体型者的正常肝上界位于右锁骨中线上第 5 肋间，下界位于右肋下缘，两者之间的距离称肝上下径，一般为 9 ～ 11cm（图 28-22）。矮胖体型者及妊娠妇女肝上、下界可上移一个肋间，瘦长体型者则可下移一个肋间。

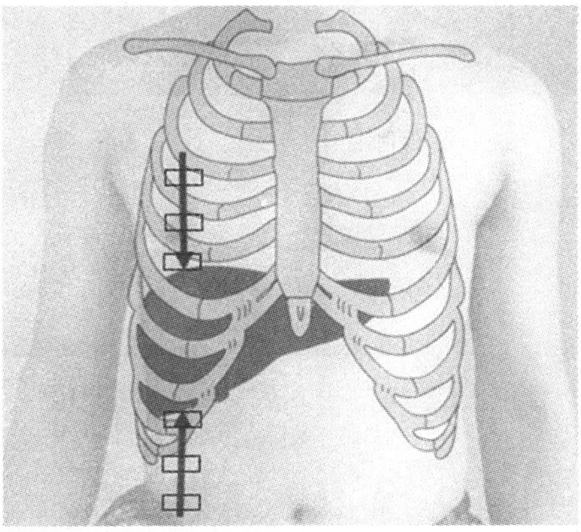

图 28-21　肝叩诊示意图

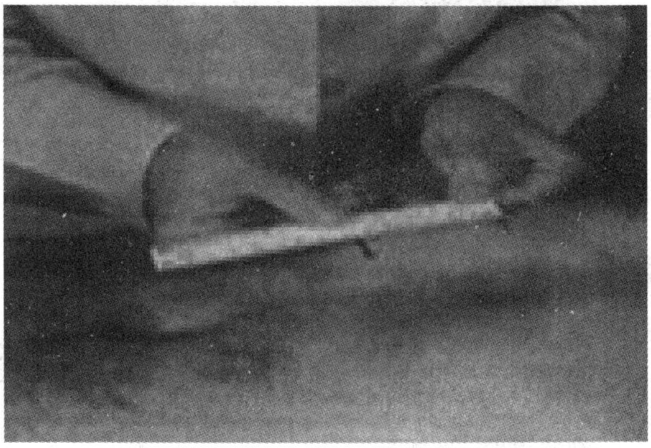

图 28-22　肝上下径测量示意图

病理情况：① 肝浊音界扩大，见于肝癌、肝脓肿、肝炎、肝淤血等；② 肝浊音界缩小，见于肝硬化、急性或亚急性重症肝炎、胃肠胀气等；③ 肝浊音界消失，见于急性胃肠道穿孔、人工气腹等，因气体覆盖于肝表面所致；④ 肝浊音界上移，见于右下肺不张、右肺切除术后及腹水等；⑤ 肝浊音界下移，见于肺气肿、右侧张力性气胸等。

### （二）肝区叩击痛

评估者左手掌平放于患者的肝所在部位，右手握拳，以轻至中等力量叩击左手手背（图 28-23）。正常人肝区无叩击痛。肝区叩击痛阳性者见于肝炎、肝脓肿、肝淤血等。

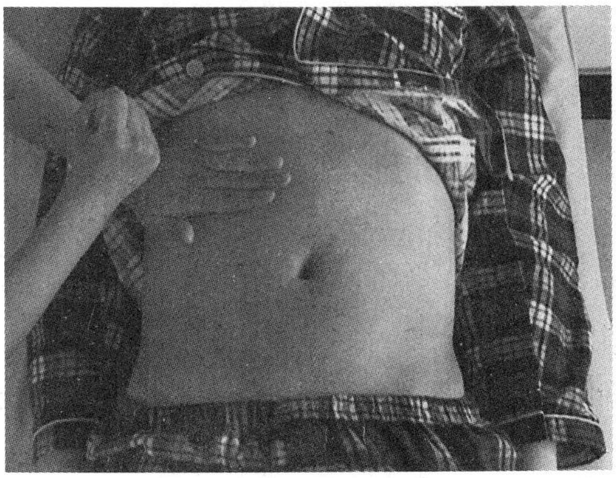

图 28-23　肝叩击痛方法示意图

## 三、腹水叩诊

若腹腔内有较多液体积存，液体因重力关系而处于腹腔的低处。患者仰卧位时，腹部两侧因有液体聚积，叩诊呈浊音，腹中部因肠管漂浮于液面上，故叩诊呈鼓音。评估者自腹中部脐水平面开始向患者腹部左侧叩诊，发现浊音时，板指固定不动，嘱患者右侧卧，再度叩诊，如呈鼓音，表明浊音移动。同样方法向腹部右侧叩诊，叩得浊音后嘱患者左侧卧，以证实浊音是否移动（图 28-24）。这种因体位不同而出现浊音区变动的现象，称为移动性浊音（shifting dullness）。当腹腔内游离液体在 1000ml 以上时，可叩出移动性浊音，是临床上评估腹水的重要方法。腹水常见于肝硬化、心功能不全、腹膜炎等。

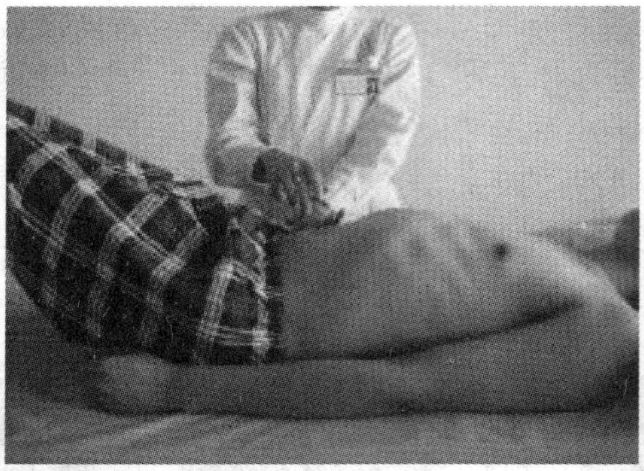

a.仰卧位

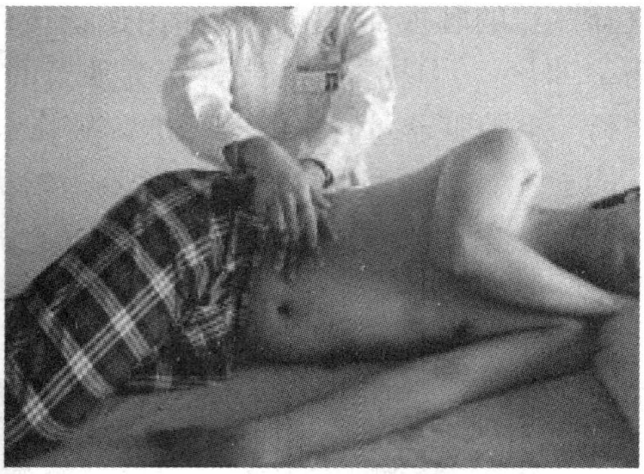

b.右侧卧位

图 28-24 移动性浊音评估方法示意图

**知识链接**

### 肝硬化失代偿期

肝硬化失代偿期可出现以下临床表现：①腹水：是肝硬化失代偿期最突出的临床表现，叩诊可有移动性浊音、波动感；②侧支循环的建立和开放：重要的侧支循环有三条：a. 食管和胃底静脉曲张：在进食粗糙食物等原因作用下，可致曲张的静脉破裂出血，是临床上最常见的呕血原因之一，严重时可危及生命；b. 腹壁静脉曲张：腹壁静脉高度曲张时形成水母头状外观；c. 痔静脉曲张：明显扩张形成痔核，破裂时可引起便血；③脾大：可伴有脾功能亢进表现。

## 四、肾叩诊

肾叩诊主要评估脊肋角（肾区）有无叩击痛。评估方法为：患者取坐位或侧卧位，评估者用左手掌平放在患者的脊肋角处（肾区），右手握拳以轻至中等的力量叩击左手手背，如出现叩击痛时，称为脊肋角（肾区）叩击痛（图 28-25）。正常人脊肋角处无叩击痛。脊肋角叩击痛可见于肾盂肾炎、肾小球肾炎、肾结石、肾结核等。

## 五、膀胱叩诊

膀胱叩诊主要用于判断膀胱的充盈程度。叩诊部位在耻骨联合上方。当膀胱空虚时，隐于耻骨联合下方，耻骨联合上方为肠管所占据，故叩诊呈鼓音。当膀胱有尿液充盈时，可在耻骨联合上方叩出圆形浊音区。排尿或导尿后，则浊音区转为鼓音。

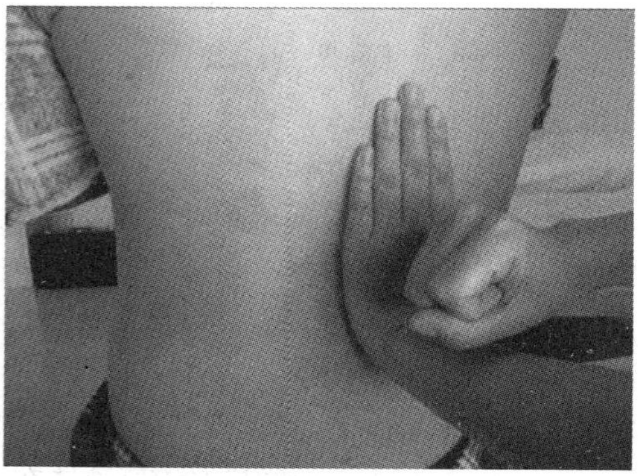

图 28-25 肾叩击痛示意图

# 第五节 听 诊

**案例**

患者男，36岁，患“十二指肠溃疡”8年，近1周来反复呕吐隔夜食物。体检发现有胃蠕动波、振水音（+）。

问题：

1．该患者在十二指肠溃疡病基础上发生了什么并发症？

2．胃蠕动波、振水音（+）说明了什么？是如何发生的？

3．如何检查振水音？

## 一、肠鸣音

肠蠕动时，肠腔内的气体和液体随之流动而产生一种断断续续的咕噜声，称肠鸣音。正常情况下，肠鸣音4～5次/分，全腹均可听到，其音响及音调变异较大。为准确评估肠鸣音的次数和性质，应在固定部位至少听诊1分钟，通常选在右下腹的某一部位进行听诊（图28-26）。

病理情况：①肠鸣音活跃：当肠蠕动增强时，肠鸣音达10次/分以上，但音调不特别高亢，称肠鸣音活跃，见于急性胃肠炎、胃肠道大出血或服用泻药后所致的肠蠕动增加。②肠鸣音亢进：如肠鸣音不但次数增多，而且声音响亮、高亢，甚至呈叮当声或金属声，称肠鸣音亢进，见于机械性肠梗阻。③肠鸣音减弱：肠鸣音次数明显少于正常，甚至数分钟才能听到1次，称肠鸣音减弱，见于便秘、腹膜炎、低钾血症等。④肠鸣音消失：若持续听诊3～5分钟仍未听到肠鸣音，称肠鸣音消失，见于急性腹膜炎、肠麻痹等。

## 二、振水音

患者取仰卧位，将听诊器膜型体件放于其上腹部，同时评估者用稍弯曲的手指在患者的上腹部作连续、迅速的冲击动作，若胃内有液体积存，则可听到胃内气体与液体相撞击而产生的声音，即为振水音（图28-27）。

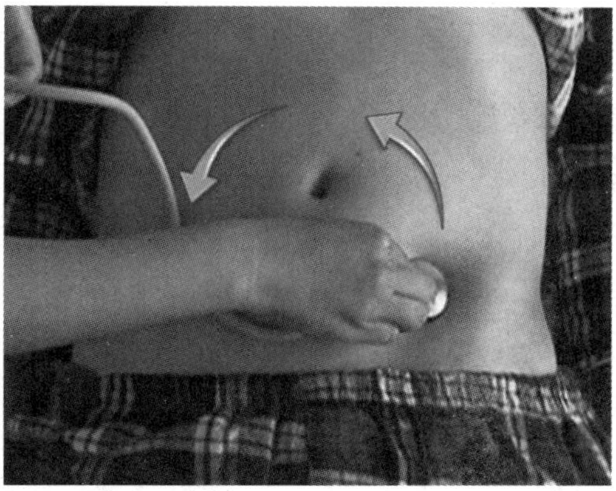

图28-26 肠鸣音听诊示意图

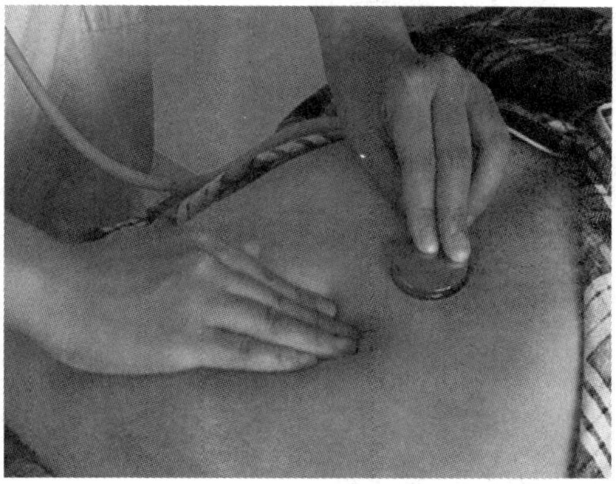

图28-27 振水音评估示意图

正常人在餐后或饮进较多液体后可出现振水音。若在空腹及餐后 6 ~ 8h 以上仍能听到振水音，则表示胃内有较多液体潴留，见于幽门梗阻、胃扩张等。

## 三、动脉血管杂音

正常人腹部无血管杂音，若听到腹部血管杂音则有病理意义。血管杂音分动脉性杂音和静脉性杂音。①动脉性血管杂音：常在腹中部或腹部一侧。腹中部的收缩期血管杂音常提示腹主动脉瘤或腹主动脉狭窄。年轻的高血压患者在左、右上腹部听到收缩期杂音，常提示肾动脉狭窄。②静脉性血管杂音：为连续的嗡鸣声，常出现在脐周或上腹部，见于门脉高压侧支循环形成。

### 思考题

1．腹膜刺激征指的是什么？其临床意义是什么？
2．肝、脾触诊应注意哪些问题？
3．移动性浊音的评估方法及临床意义是什么？
4．总结一下到目前为至你已学会了哪些有关肝硬化、胃扬穿孔的症状及体征。

（吴光煜）

# 第二十九章

# 脊柱和四肢评估

学习目标

通过本章学习，学员应能够

1. 描述脊柱、四肢评估的主要内容、正常表现；
2. 说明脊柱、四肢常见异常体征及其临床意义；
3. 正确进行脊柱、四肢的评估，并准确描述评估所见。

**案例**

患者男，35岁，长途客车司机，近一个月来出现腰部疼痛，有时伴左下肢放射性疼痛，经检查后考虑为“腰椎间盘突出征”。

问题：

对该患者进行脊柱、四肢评估时，可能会发现哪些异常体征？为什么？

## 第一节　脊柱评估

脊柱是维持人体正常姿势、支持体重的重要支柱。脊柱病变主要表现为疼痛、姿势或形态异常及活动受限。

### 一、脊柱的弯曲度

#### （一）生理弯曲

正常人脊柱有4个生理弯曲，即颈、腰段向前凸，胸、骶段向后凸，呈S状（图29-1）。正常人直立位时脊柱无侧弯。评估脊柱有无侧弯的方法是：让患者取立位或坐位，评估者用手沿其脊柱棘突以适当压力从上向下划压，划压后皮肤即出现一条红色充血线，借此可观察脊柱有无侧弯（图29-2）。

#### （二）病理性弯曲

1．脊柱后凸（kyphosis）　表现为脊柱过度后弯，多发生于胸段（图29-3）。小儿脊柱后凸，多为佝偻病引起。成年人脊柱胸段呈弧形后凸，脊柱强直固定，多见于类风湿性脊柱

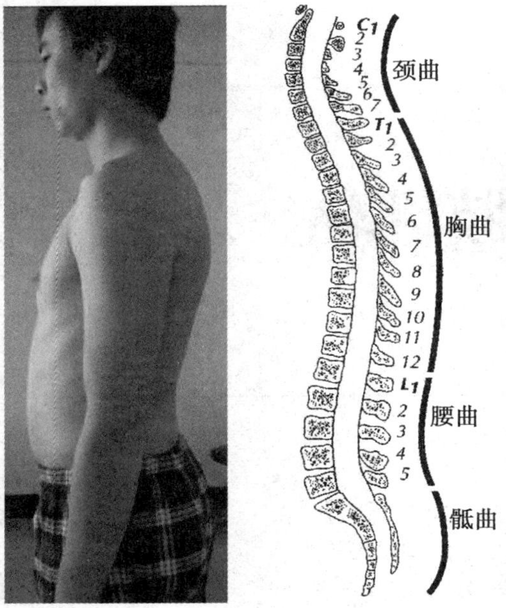


图 29-1 脊柱的生理弯曲

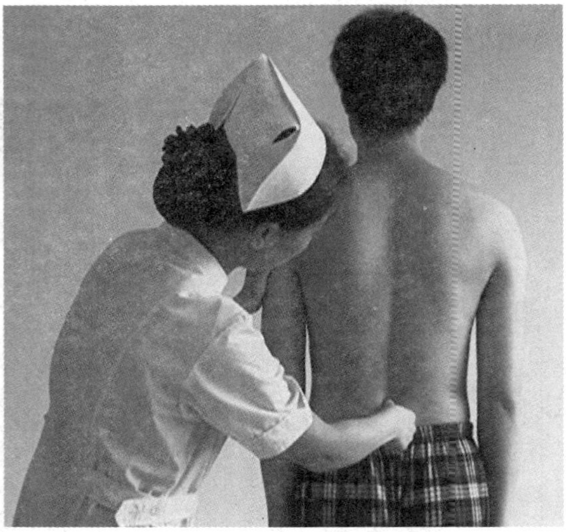

图 29-2 检查脊柱侧弯

炎。老年人脊柱后凸，多发生于胸段上半部，是由于骨质退行性变，导致胸椎椎体压缩所致。

2．脊柱前凸（lordosis） 表现为脊柱过度向前弯曲，多发生于腰椎部（图 29-3）。评估可见腹部明显向前，臀部明显向后突出，多见于晚期妊娠、大量腹水等。

3．脊柱侧凸（scoliosis） 表现为脊柱离开正中线向左或右偏曲（图 29-3）。姿势性侧凸多见于儿童发育期坐姿不良、椎间盘突出症等。器质性侧凸多见于佝偻病、外伤后等。

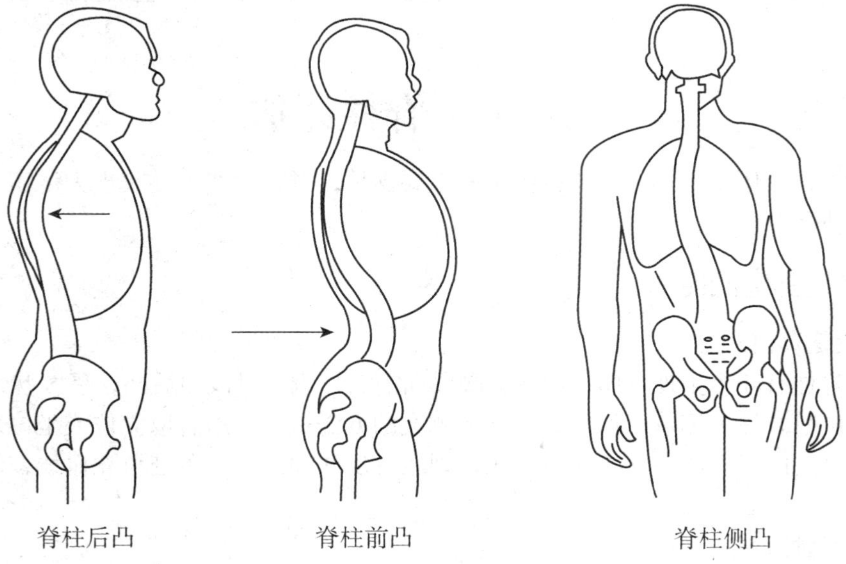


图 29-3 脊柱病理性弯曲

## 二、脊柱活动度

正常脊柱有一定活动度，但各部位不同，颈、腰段活动度较大，胸段活动度小，而骶段几乎不活动。评估脊柱活动性时，应让患者作前屈、后伸、侧弯、旋转等动作，以观察脊柱的活动情况及有无变形。正常人直立、骨盆固定的情况下，颈椎、胸椎、腰椎的活动范围参考值见表 29-1。脊柱活动受限可见于软组织损伤、骨关节病、结核、脱位或骨折等。

**表 29-1 颈、胸、腰椎及全脊椎活动范围**

| | 前屈 | 后伸 | 左右侧弯 | 旋转度（一侧） |
|---|---|---|---|---|
| 颈椎 | 45° | 55° | 40° | 70° |
| 胸椎 | 30° | 20° | 20° | 35° |
| 腰椎 | 75° | 30° | 35° | 8° |
| 全脊柱 | 128° | 125° | 73.5° | 115° |

注：由于年龄、运动训练以及脊柱结构差异等因素，脊柱运动范围存在较大的个体差异。

**知识链接**

**评估脊柱活动度注意事项**

评估颈椎活动度时，应固定被评估者双肩，使躯干不参与运动；评估腰椎活动度时，评估者应固定被评估者臀部，使髋关节不参与运动。

## 三、脊柱压痛与叩击痛

### （一）脊柱压痛

患者取坐位，评估者用右手拇指自上向下逐个按压脊柱棘突，询问有无压痛。

### （二）脊柱叩击痛

1．直接叩诊法　用叩诊锤或评估者用中指直接叩击每个脊柱棘突，询问有无疼痛（图 29-4a）。

2．间接叩诊法　患者取端坐位，评估者左手掌面放置于患者头顶部，右手半握拳以小鱼际部位叩击左手，询问有患者无疼痛（图 29-4b）。

正常人脊柱无压痛及叩击痛。脊柱有病变，受损部位可有压痛及叩击痛，常见于脊柱结核、椎间盘突出症、骨折等。

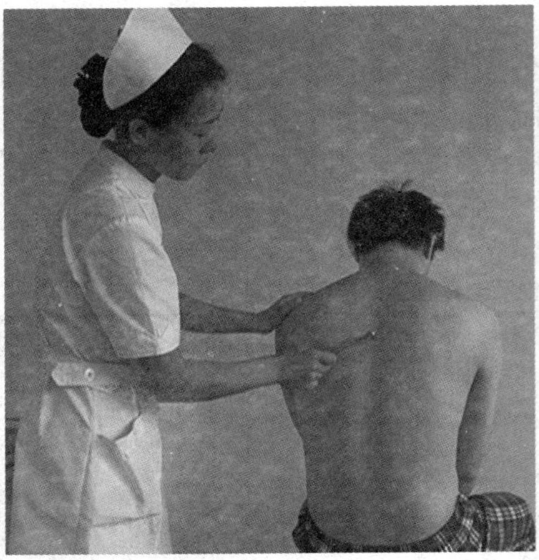

a 直接叩击痛

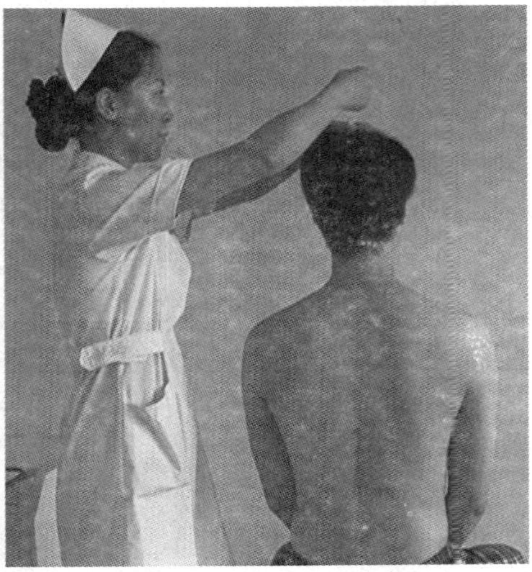

b 间接叩击痛

图 29-4　脊柱叩击痛

# 第二节　四肢与关节评估

**案例**

患者女，54岁，骑自行车时不慎摔倒，右上肢疼痛剧烈，不敢活动，经X线检查显示右侧肱骨骨折。

问题：

对该患者进行身体评估时，应注意哪些问题？可能会有哪些异常体征？

四肢与关节评估以望诊和触诊为主，两者互相配合。正常人四肢与关节左右对称，形态正常，无肿胀及压痛，活动不受限。

## 一、形态异常

### （一）杵状指（趾）

杵状指（趾）(acropachy)，又称槌状指，表现为远端指（趾）节呈杵状膨大，特点是末端指节软组织明显增厚、增宽，指（趾）甲呈弧形隆起，使指（趾）端背面皮肤与指（趾）甲所构成的基底角等于或大于 180°（图 29-5）。

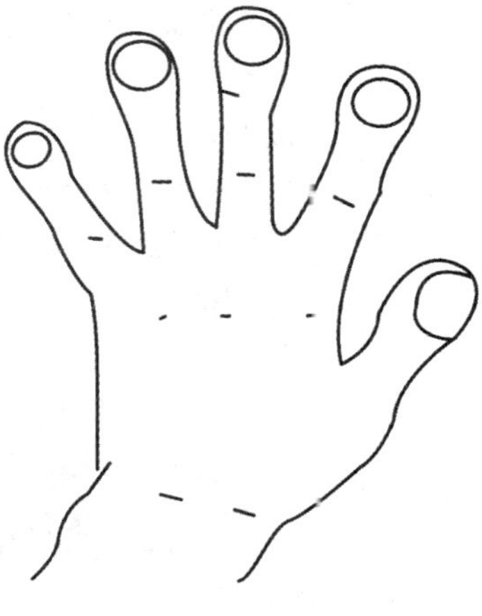

图 29-5　杵状指

杵状指（趾）产生的机制不明，可能与慢性缺氧、代谢障碍和中毒损伤有关。临床上多见于如支气管扩张、肺脓肿、慢性阻塞性肺气肿、肺癌、发绀型先天性心脏病等。

### （二）匙状指

匙状指（koilonychia）又称反甲，特点是指甲中心部凹陷，边缘翘起，呈匙状，病变指甲变薄、表面粗糙、有条纹。常见于缺铁性贫血（图 29-6）。

### （三）指关节变形

多见于类风湿性关节炎，指间关节呈梭状畸形，活动期关节有红肿和疼痛，晚期活动受限，病变多为双侧性（图 29-7）。

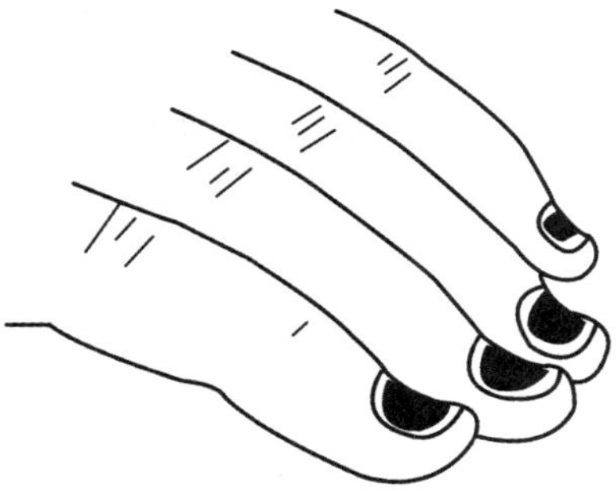

图 29-6 匙状指

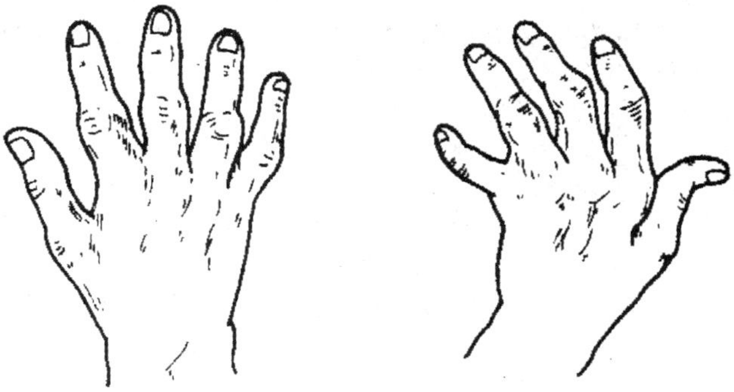

图 29-7 梭形关节

### （四）膝关节变形

膝关节出现红、肿、热、痛及功能所障碍，多见于风湿性关节炎。膝关节变形也可见于外伤性关节炎、老年性骨关节病、痛风等。当关节腔有积液时可出现浮髌现象。

### （五）膝内、外翻畸形

正常人两脚并拢直立时，两膝和两踝可靠拢。如两踝靠拢时，双膝关节却向外分离，称膝内翻，又称 O 型腿。当两膝靠拢时，两内踝分离，称膝外翻，又称 X 型腿（图 29-8）。此两种畸形分别见于佝偻病和大骨节病。

### （六）足内、外翻畸形

足内翻时，足掌部呈固定性内翻、内收畸形；足外翻时，足掌部呈固定性外翻、外展畸形。此两种畸形见于脊髓灰质炎后遗症和先天性畸形。

### （七）肌肉萎缩

肌肉体积缩小，并有肌肉松弛、无力，可出现于一侧肢体，或双侧肢体的部分或全部肌肉。常见于脑血管意外后遗症、截瘫、脊髓灰质炎等。

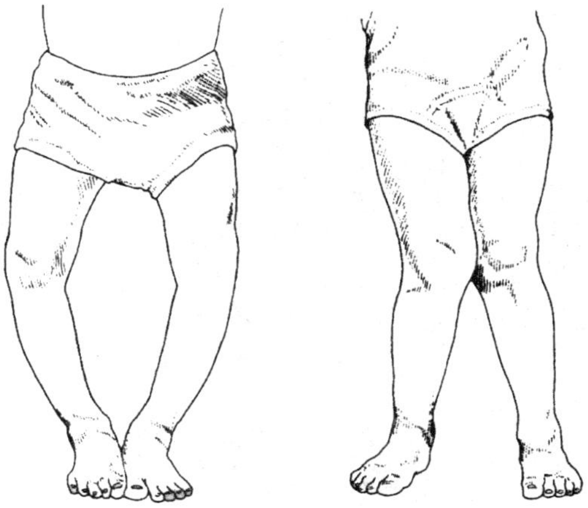

图 29-8 膝内、外翻

## 二、运动功能障碍

嘱被评估者做主动或被动运动，包括屈、伸、内收、外展及旋转等，观察四肢关节有无活动受限或疼痛。正常人四肢关节活动不受限，但各关节活动范围不尽相同。

四肢与关节的运动功能是在神经的协调下，由肌肉、肌腱带动关节的活动来完成的，其中任何一个环节受损害，都会引起运动功能障碍或异常运动。

## 思考题

1. 腰椎活动受限常见于哪些疾病？
2. 脊柱间接叩击痛阳性的临床意义是什么？为什么？
3. 肩关节活动受限的患者，其可能的原因有哪些？

（孙玉梅）

# 第三十章

# 神经系统评估

学习目标

通过本课程学习，学生应能够

1．描述神经系统评估的主要内容、正常状态。
2．解释神经系统常见异常体征及其临床意义。
3．按顺序、正确进行运动功能、感觉功能及神经反射的评估，并正确描述评估所见。

**案例**

患者男，69岁，因右上肢无力4小时，急诊以“脑梗死”收治入院。

患者今晨起床时发现右上肢活动不灵，勉强可以穿衣，无意识障碍，语言表达流利，未在意，后感右上肢无力逐渐加重，遂来急诊就诊。头颅CT提示脑梗死，为进一步治疗而收治入院。

问题：

1．对该患者身体评估的重点是什么？
2．在进行神经系统评估时，应注意哪些问题？

神经系统包括中枢神经系统与周围神经系统两大部分。不仅神经系统的疾病，很多全身性疾病也可侵犯神经系统，出现神经系统的症状和体征。神经系统评估是全身身体评估中的一个重要部分，包括感觉功能、运动功能、神经反射等方面的评估。进行神经系统评估时，应首先确定患者的意识状态，多数检查项目要求在患者意识清楚的情况下进行。

## 第一节　感觉功能评估

评估前让被评估者了解评估的目的与方法，以取得充分合作。评估时要耐心细致，注意左右侧和远近端部位的对比，一般从感觉缺失部位向正常部位或从四肢远端向近端评估。评估时被评估者宜闭目，以避免主观干扰，忌用暗示性提问，必要时多次复查。若有感觉障碍，应记录其部位及范围。

## 一、浅感觉

1．痛觉　用大头针的针尖轻刺被评估者皮肤，询问是否疼痛，判断有无痛觉障碍（过敏、减退、消失）及其范围（图 30-1a）。

2．触觉　用棉签的棉絮或软纸片轻触被评估者的皮肤或黏膜，询问有无感觉，判断有无触觉减退或消失者（图 30-1b）。正常人对轻触觉灵敏。

3．温度觉　用盛有热水（40 ～ 50℃）与冷水（5 ～ 10℃）的试管，分别接触皮肤，让被评估者辨别冷热感。正常人能明确辨别冷、热的感觉。

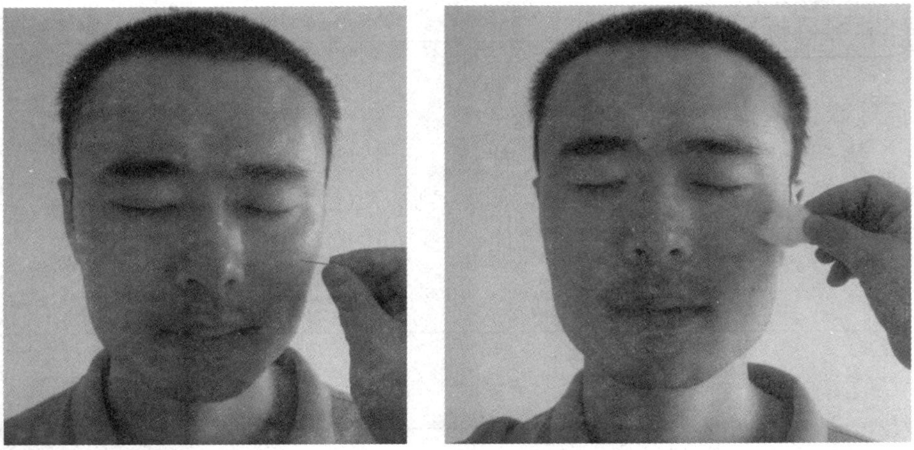

a　痛觉　　　　b　触觉

图 30-1　痛觉与触觉评估

## 二、深感觉

1．运动觉　被评估者闭目，评估者轻轻夹住被评估者手指或足趾两侧，上下移动，令被评估者说出移动的方向。

2．位置觉　被评估者闭目，评估者将其肢体放于某一位置，令被评估者说出所放位置，或用对侧肢体模仿移动位置。

3．振动觉　用振动着的音叉柄端置于骨突起处（如手指、桡尺骨茎突、胫骨、膝盖、内外踝等），询问有无振动感觉，两侧对比，注意感受的程度和时限（图 30-2）。

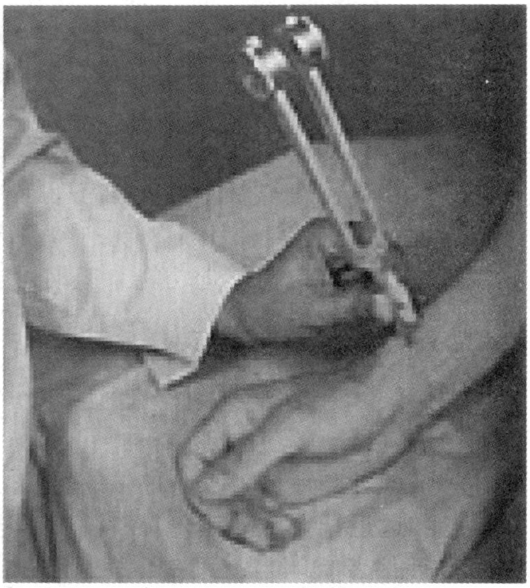

图 30-2　振动觉检查

## 三、复合感觉

复合感觉，又称皮质感觉，是大脑综合分析和判断的结果，包括皮肤定位觉、两点辨别觉、实体觉和体表图形觉等（图 30-3）。

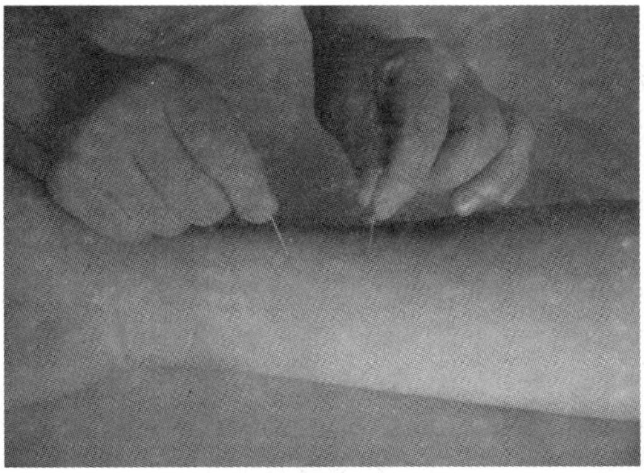

a　两点辨别觉

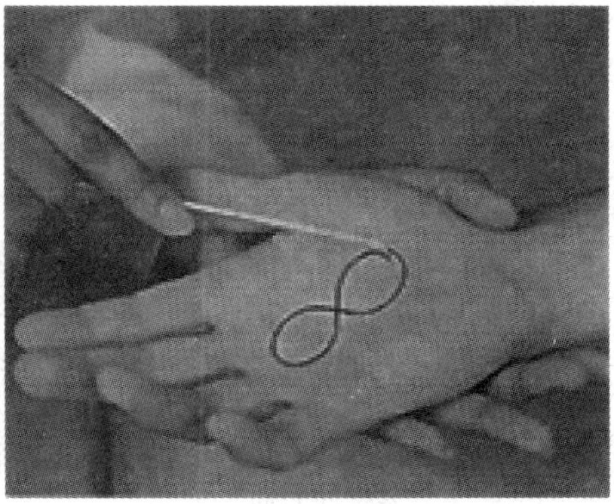

b　图形觉

图 30-3　复合感觉评估

# 第二节　运动功能评估

## 一、肌力

肌力（muscle power）是指被评估者主动运动时肌肉产生的最大收缩力。评估时，嘱被评估者随意活动各关节，观察活动的速度、幅度和耐久度，并施以阻力与其对抗，以判断其肌力强弱。同时，应注意左右两侧对比（图 30-4）。

肌力的记录采用 0 ～ 5 级的六级分级法（表 30-1）。

表 30-1　肌力的六级分级法

| 分级 | 表现 |
|---|---|
| 0 级 | 完全瘫痪 |
| 1 级 | 肌肉可收缩，但不能产生动作 |
| 2 级 | 肢体能在床面上移动，但不能抬起 |
| 3 级 | 肢体能抬离床面，但不能抵抗阻力 |
| 4 级 | 能作抗阻力动作，但较正常差 |
| 5 级 | 正常肌力 |

肌力消失（肌力 0 级）称完全性瘫痪，肌力减退（肌力 1 ～ 4 级）称不完全瘫痪者。

## 二、肌张力

肌张力（muscle tone）是指肌肉在静止松弛状态下的紧张度。评估时根据触摸肌肉的硬度和被动活动的阻力进行判断。肌张力降低表现为肌肉弛缓柔软，被动运动时阻力减退，关节运动的范围扩大。肌张力增高时肌肉较硬，被动运动时阻力增大。

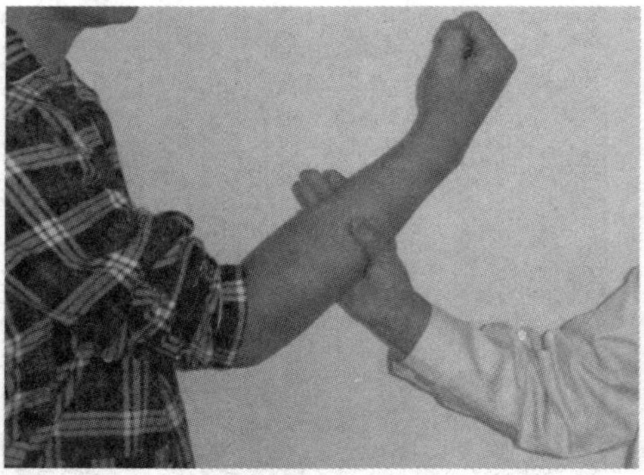

a 上肢伸肌肌力检查

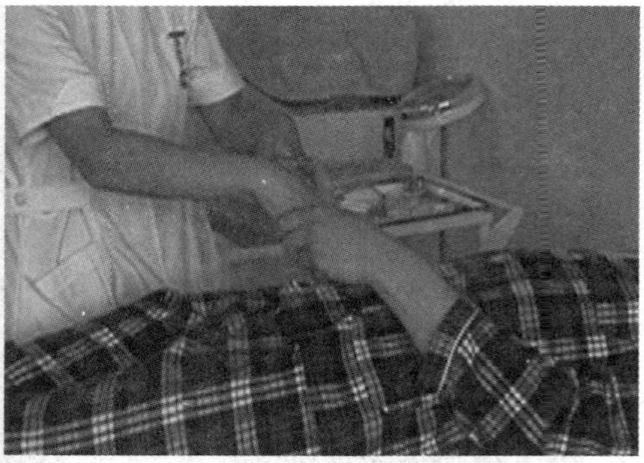

b 双手握力检查

图 30-4 肌力检查

## 三、不自主运动

不自主运动是被评估者意识清醒时出现不能控制的骨骼肌不正常运动，表现形式多样，一般在情绪激动时加重，睡眠时停止，为椎体外系病变所致。评估时观察患者有无舞蹈样运动、手足徐动、震颤（静止性、动作性）、抽搐等随意肌不自主收缩所产生的一些无目的的异常动作。

## 四、共济运动

机体任一动作的完成均依赖于某组肌群协调一致的运动，称为共济运动（coordination）。共济运动主要依赖于小脑的功能，以及前庭神经、深感觉、锥体外系等的共同参与。当上述任一结构发生病变，协调动作出现障碍，称共济失调。评估时首先要观察被评估者日常生活活动，如吃饭、穿衣、取物、书写、站立等是否协调。此外，可通过以下检查做进一步的判断，主要有指鼻试验、跟 – 膝 – 胫试验、快速轮替试验、闭目难立征等。

# 第三节 神经反射评估

在神经系统检查中，反射检查的结果比较客观，较少受到意识状态和意志活动的影响，但仍需患者保持平静和松弛，以利于反射的引出。

## 一、浅反射

浅反射是指刺激皮肤、黏膜或角膜等所引起的肌肉快速收缩反应。

1．角膜反射（corneal reflex） 嘱被评估者向内上注视，以细棉签纤维由角膜外缘向内轻触其角膜，正常可引起该眼睑迅速闭合，称为直接角膜反射，引起对侧眼睑闭合，称为间接角膜反射。深昏迷者，角膜反射消失（图 30-5）。

2．腹壁反射（abdominal reflex） 嘱被评估者仰卧，下肢略屈曲，使腹壁松弛，评估者用竹签沿肋缘下、平脐及与腹股沟的平行方向，由外向内轻划腹壁皮肤（图 30-5）。正常反应为该侧局部腹肌收缩。参与腹壁反射的脊神经分别对应的是胸 7 ～ 8、胸 9 ～ 10、胸 11 ～ 12（图 30-6）。部分反射消失见于脊髓或椎体束病损，全部消失见于昏迷和急性腹膜炎患者。肥胖者、老年人及经产妇由于腹壁过于松弛也会出现腹壁反射减弱或消失。

3．提睾反射（cremasteric reflex） 用竹签自下而上轻划大腿内侧上部皮肤，可引起同侧提睾肌收缩，睾丸向上提起。参与提睾反射的脊神经为腰 1-2（图 30-6）。

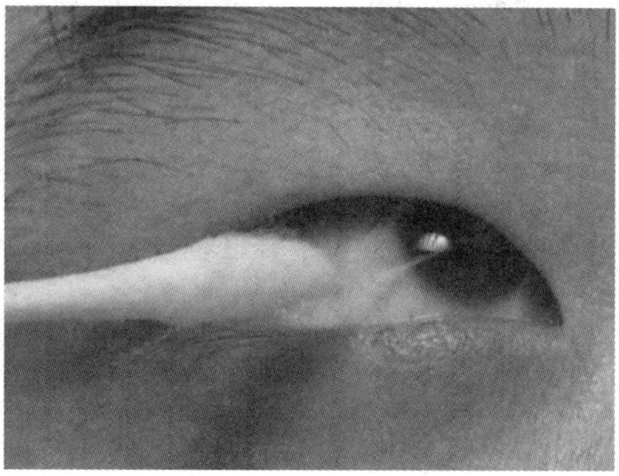

图 30-5 检查角膜反射

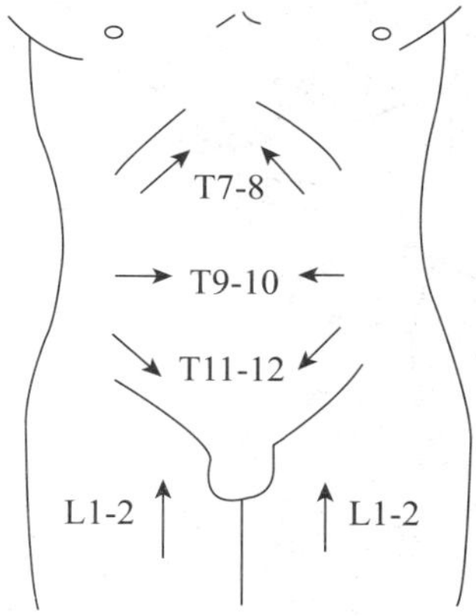


图 30-6 腹壁反射和提睾反射

## 二、深反射

深反射，又称腱反射，是指刺激骨膜、肌腱经深部感受器所产生的肌肉快速收缩反应。评估时，被评估者要放松肢体，评估者的叩击力量要均匀，并应两侧对比。

1．肱二头肌反射（biceps reflex） 被评估者前臂屈曲 90°，评估者以左手拇指置于被评估者肘部肱二头肌腱上，用右手持叩诊锤叩击左手拇指（图 30-7），正常反应为肱二头肌收缩，引起前臂屈曲。

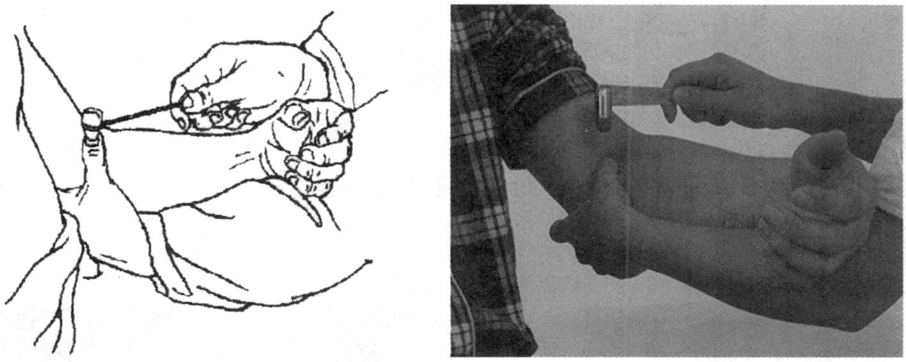

图 30-7 肱二头肌反射

2．肱三头肌反射（triceps reflex） 被评估者上臂外展，半屈肘关节，评估者用左手托住其上臂，右手用叩诊锤直接叩击鹰嘴上方的肱三头肌腱（图 30-8），正常反应为肱三头肌收缩，引起前臂伸展。

3．膝腱反射（knee reflex） 坐位评估时，被评估者小腿完全松弛下垂；卧位评估时，评估者用左手在腘窝处托起被评估者双下肢，使膝关节屈曲约 120°，用右手持叩诊锤叩击膝盖髌骨下方股四头肌腱，正常反应为小腿伸展（图 30-9）。

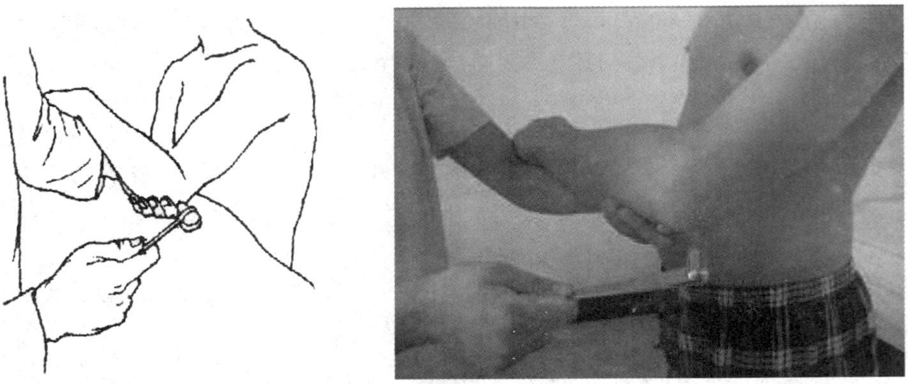

图 30-8　肱三头肌反射

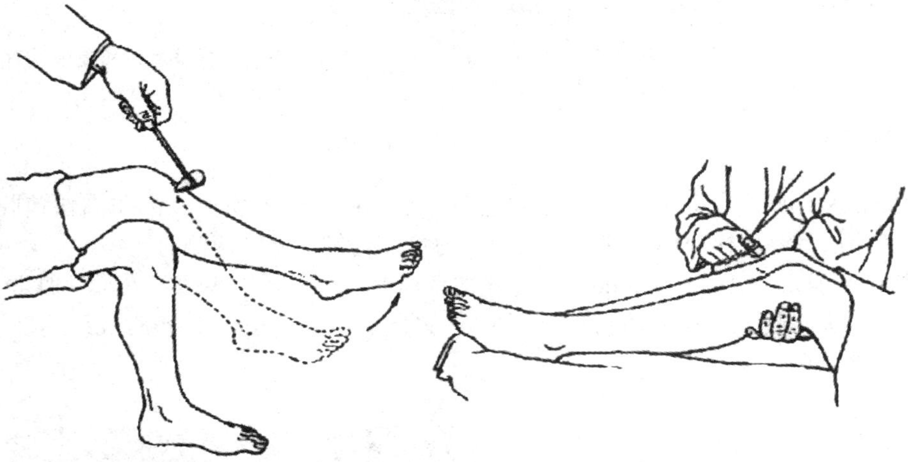

图 30-9　膝腱反射

4．跟腱反射（achilles reflex）被评估者仰卧，髋和膝关节略屈曲，下肢取外旋外展位。评估者用左手将被评估者足部背屈成直角，以叩诊锤叩击跟腱（图 30-10），正常反应为腓肠肌收缩，足向跖面屈曲。

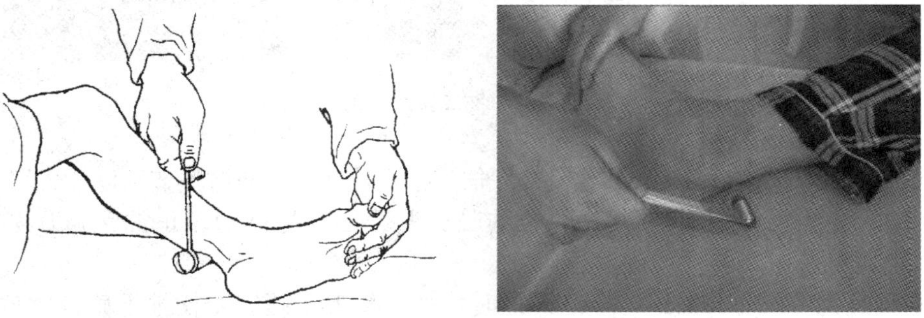

图 30-10　跟腱反射

## 三、病理反射

病理反射是指锥体束病损时，大脑失去了对脑干和脊髓的抑制作用而出现的异常反射。1 岁半以内的婴幼儿由于神经系统发育不完善，也可出现这种反射，不属于病理性。

1．巴宾斯基（Babinski）征　被评估者仰卧，下肢伸直，评估者用手持被评估者踝部，用钝竹签沿足底外侧缘，由后向前划至小趾根部再转向内侧，阳性表现为踇趾背伸，其余四趾呈扇形展开（图 30-11）。

2．查多克（Chaddock）征　评估者用钝竹签从外踝下方足背外缘，由后向前划至趾跖关节处，阳性表现同巴宾斯基征（图 30-11）。

3．奥本海姆（Oppenheim）征　评估者用拇指及示指沿被评估者胫骨前缘自上而下滑压，阳性表现同巴宾斯基征（图 30-11）。

4．戈登（Gordon）征　评估者用手以一定力量捏压腓肠肌，阳性表现同巴宾斯基征（图 30-11）。

上述各征评估方法虽不同（图 30-11），但阳性表现与临床意义相同，称为巴宾斯基等位征，但以巴宾斯基征最常用。

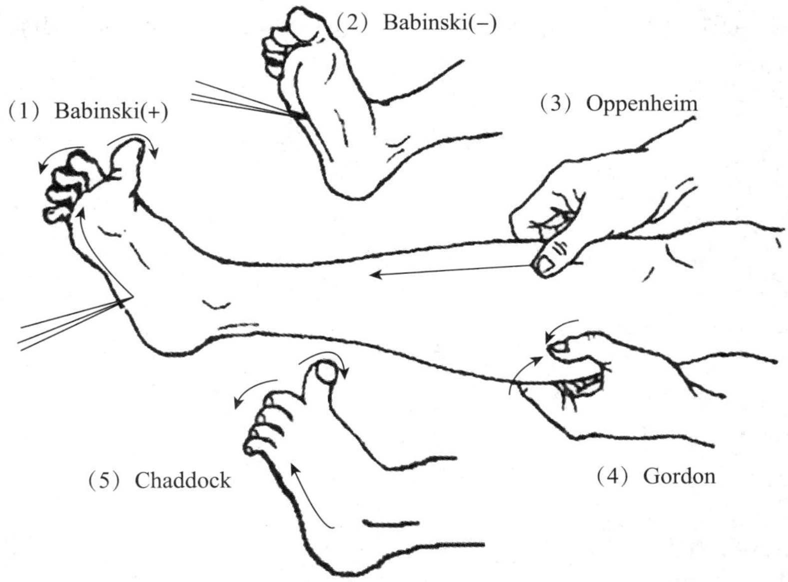


**图 30-11　巴宾斯基征及其等位征**

5．霍夫曼（Hoffmann）征　评估者左手持被评估者腕部，以右手示指和中指两指夹住被评估者中指并稍向上提，使腕部处于轻度过伸位，然后以拇指向下迅速弹拨被评估者的中指指甲，如引起其余四指轻度掌曲表现则为阳性（图 30-12）。此征为上肢椎体束征。

## 四、脑膜刺激征

软脑膜和蛛网膜的炎症或蛛网膜下腔出血，使脊神经根受到刺激，导致其支配的肌肉反射性痉挛，从而产生一系列阳性体征，统称为脑膜刺激征。脑膜刺激征阳性可见于脑膜炎、

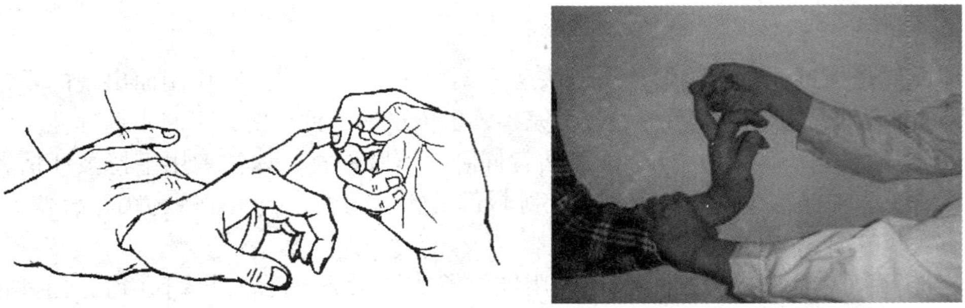

图 30-12 霍夫曼征

蛛网膜下腔出血和颅内压增高等病理情况。

1．颈强直 被评估者仰卧，颈部放松，双下肢伸直，评估者左手托被评估者枕部作屈颈动作，右手按于其胸前以阻止其身体随之抬起。被动屈颈时如抵抗力增强，即为颈部阻力增高或颈强直。颈强直的程度可用下颏与胸骨柄间的距离（几横指）表示。

2．克匿格（Kernig）征 被评估者仰卧，评估者托起患者一侧大腿，使其髋、膝关节各屈曲成约 90° 角，然后评估者一手固定其膝关节，另一手握住足跟，将小腿慢慢上抬，使其被动伸展膝关节（图 30-13）。正常人膝关节可伸达 135° 以上。如伸膝受阻且伴疼痛与屈肌痉挛，则为阳性。

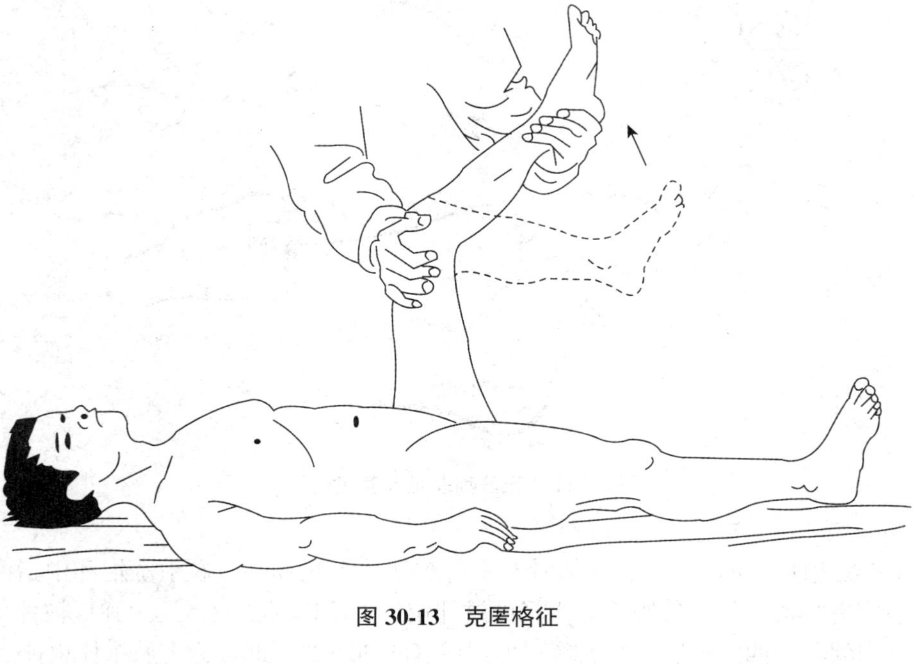

图 30-13 克匿格征

3．布鲁津斯基（Brudzinski）征 被评估者仰卧，下肢伸直，评估者一手托起被评估者枕部，另一手按于其胸前，当头部屈曲时，双髋与膝关节同时屈曲则为阳性（图 30-14）。

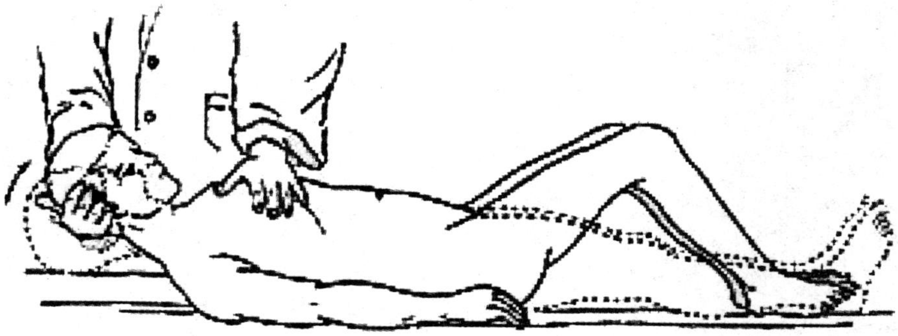

图 30-14 布鲁津斯基征

## 思考题

1．评估患者感觉功能的意义是什么？
2．如何进行深、浅反射，病理反射及脑膜刺激征的评估？
3．患者深、浅反射均消失，其可能的原因是什么？
4．患者深反射亢进、巴宾斯基及其等位征阳性的可能原因是什么？

（孙玉梅）

# 第五篇　实验室及其他检查

## 第三十一章

# 实验室检查

**学习目标**

本课程学习结束后，学生应能够
1．叙述不同实验室检查标本的采集与保存的原则及注意事项。
2．解释临床常用实验室检查项目的参考区间及临床意义。
3．能正确采集、运送、保存各种类型的标本。

## 第一节　概　述

**案例**

患者，男，30岁，因胸痛急性发作而来急诊。护士给患者行静脉采血做血常规（紫色管帽真空采血管采血）和生化相关检查（绿色管帽真空采血管采血），由于采血不顺利，绿色管帽内血液较少，护士将紫色管帽内血液少许倒入绿色管帽内，两管血同时送检验科检查。

问题：
1．紫色和绿色管帽真空采血管内分别加入了哪种添加剂？
2．护士的这个操作会对生化检查结果有什么影响？

实验室检查是运用实验室的方法和技术对人体的血液、体液、分泌物、排泄物等标本进行检验，获取反映病原学、病理学和脏器功能状态等资料，为疾病诊断、治疗、病情观察、预后判断提供客观依据。

实验室检查是健康评估的一个重要组成部分，一方面大部分实验室检查的标本由护士采集；另一方面检验结果可协助和指导护士观察、判断病情，做出护理诊断，以采取相应的护理措施。实验室检查也存在一定的局限性，人体处于不同的生理、病理情况下，会出现不同的检验结果；标本采集、储存、运送过程中的因素也会影响检验结果，在解释检验结果时，必须密切结合病史、体格检查和其他辅助诊断资料综合分析，动态观察，才能得出较为正确的判断。

一个完整的实验室检查过程包括临床医生选择试验、对患者进行准备、采集标本、运送标本、实验室接收和处理标本、分析测定标本、核实与确认检验结果、发出检验报告、临床反馈信息等，这个过程可分为分析前、分析中及分析后三个阶段。临床护士是检验申请的执行者之一，在分析前的质量保证中起着非常重要的作用。本节重点介绍分析前质量保证的内容以及分析后危急值的管理。

## 一、标本种类

实验室检查所用的标本种类很多，包括：①血液；②尿液；③粪便；④其他体液，如脑脊液、浆膜腔积液、痰液、胃液、十二指肠引流液、阴道分泌物、精液、前列腺液等，应根据检测项目和目的选择合适的标本种类，确保结果的准确性。

## 二、血液标本种类

1．全血　加入抗凝剂，阻止血液凝固，所得血标本包括了血细胞和血浆两部分。全血主要用于血细胞计数等检查。

2．血浆　于血液中加入抗凝剂，阻止血液凝固，经离心后分离出的上层液体即为血浆。有关凝血因子的检查必须采用血浆标本，部分临床化学检查也可用血浆进行。由于不必等候血液凝固，可以节约时间，较快地分离出血浆，故有利于急诊检查时代替血清应用。

3．血清　不加抗凝剂的血液，凝固后经离心所得的上层液体。血清可用于大部分临床生化及免疫学等检查。

## 三、血液标本采集的方法

### （一）皮肤采血法

主要用于因静脉采血困难而需血量又较少的检测项目，如血液一般检查及床旁检测的项目。皮肤采血法所获得的血液标本是微动脉血、微静脉血和毛细血管血混合的末梢全血。成人首选采血部位是手指，婴幼儿可选择足跟处采血。这种末梢全血受到外界气温及末梢血液循环的好坏影响，血细胞计数结果不稳定，与静脉血细胞计数存在较大差异，故应尽量使用静脉血。

### （二）静脉采血法

静脉采血法是临床应用最广泛的采血方法，所采集的血液能较准确反映全身循环血液的真实情况，成人首选采血部位是肘部静脉，肘部静脉不明显时，可用腕部或踝部等处静脉，幼儿可于颈外静脉采血。

### （三）动脉采血法

常用于血气分析。多在肱动脉、桡动脉或股动脉处穿刺，采集的血液标本必须与空气隔离，立即送检。

## 四、采血前的准备

### （一）生理因素对检验结果的影响

1．年龄　对于年龄的变化会影响检验结果的项目，应针对不同年龄段制订不同的参考区间，而不能使用相同的参考区间。本章所介绍的实验室检查项目的参考区间绝大多数是成人的数据，缺乏儿童的相关数据。

2．性别　性别差异可能由于肌肉质量的不同、激素水平及器官特异性不同而引起检验结果的不同，应根据不同性别制订不同的参考区间。

3．生理节奏　人体体液内许多物质全天中表现有生理节奏的变化，激素水平尤为明显；白细胞早晨较低，下午较高，日间最大可相差1倍。对于时间引起的差异，应统一标本采集的时间，可避免随时间变化呈节律性改变的检验结果差异。

4．海拔高度　高原地区居民红细胞数和血红蛋白含量高于平原地区，主要由于高海拔地区氧分压低，引起机体代偿性红细胞增生。

5．月经　月经周期的不同时期，与女性相关的各种激素含量不同，应加以注意。

6．妊娠　妊娠是女性特殊的生理过程，血容量增加导致血液稀释；代谢需求增加；碱性磷酸酶及甲胎蛋白产生增加等都会影响检验结果。

### （二）生活因素对检验结果的影响

1．饮食　餐后血糖、甘油三酯明显增高，进餐后导致的脂血浑浊也可干扰光学指标而影响测定结果。一般临床化学检查要求空腹采血，指禁食至少8h后采血，一般多在晨起早餐前采血。另一方面，空腹时间过长可导致体内某些成分过度下降及一些代谢产物升高。

2．饮酒　饮酒后2～4h血糖降低，乳酸升高，严重者导致代谢性酸中毒。大量饮酒还可改变血脂水平。

3．吸烟　长期吸烟者血中碳氧血红蛋白浓度升高；吸烟者平均白细胞计数可高于非吸烟者30%；吸烟者可使生长激素、皮质醇、肾上腺素、癌胚抗原等水平升高。

4．体位　一个成年人在站位时比卧位时血容量一般少600～700ml，但因为只有无蛋白质的水溶液才能通过毛细血管壁，故血浆减少量比血容量减少更为显著，血浆蛋白质浓度就相对增加了，这也包括了所有和蛋白质有关的物质如酶、蛋白质激素及和蛋白质结合的药物等。这种变化还受其他因素影响，如体位变化的时间、血压的高低、血浆蛋白的浓度、年龄等。故对同一个患者，最好每次都在相同体位采血，以利于比较。

5．运动　骨骼肌代谢增加可使血丙酮酸和乳酸增加。运动时可引起细胞膜通透性增加，使血浆中源于骨骼肌的酶，如天冬氨酸氨基转移酶、乳酸脱氢酶、肌酸激酶等增加。运动可使血胆固醇和甘油三酯持续降低数日。

6．应激　在紧张、恐惧、兴奋、寒冷等应激状态下，通过大脑皮层等途径导致肾上腺素、去甲肾上腺素、糖皮质激素、生长激素等升高，而胰岛素降低，引起红细胞、白细胞增多，嗜酸性粒细胞减少。

7．药物　某些药物本身或其代谢物因颜色、荧光、氧化还原等会干扰检测过程，影响检验结果，故在采集标本前，应暂停使用对检验结果有直接影响的药物，或注明使用的药物，便于检验人员审核结果。

### （三）正确选择采血容器

传统的采血法是用一次性注射器抽取血液后注入采血容器，目前临床上广泛采用的真空定量采血系统包括穿刺针和真空试管两部分，试管内根据不同检验目的已加入了一定量的特定试剂，如抗凝剂、促凝剂或防腐剂等（表 31-1），这种采血方式具有计量准确、传送方便、标识醒目、容易保存、一次进针多管采血等优点。

**表 31-1 真空采血管的种类及主要用途**

| 采血管帽子颜色 | 添加剂 | 主要用途 |
|---|---|---|
| 红色 | 促凝剂 | 生成血清，用于大多数化学试验 |
| 黄色 | 促凝剂 / 分离胶 | 生成血清，用于大多数化学试验 |
| 绿色 | 肝素 | 生成血浆，用于大多数化学试验 |
| 紫色 | EDTA-$K_2$ 或 $K_3$ | 血液一般检查 |
| 蓝色 | 枸橼酸钠：血液 = 1：9 | 凝血试验 |
| 黑色 | 枸橼酸钠：血液 = 1：4 | 红细胞沉降率测定 |
| 灰色 | 氟化钠 / 草酸钾 | 葡萄糖、乳酸测定（当不能及时测定时） |

每种采血管内含有特定的添加剂，适合不同的检验项目，使用时不能发生错误，也不能把一管内的血液污染到另一管内，例如即使污染一滴紫色帽试管（含高浓度的 EDTA 钾盐）内的血液，就会使血钾明显升高，而钙和镁明显降低，同时肌酸激酶和碱性磷酸酶活性降低。再如将绿色帽管内的血液污染到蓝色帽管内，由于肝素使血液中凝血因子失去活性，导致蓝色帽管内的血液进行凝血试验时，凝血因子活性大大降低，得出错误的结论。

#### （四）采血前核对患者相关资料

采血前核对患者姓名、性别、年龄、病历号、病房号、病床号等，在合适的采血容器上做好标记（如条形码或手工标记），这些都是很重要的，稍有不慎，就可能采错标本或造成张冠李戴的情况，甚至发生不可挽救的错误。

### 五、采血中的影响因素

#### （一）止血带的应用

静脉采血时多需要使用止血带，但压迫时间过长可使多种血液成分发生改变，如静脉扩张、淤血，水分转入组织间隙，导致血液浓缩，可使血清白蛋白、铁、钙、胆固醇、钾等升高。同时，由于氧消耗增加，无氧酵解加强，乳酸增高，血液 pH 降低。若压迫时间过长，也可导致纤溶系统被激活、血小板活化及某些凝血因子活性增强等。因此，在采集血液标本时应缩短止血带压迫时间（一般应小于 1 分钟），见到血液进入采血容器后应松开止血带。

#### （二）防止溶血

采血过程中人为的重要变化是引起溶血，其原因有：①采血用的注射器或试管潮湿；②静脉穿刺血流不顺利；③穿刺处消毒所用酒精未干即采血、注射器和针头连接不紧、采血时有空气进入或产生泡沫等；④混匀含添加剂的试管时用力过猛或运输时动作过大；⑤相对试管中的添加剂来说采血量不足，导致渗透压改变；⑥试管质量粗糙，运输过程中挤压血细胞等。由于细胞内、外各种成分有梯度差，溶血对很多检验结果都可能有影响，如使红细胞计数、血细胞比容降低；细胞内钾、乳酸脱氢酶、转氨酶等漏出后均可引起假性升高。

#### （三）输液的影响

要尽可能避免在输液过程中采血，因为输液不仅使血液稀释，而且输注的成分可能干扰检验结果，最常见的干扰项目是葡萄糖和电解质。如果必须在输液时采集血液标本，避免在输液同侧采血，不要利用原有输液针头采血。

## 六、标本运送

标本的运送可采用人工运送、轨道传送或气压管道运送等，运送过程中注意下面3个原则：

### （一）唯一标识原则

标本具有唯一标识，采用条形码系统能很好保证标本的唯一性，也可以通过编号、标本容器上手工标注患者姓名等方式保证标本的唯一性。

### （二）生物安全原则

使用可反复消毒的专用容器运送标本，特殊标本应采用特殊标识字样（如剧毒、烈性传染等）的容器密封运送。

### （三）及时运送原则

标本离体后会迅速发生许多变化，导致各种成分的含量有所改变，要求及时运送标本至实验室。

## 七、危急值的管理

### （一）危急值的定义

危及生命的极度异常的检验结果，说明患者可能正处于有生命危险的边缘状态，如果不给予及时有效治疗，患者将处于危险的状态，如果立即给予治疗可明显改善预后。

### （二）危急值项目及界限的确定

危急值由医院行政管理部门组织相关科室协商确定，尤其是急诊科、重症医学科、麻醉科、心内科、呼吸科、肾内科、血液科、消化科等科室的医师，与检验科就不同部门危急值项目的设置讨论并达成共识，并经医院行政管理部门签字认可并发布。

### （三）危急值的报告

危急值报告可采用电话、网络发送、手机短信等多种方式，以电话报告为基本报告途径，其他途径为参考途径。危急值报告信息至少包括患者识别信息（姓名、病历号、病房/病床号等）、危急值项目及危急值、报告时间（精确到分）、报告实验室、报告人与接收人全名、接收人须“回读”危急值，且报告人和接收人均须完整记录危急值报告信息。

### （四）危急值的处理

当临床医护人员得到危急值报告后一定要结合患者临床表现做出判断，确认危急值准确无误后，迅速采取相应治疗措施。

## 思考题

1．请根据真空采血管内添加剂的不同列举其种类及用途。
2．标本溶血的原因有哪些？举例说明溶血对检验结果的影响。
3．说出危急值的概念及危急值报告内容。

# 第二节　临床血液学检查

**案例**

患者，男，25岁，3天来高热，持续39℃左右，伴寒战、胸痛、咯少量铁锈色痰。胸片示肺大叶实变。临床诊断：大叶肺炎。医生指示给该患者采血做血液常规检查。

问题：

1．血液常规检查主要指标有哪些？

2．该患者白细胞总数和白细胞分类计数将有什么异常？

## 一、血液一般检查

### （一）血液一般检查主要指标的参考区间

血液一般检查主要是对外周血液细胞成分（红细胞、白细胞及血小板）的数量和质量进行检查，主要指标包括：红细胞计数、血红蛋白浓度、血细胞比容、红细胞平均指数、白细胞总数及分类计数、血小板计数等，这些指标的参考区间见表31-2，适用于成年人的静脉血液，实际使用中需考虑地区、种族、生活习惯等差异，建议各实验室建立/验证自己的参考区间。

**表 31-2　中国成年人静脉血血细胞计数参考区间**

| 项目 | 单位 | 性别 | 参考区间 |
|---|---|---|---|
| 红细胞计数 | $\times 10^{12}$/L | 男 | 4.3 ～ 5.8 |
| | | 女 | 3.8 ～ 5.1 |
| 血红蛋白 | g/L | 男 | 130 ～ 175 |
| | | 女 | 115 ～ 150 |
| 血细胞比容 | L/L | 男 | 0.40 ～ 0.50 |
| | | 女 | 0.35 ～ 0.45 |
| 平均红细胞容积 | fL | 男/女 | 82 ～ 100 |
| 平均红细胞血红蛋白含量 | pg | 男/女 | 27 ～ 34 |
| 平均红细胞血红蛋白浓度 | g/L | 男/女 | 316 ～ 354 |
| 白细胞计数 | $\times 10^{9}$/L | 男/女 | 3.5 ～ 9.5 |
| 中性粒细胞百分数 | % | 男/女 | 40 ～ 75 |
| 淋巴细胞百分数 | % | 男/女 | 20 ～ 50 |
| 嗜酸性粒细胞百分数 | % | 男/女 | 0.4 ～ 8.0 |
| 嗜碱性粒细胞百分数 | % | 男/女 | 0 ～ 1 |
| 单核细胞百分数 | % | 男/女 | 3 ～ 10 |

续表

| 项目 | 单位 | 性别 | 参考区间 |
|---|---|---|---|
| 中性粒细胞绝对值 | $\times 10^9$/L | 男 / 女 | 1.8 ～ 6.3 |
| 淋巴细胞绝对值 | $\times 10^9$/L | 男 / 女 | 1.1 ～ 3.2 |
| 嗜酸性粒细胞绝对值 | $\times 10^9$/L | 男 / 女 | 0.02 ～ 0.52 |
| 嗜碱性粒细胞绝对值 | $\times 10^9$/L | 男 / 女 | 0 ～ 0.06 |
| 单核细胞绝对值 | $\times 10^9$/L | 男 / 女 | 0.1 ～ 0.6 |
| 血小板计数 | $\times 10^9$/L | 男 / 女 | 125 ～ 350 |

（以上数据摘自《中华人民共和国卫生行业标准 WS/T 405-2012》）

### （二）红细胞检查指标的临床应用

1．红细胞计数及血红蛋白测定

（1）红细胞和血红蛋白增多

1）相对性增多：见于：严重呕吐、腹泻、大量出汗、大面积烧伤、尿崩症、甲状腺功能亢进症危象、糖尿病酮症酸中毒等。

2）绝对性增多：①原发性：是一种原因未明的以红细胞增多为主的骨髓增殖性肿瘤，总血容量增加，白细胞和血小板也不同程度增多；②继发性：胎儿、新生儿、高原地区居民、阻塞性肺气肿、肺源性心脏病等使 EPO 代偿性增加，导致红细胞和血红蛋白增多。

（2）红细胞和血红蛋白减少：指单位容积循环血液中红细胞数、血红蛋白量及血细胞比容低于参考区间下限，通常称为贫血（anemia）。

按贫血的严重程度可将贫血分为：①轻度贫血：血红蛋白小于参考区间下限至 90g/L；②中度贫血：血红蛋白 90 ～ 60g/L；③重度贫血：血红蛋白 60 ～ 30g/L；④极度贫血：血红蛋白 <30g/L。

2．红细胞形态学检查

（1）正常红细胞形态：呈双凹圆盘形，直径 6 ～ 9μm，平均 7.5μm，这种结构表面积大，变形性好，有利于红细胞完成其生理功能。

（2）红细胞形态学改变：①红细胞大小改变：小红细胞、大红细胞、巨红细胞、红细胞大小不等；②红细胞形态改变：球形红细胞、椭圆形红细胞、靶形红细胞、镰形红细胞、口形红细胞、棘细胞、红细胞形态不整；③红细胞内血红蛋白含量的改变：正常色素性、低色素性、高色素性、嗜多色性；④红细胞内结构的异常：嗜碱性点彩、染色质小体、卡波环、有核红细胞等。

3．血细胞比容及红细胞平均指数

（1）血细胞比容测定：血细胞比容（hematocrit，HCT）主要用于诊断贫血及判断贫血的严重程度。

1）HCT 增高：见于各种原因引起的血液浓缩，测定血细胞比容，可了解血液浓缩程度，作为补液计算的依据。

2）HCT 减低：见于各种贫血。常用 HCT、RBC 及 Hb 来计算红细胞平均指数，有助于贫血的鉴别诊断。

（2）红细胞三种平均指数：①平均红细胞容积（mean corpuscular volume，MCV）；②平

均红细胞血红蛋白含量（mean corpuscular hemoglobin，MCH）；③平均红细胞血红蛋白浓度（mean corpuscular hemoglobin concentration，MCHC）。根据以上三项红细胞平均指数可对贫血进行形态学分类（表 31-3）。

**表 31-3　根据 MCV、MCH、MCHC 对贫血进行形态学分类**

| 形态学分类 | MCV | MCH | MCHC | 病因举例 |
|---|---|---|---|---|
| 大细胞性贫血 | ＞ 100fl | ＞ 34pg | 316 ～ 354g/L | 缺乏叶酸和（或）维生素 $B_{12}$ 引起的巨幼细胞性贫血 |
| 正常细胞性贫血 | 82 ～ 100fl | 27 ～ 34pg | 316 ～ 354g/L | 再生障碍性贫血、急性失血性贫血、多数溶血性贫血、骨髓病性贫血等 |
| 小细胞低色素性贫血 | ＜ 82fl | ＜ 27pg | ＜ 316g/L | 缺铁性贫血、珠蛋白生成障碍性贫血、铁粒幼细胞性贫血 |
| 单纯小细胞性贫血 | ＜ 82fl | ＜ 27pg | 316 ～ 354g/L | 慢性感染、炎症、肝病、尿毒症、恶性肿瘤等引起的贫血。 |

4．网织红细胞计数　网织红细胞（reticulocyte）指晚幼红细胞到成熟红细胞之间的尚未完全成熟的红细胞。

【参考区间】百分数：成人 0.5% ～ 1.5%，新生儿 3% ～ 6%

绝对值：（24 ～ 84）$\times 10^9$/L

【临床意义】

（1）反映骨髓的造血功能：溶血性贫血时外周血网织红细胞可高达 20% 或更高，再生障碍性贫血时网织红细胞低于 $15\times 10^9$/L 常作为诊断指标之一。

（2）作为疗效观察指标：凡骨髓增生功能良好的患者，在给予抗贫血药物后，网织红细胞升高；若网织红细胞不见升高，说明这种治疗无效或骨髓造血功能有障碍。

5．红细胞沉降率测定　红细胞沉降率（erythrocyte sedimentation rate，ESR）指红细胞在一定条件下沉降的速率，简称血沉。

【标本采集】顺利抽取静脉血，与抗凝剂（3.2% 枸橼酸钠）按 4 ∶ 1 的比例混匀送检。真空采血管管帽为黑色。

【参考区间】成年男性：0 ～ 15mm/h，成年女性：0 ～ 20mm/h

【临床意义】

（1）生理性变化：女性月经期血沉增快，妊娠 3 个月以上血沉逐渐增快，直到分娩后 3 周逐渐恢复正常。60 岁以上的老年人因纤维蛋白原含量逐渐增高使血沉增快。

（2）病理性变化：血沉测定并无特异性意义，但结合病史、临床表现，对疾病的诊断、鉴别诊断有一定的意义。①急性感染类型的鉴别：急性细菌性炎症时，血沉增快；病毒性感染时血沉变化不大；②风湿性疾病、结核病变活动与否观察：活动期血沉加快；静止期血沉减慢；③组织损伤或坏死的鉴别：大面积组织损伤或手术创伤等时血沉加快。急性心肌梗死常于发病 3 ～ 4 天血红细胞沉降率加快，可持续 1 ～ 3 周；心绞痛时血沉正常；④良性与恶性肿瘤的鉴别：恶性肿瘤血沉常明显增快；良性肿瘤血沉多正常；⑤各种原因引起的高球蛋白血症血沉常明显加快；⑥贫血时血红细胞沉降率增快。

（三）白细胞检查指标的临床应用

人体外周血的白细胞包括中性粒细胞、嗜酸性粒细胞、嗜碱性粒细胞、淋巴细胞和单核细胞5种。它们通过不同方式、不同机制消灭病原体、清除过敏原、参加免疫反应等保证机体健康。

1．中性粒细胞

（1）中性粒细胞数量的变化

1）中性粒细胞生理性增多：①年龄因素：初生儿白细胞较高，以中性粒细胞为主，到6～9天与淋巴细胞大致相等，以后淋巴细胞逐渐增多，到4～5岁两者又大致相等，以后以中性粒细胞为主，逐渐接近于成年人水平；②日间变化：早晨较低，下午较高；静息状态较低，活动、进食后较高；剧烈运动、剧痛、激动时可显著增多；③妊娠、分娩：中性粒细胞可增多。

2）中性粒细胞病理性增多：①急性感染：尤其是急性化脓性感染。中性粒细胞增高程度与感染微生物的种类、感染灶的范围、感染的严重程度、患者的反应能力有关；②严重的组织损伤或大量血细胞破坏：如大手术后、急性心肌梗死、急性溶血反应等；③急性大出血：特别是急性内出血，如脾破裂、宫外孕输卵管破裂后迅速增高，可作为急性内出血的一个诊断参考指标；④急性中毒：化学药物、生物毒素、代谢性中毒如糖尿病酮症酸中毒、慢性肾炎尿毒症时常见增高；⑤恶性肿瘤。

3）中性粒细胞减少：①某些感染：如伤寒杆菌、流感、麻疹、风疹等感染时可减少；②某些血液病：如再生障碍性贫血、粒细胞减少症、粒细胞缺乏症等；③理化因素损伤：X线辐射，化学药物如退热镇痛药、氯霉素、磺胺类药、抗肿瘤药、抗甲状腺药及免疫抑制剂等；④脾功能亢进；⑤某些自身免疫性疾病等。

（2）中性粒细胞核象变化

1）核左移：指外周血中杆状核细胞增多或并出现晚幼粒、中幼粒、早幼粒细胞等。最常见于急性化脓性细菌感染。

2）核右移：正常人外周血中性粒细胞以3叶核为主，若5叶核以上者超过3%称为核右移。主要见于巨幼细胞性贫血、抗肿瘤代谢的一些药物应用后。

（3）中性粒细胞形态学变化：①大小不等；②中毒颗粒；③空泡变性；④核变性。

2．嗜酸性粒细胞

（1）嗜酸性粒细胞增多：①过敏性疾病：如支气管哮喘、食物过敏等；②肠道寄生虫感染；③血液病：如慢性粒细胞白血病、恶性淋巴瘤、嗜酸性粒细胞白血病等。

（2）嗜酸性粒细胞减少：见于伤寒、副伤寒、手术后严重组织损伤、应用肾上腺皮质激素或促肾上腺皮质激素后。

3．嗜碱性粒细胞　增多见于：慢性粒细胞白血病、骨髓纤维化、嗜碱性粒细胞白血病等。

4．淋巴细胞

（1）淋巴细胞数量的变化

1）淋巴细胞增多见于：①某些细菌或病毒感染，如风疹、流行性腮腺炎、传染性单核细胞增多症、病毒性肝炎、流行性出血热、百日咳、结核等；②组织移植后的排斥反应；③淋巴细胞白血病、淋巴瘤；④再生障碍性贫血时淋巴细胞相对增多。

2）淋巴细胞减少：主要见于接触放射线、应用肾上腺皮质激素或促肾上腺皮质激素、免疫缺陷性疾病等。在急性化脓性细菌感染时，由于中性粒细胞显著增多，导致淋巴细胞相对减少。

（2）淋巴细胞形态学变化：在传染性单核细胞增多症、病毒性肝炎、流行性出血热等疾病时可使淋巴细胞增生，并出现形态学改变，称为异型淋巴细胞。

5．单核细胞

（1）生理性增多：出生后2周的婴儿单核细胞可达15%或更多，正常儿童也比成年人稍多。

（2）病理性增多：①某些感染：如亚急性感染性心内膜炎、疟疾、黑热病、结核及急性感染的恢复期；②某些血液病，如急性单核细胞白血病、粒细胞缺乏症的恢复期、恶性组织细胞病、淋巴瘤、骨髓增生异常综合征等。

（3）单核细胞减少意义不大。

**（四）血小板计数的临床应用**

1．血小板减少　①血小板生成障碍：如再生障碍性贫血、白血病、放射线损伤、骨髓纤维化等；②血小板破坏或消耗亢进：如弥散性血管内凝血（DIC）、特发性血小板减少性紫癜（ITP）等；③血小板分布异常：如肝硬化、输入大量库存血或大量血浆引起血液稀释。

2．血小板增多　①原发性增多：如原发性血小板增多症、慢性粒细胞白血病、真性红细胞增多症等；②反应性增多：如急性或慢性炎症等。

## 二、血栓与止血检查

**（一）血栓与止血检查的标本采集**

1．采集标本时，止血带压迫时间过长、静脉穿刺不能一次成功常导致血管的损伤，组织因子进入血液，加速血液凝固，影响试验结果，故穿刺前需选择合适的静脉，先消毒好穿刺位置，后扎止血带，尽量减少止血带压迫时间；穿刺时应尽可能做到一针见血，避免因多次静脉穿刺损伤血管和组织；如有凝血试验标本与其他血液检查标本同时采集，应先采集不需抗凝的血液标本，然后再采集凝血试验标本。

2．采血完毕，应立即将血液与抗凝剂充分混匀，将试管颠倒混匀5次以上，但应避免剧烈震荡。

3．血液与抗凝剂的比例要准确。正常HCT条件下，3.2%枸橼酸钠与血液之比为1 ∶ 9，抗凝剂增多或减少对凝血因子活性有直接影响，采血量减少，抗凝剂过量可导致凝固时间延长，反之可使凝固时间缩短。

4．药物的影响。某些药物（如肝素、华法林等）可使凝血试验的凝固时间延长。故采血前应了解患者是否使用影响凝血试验的药物、用药时间和剂量。

5．标本采集后立即送检。血液离开人体，随着存放方式和时间的不同，凝血因子逐渐消耗而导致检验结果不准确，影响临床诊断与治疗。一般凝血试验标本采集后室温放置，2h内完成检验，最多不超过4h。

6．标本出现溶血时，由于红细胞成分可促进凝血，血浆凝血酶原时间可出现假性缩短；脂血标本可干扰仪器检测凝血过程中的浊度变化而造成误差，故溶血或脂血标本应重新采集。

**（二）血栓与止血检查的常用筛查指标**

1．血浆凝血酶原时间测定　在乏血小板血浆中加入$Ca^{2+}$和组织因子，测定其凝固所需要的时间称为血浆凝血酶原时间（plasma prothrombin time，PT）。本试验常作为外源性凝血活性的综合性筛查指标。

【参考区间】

（1）凝血酶原时间：11 ～ 14s，超过正常对照 3s 以上有临床意义。

（2）凝血酶原时间比值（prothrombin time ratio，PTR）：即患者 PT/ 正常对照 PT，参考区间为 0.85 ～ 1.15。

（3）国际标准化比值（international normalized ratio，INR）：即 $PTR^{ISI}$，参考区间为 0.8 ～ 1.2。ISI 为国际敏感指数（international sensitivity index）。

（注：根据所用试剂、仪器等不同，参考区间有较大差异，建议应建立本实验室的参考区间。）

【临床意义】

（1）PT 延长见于：外源性凝血途径的凝血因子Ⅱ、Ⅴ、Ⅶ、Ⅹ和纤维蛋白原先天性缺陷或获得性缺乏，后者见于严重肝病、维生素 K 缺乏、纤溶亢进、DIC 后期等。

（2）PT 缩短见于：血液呈高凝状态，如 DIC 早期、心肌梗死、脑血栓形成、深部静脉血栓形成等。

（3）口服香豆素类抗凝剂（如华法林）治疗的监测，INR 一般维持在 2.0 ～ 3.0 为宜。

2．活化部分凝血活酶时间测定　在乏血小板血浆中加入部分凝血活酶、$Ca^{2+}$ 及接触因子的激活剂，观察凝固的时间，即活化部分凝血活酶时间（activated partial thromboplastin time，APTT）。本试验常作为内源性凝血活性的综合性筛查指标。

【参考区间】30 ～ 45s，超过正常对照 10s 以上有临床意义。

（注：根据所用试剂、仪器等不同，参考区间有较大差异，建议应建立本实验室的参考区间。）

【临床意义】

（1）APTT 延长见于：①先天性凝血因子异常，如血友病 A 和 B；②后天性凝血因子缺乏，如严重肝病、维生素 K 缺乏、DIC、纤溶亢进等；③循环抗凝物增加，如系统性红斑狼疮（SLE）；④普通肝素抗凝治疗的监测。患者使用普通肝素治疗后 APTT 延长，一般维持在正常对照的 1.5 ～ 2.5 倍比较合适。

（2）APTT 缩短见于：DIC 高凝期及其他血栓性疾病等。

3．FDP、D-Dimer 测定　D-Dimer 是继发性纤溶的标志。纤维蛋白（原）降解产物（fibrinogen and fibrin degradation products，FDP）在原发性和继发性纤溶时都会升高。

【参考区间】FDP：＜ 5mg/L，D-Dimer：＜ 0.3mg/L

【临床意义】

（1）FDP 增高是体内纤溶亢进的标志，但不能鉴别原发性和继发性纤溶。

（2）D-Dimer 是继发性纤溶的标志物，DIC 时，血浆 FDP 和 D-Dimer 均显著增高，两者联合测定更有利于提高 DIC 实验诊断的敏感性和特异性。

4．凝血酶时间测定　在乏血小板血浆中加入标准凝血酶溶液，测定凝固时间，即凝血酶时间（thrombin time，TT）。

【参考区间】16 ～ 18s，超过正常对照 3s 以上有临床意义。

（注：根据所用试剂、仪器等不同，参考区间有较大差异，建议应建立本实验室的参考区间。）

【临床意义】TT 延长可见于：①低（无）纤维蛋白原血症、异常纤维蛋白原血症；②纤溶亢进，FDP 增多，如 DIC 时；③肝素样抗凝物质增多，如严重肝病、胰腺疾病及过敏性休克等；④血循环中抗凝血酶Ⅲ（AT-Ⅲ）活性明显增强；⑤普通肝素抗凝治疗及溶栓治疗的监测。

思考题

1．请列举外周血中性粒细胞、淋巴细胞病理性增多的原因。

2．请说明血栓与止血检验对标本采集的要求。

3．举例说明 PT、APTT 测定的临床应用。

# 第三节　尿液一般检查

**案例**

患者，女，35岁，因发热、尿频、尿急、尿痛、左肾区疼痛2天就诊。临床诊断为急性肾盂肾炎。医生指示给该患者留取尿液做尿液常规检查，并进行尿液细菌培养。

问题：

1．该患者应如何留取尿液？应注意什么问题？

2．尿液常规检查主要内容有哪些？

3．该患者的尿液常规检查和细菌培养结果会有哪些阳性发现？

## 一、尿液标本的收集与保存

### （一）尿液标本的种类

1．随机尿　留取任意时间的尿液，便于门、急诊患者应用，但易受饮食、运动、用药等因素影响，检查结果波动性较大，重复性差。有些病理变化不易检出，导致漏诊。

2．晨尿　清晨起床后第一次排出的尿液称为首次晨尿，尿液较浓缩和酸化，有形成分较稳定，也可避免饮食干扰，结果较准确。

3．定时尿　主要用于尿中化学成分的定量和有形成分、尿量、尿比重的观察。最常用的是 24h 尿，第一天早晨 8 时排空膀胱，弃去尿液，至第二天早晨 8 时，收集 24h 内所有的尿液。

4．中段尿、导尿、耻骨上膀胱穿刺尿等　使用无菌容器收集尿液，多用于细菌培养。

### （二）尿液标本采集注意事项

1．尿液一般检验标本应留取于清洁、干燥的容器内送检。

2．不能配合的婴幼儿应先消毒会阴部后，将塑料采集袋黏附于尿道外口收集尿液，避免粪便混入。

3．女性患者应冲洗外阴后留取中段尿，防止混入阴道分泌物及经血。

4．男性患者应避免精液、前列腺液混入尿液。

5．标本留取后应立即送检，以免因光照、细菌生长等造成化学物质和有形成分的改变和破坏。

**（三）尿液标本的保存与防腐**

尿液一般检查的标本应及时送检，要求在采集后 2h 内完成检验，若不能及时检查可将尿液置于 4℃冷藏保存 6 ～ 8h 或加入适当防腐剂。

## 二、一般性状检查

**（一）尿量**

健康成年人 24h 尿量约为 1000 ～ 2000ml。

1．多尿　成人 24h 尿量多于 2500ml 为多尿。由于饮水过多、使用利尿剂或静脉输液过多均可引起尿量不同程度增加。病理性多尿见于：①肾疾病：如急性肾功能不全多尿期、慢性肾炎后期及慢性肾盂肾炎等；②心血管疾病：如慢性心力衰竭、高血压肾病等；③内分泌疾病：如糖尿病、尿崩症等；④精神性多尿。

2．少尿或无尿　成人 24h 尿量少于 400ml 或每小时尿量持续少于 17ml 为少尿；24h 尿量少于 100ml 为无尿或尿闭。常见原因有：①肾前性：如休克、严重脱水、心力衰竭等；②肾性：如急性肾小球肾炎、慢性肾炎急性发作、急性肾衰竭少尿期、肾移植急性排异等；③肾后性：如各种原因所致的尿路梗阻。

**（二）外观**

正常新鲜尿液透明，呈淡黄色至黄色。常见的病理性外观有：

1．血尿　每升尿液中含血量超过 1ml 称为肉眼血尿。如尿液外观无明显变化，但离心沉淀后红细胞超过 3 个 /HPF，称为镜下血尿。由于出血量不同可呈淡红色、血红色、洗肉水样。血尿可见于泌尿系统炎症、结核、肿瘤、结石、出血性疾病等。

2．血红蛋白尿　可见于阵发性睡眠性血红蛋白尿、蚕豆病、血型不合的输血反应等。

3．胆红素尿　呈深黄、褐色，振荡后有黄色泡沫，于空气中久置后胆红素可氧化为胆绿素，呈棕绿色，常见于梗阻性黄疸或肝细胞性黄疸。

4．乳糜尿　呈不同程度的乳白色，丝虫病患者偶可在尿中找到微丝蚴。

5．脓尿或菌尿　因尿中含大量脓细胞或细菌等所致，呈不同程度黄白色浑浊，见于泌尿系统感染，如急性肾盂肾炎、膀胱尿道炎、肾多发性脓肿等。

**（三）气味**

健康人新鲜尿液的气味源自尿液中酯类及挥发性酸，如放置过久，可出现氨臭味。新排出的尿液即有氨臭味提示有慢性膀胱炎及慢性尿潴留；大蒜臭味提示有机磷农药中毒；老鼠屎样臭味提示苯丙酮尿症；在糖尿病酮症酸中毒时，尿液呈烂苹果味。

**（四）比密度**

尿比密度可粗略估计肾小管的浓缩稀释功能。正常成人在普通膳食下尿比密度为 1.015 ～ 1.025 之间，婴幼儿偏低。

## 三、尿液化学检查

**（一）尿 pH**

正常人在普通膳食条件下尿液多呈弱酸性，pH 为 5.5 ～ 6.5，可波动在 4.6 ～ 8.0。尿 pH 降低见于：酸中毒、糖尿病、低钾血症、痛风等。尿 pH 升高见于：碱中毒、醛固酮增多症、高钾血症、泌尿系感染、应用碱性药物等。

**（二）尿蛋白**

正常人尿液中含极少量蛋白质，每天尿液中排出蛋白质不超过100mg，一般定性方法检查为阴性，24h排出蛋白质超过150mg称为蛋白尿。

1．生理性蛋白尿

（1）功能性蛋白尿：指机体由于剧烈运动、发热、低温、精神紧张、交感神经兴奋等所致的暂时性、轻度的蛋白尿。

（2）体位性蛋白尿或直立性蛋白尿：指由于直立体位腰部前突时引起的蛋白尿。其特点为卧床时尿蛋白定性为阴性，起床活动后可出现蛋白尿。

2．病理性蛋白尿

（1）肾前性蛋白尿：多为溢出性蛋白尿，当血中出现大量低分子量蛋白质，超过肾阈时即可在尿中出现，如本周蛋白及血红蛋白等。

（2）肾性蛋白尿：①肾小球性蛋白尿：肾小球滤膜损伤，毛细血管壁通透性增加或静电屏障作用减弱所致，尿蛋白以白蛋白增多为主。见于：急性肾小球肾炎、肾缺血、缺氧、淤血、糖尿病肾病、系统性红斑狼疮肾病等；②肾小管性蛋白尿：近曲小管对低分子量蛋白质重吸收功能减退而致的蛋白尿，见于：肾盂肾炎、间质性肾炎、肾小管性酸中毒、重金属（汞、铬、铋）中毒等；③混合性蛋白尿：指肾病变同时累及肾小球和肾小管而导致的蛋白尿。

（3）肾后性蛋白尿：主要见于泌尿道炎症、出血或有阴道分泌物、精液混入尿液，一般无肾本身的损害。

**（三）尿糖**

正常人尿中可有微量葡萄糖。当血中葡萄糖浓度超过肾糖阈（8.88mmol/L）时，尿葡萄糖定性为阳性，称为葡萄糖尿。

1．血糖增高性糖尿　多见于内分泌疾病，如糖尿病、甲状腺功能亢进、肢端肥大症、嗜铬细胞瘤等。

2．血糖正常性糖尿　又称为肾性糖尿。①家族性肾性糖尿为先天性近曲小管对糖的吸收功能缺损所致；②后天获得性肾性糖尿见于慢性肾炎、药物中毒及肾病综合征等。

3．暂时性糖尿　进食大量碳水化合物或静脉输注大量葡萄糖、颅脑外伤、脑血管意外、大面积烧伤、急性心肌梗死等时。

**（四）尿酮体**

酮体包括丙酮、乙酰乙酸及β-羟丁酸，是体内脂肪代谢的中间产物，过多的酮体从尿中排出，称为酮尿。尿酮体阳性见于：①糖尿病出现酮血症或酮症酸中毒时；②服用双胍类降糖药，如降糖灵等时；③非糖尿病性酮尿，如发热、严重腹泻、呕吐（包括孕妇妊娠剧吐）、禁食、全身麻醉后等。

**（五）尿胆红素**

尿胆红素增高见于：①肝内、外胆管阻塞，如胆石症、胰头癌、胆管肿瘤及门脉周围炎症等；②肝细胞损害，如病毒性肝炎、酒精性肝炎、药物或中毒性肝炎；③先天性高胆红素血症。

**（六）尿胆原**

1．尿胆原增多　见于：①病毒性肝炎、药物或中毒性肝损伤等；②溶血性贫血或巨幼细胞性贫血等红细胞破坏过多时；③肠梗阻、顽固性便秘等使肠道对尿胆原回吸收增加，尿中尿胆原排出增多。

2．尿胆原减少　见于：① 胆道梗阻，如胆石症、胆管肿瘤、胰头癌等，完全梗阻时尿胆原缺如；②新生儿及长期服用广谱抗生素时肠道细菌缺乏，使尿胆原生成减少。

#### （七）尿亚硝酸盐

正常人尿液中存在适量硝酸盐，当尿液中有能产生硝酸盐还原酶的细菌生长时，可将硝酸盐还原为亚硝酸盐。此试验可用来筛查尿路感染，阳性结果需与尿白细胞酯酶及临床资料综合分析。阴性并不能除外泌尿系感染。

#### （八）尿隐血

尿试带法根据血红蛋白具有过氧化物酶样活性进行检测，试剂可与完整红细胞及游离血红蛋白反应。应注意：①肾疾病患者，终尿中红细胞由于各种因素变形裂解致血红蛋白溢出，使试带法与显微镜检查结果不一致；②尿中不耐热酶、肌红蛋白等可致假阳性；③尿中大量维生素 C 可致假阴性。

#### （九）尿白细胞

尿试带法利用白细胞特异性酯酶进行检测。应注意：①尿白细胞溶解后，胞浆内酯酶释放于尿中，呈阳性结果，但镜检无白细胞。故要求尿液必须新鲜；②肾移植排异反应、泌尿系结核等时尿液中以淋巴细胞或单核细胞为主，试带法可呈阴性；③高比重尿、高葡萄糖尿、乳糜尿等时可导致白细胞检测结果偏低或假阴性。

### 四、尿液有形成分检查

#### （一）尿液细胞成分检查

1．红细胞　正常人剧烈运动、冷水浴、久站等可出现暂时性镜下血尿。病理性血尿见于：①泌尿系统疾病：如泌尿系统炎症、肿瘤、结核、结石、创伤、肾移植排异等；②全身其他系统疾病：如特发性血小板减少性紫癜、某些免疫性疾病等；③泌尿系统附近器官的疾病：如前列腺炎、盆腔炎等。

2．白细胞　尿液中白细胞增多见于：①泌尿系统炎症，如肾盂肾炎、膀胱炎、尿道炎等；②女性阴道炎、宫颈炎及附件炎时可因分泌物进入尿中，引起白细胞增多；③肾移植后，如发生排异反应，尿中可出现大量淋巴细胞及单核细胞。

3．上皮细胞　①鳞状上皮细胞：正常尿中可见少量，无临床意义，如大量出现同时伴有白细胞增多应考虑泌尿生殖系炎症；②移行上皮细胞：在肾盂、输尿管或膀胱颈部炎症时可增多；③肾小管上皮细胞：急性肾小管肾炎、肾移植术后及肾小管损伤时可见到。

#### （二）尿管型检查

管型是尿液中的蛋白质、细胞等在肾小管、集合管内凝固而形成的圆柱体。

1．透明管型　正常成人浓缩尿中可偶见。剧烈运动、发热、麻醉、心功能不全时，尿中可出现透明管型。急、慢性肾小球肾炎、肾病、肾盂肾炎、肾淤血等时尿中可见增多。

2．细胞管型　为含有细胞成分的管型，按细胞类别可分为：①红细胞管型：提示肾单位内有出血，可见于急性肾小球肾炎、慢性肾炎急性发作、急性肾小管坏死、肾出血、肾移植术后产生排异反应、狼疮性肾炎等；②白细胞管型：提示肾实质有活动性感染，可见于急性肾盂肾炎、间质性肾炎等；③肾上皮细胞管型：提示肾小管病变，如急性肾小管坏死及重金属、化学物质、药物中毒等。

3．颗粒管型　见于肾实质性病变，如急、慢性肾小球肾炎、肾病、肾动脉硬化等。药物中毒损伤肾小管及肾移植术发生急性排异反应时亦可见。

4．脂肪管型　见于慢性肾炎，尤多见于肾病综合征时。

5．蜡样管型　见于慢性肾小球肾炎晚期、肾功能不全及肾淀粉样变性等。

6．肾功能不全管型　又称宽大管型。急性肾功能不全者在多尿早期这类管型可大量出现，随着肾功能的改善而逐渐减少或消失。在慢性肾衰竭患者出现此管型，提示预后不良。

**（三）尿结晶检查**

尿液中常见的结晶有草酸钙、磷酸盐类、尿酸及尿酸盐等，一般无临床意义，若经常出现于新鲜尿中并伴有红细胞增多，应怀疑可能有结石。应用磺胺药物时如尿中出现磺胺结晶应停药。在急性肝坏死患者的尿液中，可出现亮氨酸和酪氨酸结晶。

思考题

1．请列举尿液标本的种类并说明尿液标本采集与运送的注意事项。

2．请说出尿液常见的病理性外观。

3．请列举尿液化学检查常用指标的临床应用。

# 第四节　粪便一般检查

## 一、粪便标本采集

1．留取新鲜粪便，盛于洁净、干燥、无吸水的有盖容器内，不得混有尿液、消毒剂及污水等，以免有形成分被破坏、病原菌死灭及污染腐生性原虫等。

2．采集时挑取粪便含有病理成分为黏液或脓血的部分，外观无异常的粪便应从粪便表面、深处及粪端多处取材，采取量应至少相当于拇指大小。

3．标本采集后应于 1h 内检查完，否则可因 pH 改变及消化酶等影响导致有形成分破坏分解。

4．无粪便排出而又必须检查时可用采便管采取标本，灌肠后的粪便不适于做检查。

5．检查阿米巴痢疾滋养体时应于排便后立即检查。寒冷季节标本送检需保温。

6．检查蛲虫卵需用透明薄膜拭子于清晨排便前自肛门周围皱襞处拭取后镜检。

## 二、一般性状检查

**（一）粪便量**

正常人大多每天排便一次，排出量随进食量、食物种类及消化器官功能状态而异。

**（二）颜色与性状**

正常成人排出的粪便为黄褐色软便，婴儿粪便可为黄色或金黄色。常见的病理改变有：

1．黏液便　正常人粪便可有少量黏液均匀混合于粪便之中。小肠炎症时黏液增多，均匀地混于粪便之中；大肠炎症时黏液不易与粪便混合；直肠炎症时黏液附着于粪便表面；细菌性痢疾、阿米巴痢疾时分泌的脓性黏液便呈黄白色不透明。

2．脓性及脓血便　痢疾、溃疡性结肠炎、结肠或直肠癌等病变时常为脓性及脓血便，阿米巴痢疾以血为主，血中带脓，呈暗红色果酱样；细菌性痢疾以黏液及脓为主，脓中带血，多呈鲜血状。

3．黑便及柏油样便　上消化道出血 50 ～ 75ml 时可出现黑便，隐血试验强阳性；若出血量较大，持续 2 ～ 3 天则可为黑色、发亮的柏油样便。服用铁剂、铋剂、活性炭等也可排出黑便，但无光泽。

4．白陶土样便　各种原因引起胆道阻塞，粪便呈白陶土样。行钡餐胃肠道造影时，粪便也可呈白色或黄白色。

5．鲜血便　见于直肠息肉、直肠癌、肛裂及痔疮等。

6．水样便　多由于肠蠕动亢进或肠黏液分泌过多所致。假膜性肠炎时常排出大量稀水样便，并含有膜状物。艾滋病患者伴发肠道隐孢子虫感染时，可排出稀水样便。霍乱弧菌感染时可排出米泔样便。小儿肠炎时由于肠蠕动加快，粪便呈绿色稀糊状。

## 三、显微镜检查

### （一）细胞

1．红细胞　正常人粪便中无红细胞，肠道下段炎症或出血时，如菌痢、肠炎、结肠直肠癌、直肠息肉等可见到红细胞。阿米巴痢疾时红细胞多于白细胞；细菌性痢疾时红细胞少于白细胞。

2．白细胞　正常人粪便中不见或偶见，主要是中性粒细胞。肠道炎症时白细胞可增多，如细菌性痢疾可见大量白细胞，过敏性肠炎、肠道寄生虫病患者粪便中可见嗜酸性粒细胞。

### （二）寄生虫和寄生虫卵

肠道寄生虫病主要依靠显微镜检查粪便中的虫卵、原虫滋养体及包囊来诊断。

## 四、隐血试验

生理状况下，消化道无出血，粪便中无红细胞或血红蛋白。当消化道出血量较少，粪便外观无明显变化，肉眼难以判断，尤其是上消化道出血时，红细胞已破坏，显微镜检查也不能发现红细胞，需要用化学法或免疫学法检测才能证实的出血，称为隐血。

正常人粪便隐血试验阴性。阳性结果对消化道出血有重要诊断价值，消化道溃疡时阳性率为 40% ～ 70%，呈间歇阳性；消化道恶性肿瘤如胃癌、结肠癌、直肠癌等时阳性率可达 95%，呈持续性阳性，故粪便隐血试验常作为消化道恶性肿瘤诊断的一个筛查指标，尤其是中老年患者早期发现消化道恶性肿瘤较为重要。其他如钩虫病、肠结核、流行性出血热等此试验也可呈阳性。

## 思考题

1．说明粪便标本采集的注意事项。

2．描述健康人及患者的各种病理性粪便的颜色和性状。

3．简述粪便隐血试验的临床应用。

# 第五节　脑脊液一般检查

**案例**

患者，男，15岁，主诉发热、寒战、头痛、恶心、呕吐2天。体检发现颈强直、克匿格征（+）。脑脊液检查：外观呈白色浑浊，葡萄糖定量为0.5mmol/L，有核细胞计数为$2000\times10^{6}$/L。诊断为化脓性脑膜炎。

问题：

1．护士应如何配合临床医师行腰椎穿刺留取脑脊液进行实验室检查?

2．该患者脑脊液一般性状、化学、显微镜检查可能有哪些阳性发现有助于诊断?

## 一、脑脊液标本采集

脑脊液标本由临床医师进行腰椎穿刺采集，必要时可从小脑延髓池或侧脑室穿刺。穿刺后先作压力测定，然后将脑脊液分别收集于3个无菌小瓶中，每瓶1～2ml，第一瓶可能含少量红细胞，宜做细菌学检查；第二瓶做化学或免疫学检查；第三瓶做细胞计数。

标本采集后立即送检，一般不能超过1h，放置时间过久，下列因素可能引起脑脊液发生改变，影响检验结果：①细胞破坏或沉淀，与纤维蛋白凝集成块，导致细胞分布不均，计数结果不准确；②细胞离体后迅速变形，影响分类计数；③葡萄糖迅速分解，造成糖含量降低；④细菌溶解，影响细菌的检出率。

## 二、一般性状检查

### （一）颜色

正常脑脊液为无色透明液体。病理性脑脊液颜色如下：

1．红色　提示脑脊液中混有一定量血液，如果是穿刺损伤所致的出血，第一瓶为血性，第二瓶和第三瓶依次因RBC数量减少而颜色变浅或消失；蛛网膜下腔或脑室出血时三瓶脑脊液呈均匀血性。

2．黄色　见于脑陈旧性出血、脊髓肿瘤压迫或蛛网膜下腔黏连梗阻等。

3．乳白色或灰白色　见于各种化脓性脑膜炎。

4．微绿色　见于铜绿假单胞菌、肺炎链球菌、甲型链球菌感染所致脑膜炎。

### （二）透明度

正常脑脊液清晰透明。病毒性脑膜炎、流行性乙型脑炎、神经梅毒等疾病时，脑脊液中细胞数轻度增加，可呈清晰或微浑。结核性脑膜炎时，可呈毛玻璃样浑浊。化脓性脑膜炎时，常呈现明显浑浊。

### （三）凝固物

正常脑脊液放置24h不形成薄膜，无凝块和沉淀。结核性脑膜炎时，脑脊液放置12～24h后，可见液面形成纤细的网状薄膜。急性化脓性脑膜炎时，脑脊液静置1～2h后即可出现凝块或沉淀。蛛网膜下腔阻塞时，脑脊液因蛋白质含量显著增高，常呈黄色胶冻状。

## 三、化学检查

### （一）蛋白质测定

正常脑脊液中蛋白质含量极微，其中绝大部分为白蛋白。病理情况下脑脊液中蛋白质呈不同程度增加，且多为球蛋白。

【参考区间】脑脊液中蛋白质的参考区间因年龄和标本来源不同而有差异，成人腰池的蛋白质为0.20 ～ 0.45g/L，小脑延髓池内蛋白质为0.10 ～ 0.25g/L，脑室内蛋白质为0.05 ～ 0.15g/L。新生儿因血脑屏障尚不完善，蛋白质含量相对较高。

【临床意义】脑脊液蛋白质含量增高可见于：①中枢神经系统炎症，如化脓性脑膜炎时明显增加，可达5 ～ 10g/L；结核性脑膜炎时中度增加，常为2 ～ 3g/L；病毒性脑膜炎时仅轻度增加；②脑或蛛网膜下腔出血时轻度增加；③椎管内梗阻，如脊髓肿瘤、蛛网膜下腔粘连、神经根病变和引起脑脊液循环梗阻时显著增加。

### （二）葡萄糖测定

【参考区间】2.5 ～ 4.5mmol/L（腰池）

【临床意义】中枢神经系统受细菌或真菌感染时，病原体大量分解葡萄糖，细胞破坏后释放的酶也可降解葡萄糖使脑脊液中葡萄糖降低，尤以化脓性脑膜炎时最为显著；结核性脑膜炎、隐球菌性脑膜炎的脑脊液中葡萄糖亦可轻度降低；病毒性脑膜炎、脑脓肿等其他中枢神经系统疾病时，多无显著变化。

### （三）氯化物测定

【参考区间】120 ～ 130mmol/L（腰池）

【临床意义】

1．细菌性脑膜炎时氯化物减少，尤以结核性脑膜炎时降低明显；病毒性脑膜炎、脑脓肿等无显著变化。

2．其他非中枢神经系统疾病，如呕吐、脱水、腹泻等大量丢失氯化物情况造成血氯减低时，脑脊液氯化物也可减少。

## 四、显微镜检查

【参考区间】正常脑脊液中无RBC，仅有少量WBC，成年人：(0 ～ 8) $\times 10^6$/L；儿童：(0 ～ 15) $\times 10^6$/L，细胞分类：多为淋巴细胞和单核细胞，两者之比约7 : 3。

【临床意义】

1．化脓性脑膜炎时，脑脊液细胞数明显增高，可达数千 $\times 10^6$/L以上，主要为中性粒细胞。

2．结核性脑膜炎时，脑脊液细胞数增高，但很少超过$500 \times 10^6$/L。在发病初期以中性粒细胞为主，但很快下降，以后淋巴细胞增多。

3．病毒性脑炎、脑膜炎时，脑脊液细胞数轻度增加，多为数十 $\times 10^6$/L以下，以淋巴细胞为主。

4．新型隐球菌性脑膜炎时，细胞总数增加，可达数百 $\times 10^6$/L，以淋巴细胞为主。

5．急性脑膜白血病时，细胞数增加，分类时可见相应的白血病细胞。中枢神经系统肿瘤时，脑脊液中细胞总数正常或稍高，以淋巴细胞为主。

6．脑及蛛网膜下腔出血时，为血性脑脊液，除了 RBC 增多外，可见外周血中的 WBC，以中性粒细胞为主。

7．寄生虫性脑病时，可见嗜酸性粒细胞增多。

### 五、细菌学检查

将脑脊液直接涂片或离心沉淀后取沉淀物涂片，经革兰染色后显微镜检查；或经抗酸染色查找结核杆菌、用墨汁染色查找隐球菌，还可用培养法检查。

思考题

1．说出病理性脑脊液的各种外观（包括颜色、透明度、凝固性）。

2．脑脊液蛋白质增高见于哪些疾病?

## 第六节 浆膜腔积液检查

胸腔、腹腔、心包腔及关节腔统称为浆膜腔，生理状态下，浆膜腔有少量液体，主要起润滑作用。病理状态下，腔内液体潴留形成浆膜腔积液，随部位不同分别称为胸腔积液（胸水）、腹腔积液（腹水）及心包积液等。按积液的性质分为漏出液和渗出液两大类。通过积液检查，区分积液性质，有助于对疾病的诊断和治疗。

### 一、浆膜腔积液的采集

浆膜腔积液通过浆膜腔穿刺获得，送检标本最好留取中段液体于消毒容器内，标本需及时送检，以免细胞变性、破坏或出现凝块而影响结果。细胞学检查可用 EDTA-$K_2$ 抗凝，生化检查宜用肝素抗凝。另留 1 管不加任何抗凝剂用以观察标本有无凝固现象。

### 二、漏出液与渗出液

#### （一）漏出液

漏出液为非炎性积液，其形成原因主要有：①血浆胶体渗透压降低，当血浆白蛋白低于 25g/L 时就可能出现浆膜腔积液，可见于晚期肝硬化、肾病综合征、重度营养不良等；②毛细血管内流体静脉压升高，如充血性心力衰竭、晚期肝硬化及静脉回流受阻等；③淋巴管阻塞，如丝虫病或肿瘤压迫淋巴管，可出现乳糜样漏出液。

#### （二）渗出液

渗出液多为炎性积液，炎症时感染病原微生物的毒素、组织缺氧及炎症介质作用使内皮细胞受损，血管通透性增加，血液中大分子物质渗出血管壁。细菌感染是产生渗出液的主要原因，其他如外伤、血液、胆汁、胰液、胃液等刺激及恶性肿瘤等也可引起类似渗出液的积液。

### 三、一般性状检查

#### （一）颜色

漏出液常为淡黄色，渗出液常为深黄色。恶性肿瘤、结核性胸 / 腹膜炎、出血性疾病、内脏损伤等时可呈红色血性，铜绿假单胞菌感染可呈绿色，化脓性感染时多呈黄色脓样，淋巴管阻塞时常为乳白色。

**（二）透明度**

漏出液常为清晰透明液体，渗出液因含大量细胞、细菌等呈不同程度的浑浊，乳糜液因含大量脂肪也呈浑浊外观。

**（三）凝固性**

漏出液因含纤维蛋白原少，不易凝固。渗出液因含较多纤维蛋白原、细菌及组织裂解产物，往往自行凝固或出现凝块。

**（四）比密**

漏出液比密常在1.018以下，渗出液常高于1.018。

## 四、化学检查

**（一）黏蛋白定性试验（Rivalta试验）**

漏出液此试验常为阴性，渗出液常为阳性。

**（二）蛋白质定量**

一般认为渗出液蛋白质含量常＞30g/L，漏出液蛋白质含量常＜25g/L。

**（三）葡萄糖定量**

漏出液葡萄糖含量与血糖近似，渗出液中因含细菌或细胞酶的分解作用，葡萄糖含量减少，尤其是化脓性细菌感染时更低，结核性次之。

**（四）酶学检查**

1．乳酸脱氢酶（LD）　积液LD＞200U/L或与血清LD比值超过0.6，提示可能为渗出液。

2．腺苷脱氨酶（ADA）　结核性积液时ADA明显增高，有助于结核的诊断及疗效观察。

3．淀粉酶（AMY）　大多数胰腺炎、胰腺癌或胰腺创伤所致的腹腔积液中淀粉酶活性增高。

## 五、显微镜检查

**（一）细胞计数**

漏出液细胞较少，常＜$100\times10^6$/L；渗出液常＞$500\times10^6$/L。

**（二）细胞分类**

漏出液中主要是淋巴细胞和间皮细胞。渗出液细胞较多，各种细胞增多的临床意义不同：①中性粒细胞增多：常见于化脓性积液及结核性积液的早期；②淋巴细胞增多：常见于慢性炎症，如结核、梅毒及肿瘤性积液等；③嗜酸性粒细胞增多：常见于变态反应及寄生虫感染引起的积液；④其他：炎症时，大量中性粒细胞出现的同时，常伴有组织细胞出现。浆膜刺激或受损时，间皮细胞可增多。狼疮性浆膜炎时，偶可找到狼疮细胞。

**（三）寄生虫检查**

阿米巴病的积液中可找到阿米巴滋养体。乳糜样积液应注意检查有无微丝蚴。

**（四）脱落细胞学检查**

怀疑恶性肿瘤时可将积液离心沉淀，检查是否有肿瘤细胞。

## 六、细菌学检查

肯定或疑为渗出液时应作细菌学检查，将积液离心沉淀、涂片、染色后查找病原菌。必要时作细菌培养，一旦培养阳性应作药物敏感试验供临床用药参考。

思考题

描述漏出液和渗出液在颜色、透明度、凝固性方面的区别。

# 第七节　临床生物化学检查

## 一、肝疾病的实验室检查

### （一）血清酶学检查

1．血清转氨酶及其同工酶测定　用于检测肝细胞损伤的主要有丙氨酸氨基转移酶（alanine aminotransferase，ALT）和天冬氨酸氨基转移酶（aspartate aminotransferase，AST）。ALT 广泛存在于多种器官中，按含量多少顺序为肝、肾、心脏、骨骼肌等。在肝细胞中的 ALT 主要存在于细胞质中，只有少量在线粒体。AST 也广泛存在于多种器官中，按含量的多少，顺序为心脏、肝、骨骼肌和肾等。肝细胞中大部分（60% 左右）AST 存在于线粒体中，少部分（40% 左右）存在于细胞浆中。AST 有两种同工酶，存在于细胞浆中的称为胞质 AST（c-AST），存在于线粒体中的称为线粒体 AST(m-AST)。正常血清中大部分为 c-AST，m-AST 仅占 10% 以下。

【标本采集】常用血清检测，由于红细胞内 ALT 和 AST 分别为血清含量的 7 倍与 15 倍，溶血标本不宜检测这两种酶。

【参考区间】ALT：男性 9 ～ 50U/L　　女性：7 ～ 40U/L
AST：男性 15 ～ 40U/L　　女性：13 ～ 35U/L
（摘自《中华人民共和国卫生行业标准 WS/T404.1-2012》）

【临床意义】ALT 和 AST 能敏感地反映肝细胞的损伤及损伤的程度，急性肝细胞损伤时，以 ALT 最敏感；反映肝损伤程度时，AST 较为敏感。

（1）急性肝炎：各种原因导致的急性肝损伤，ALT 和 AST 均升高，尤以 ALT 升高显著，血清 ALT 升高幅度与肝细胞损伤程度相关，但并非完全一致，急性重症肝炎时，ALT 明显增高，随病情进展，大量肝细胞坏死，致血中 ALT 下降，与此同时胆红素进行性升高，呈现“酶胆红素分离”现象，预后极差。

ALT 的半寿期为 47±10h，AST 的半寿期为 17±5h，急性肝炎恢复期 AST 先于 ALT 恢复正常。在急性肝炎时，肝细胞轻度损害，线粒体未受破坏，血中 ALT 升高程度大于 AST，AST/ALT 比值降低，而且血清中 AST 大部分为 c-AST，如损害严重，线粒体受到破坏，血清 m-AST 才升高，故 m-AST 升高是肝细胞坏死的指征。

（2）慢性肝炎和脂肪肝：慢性迁延性肝炎患者 ALT、AST 轻至中度升高；慢性活动性肝炎时，ALT 多数升高至参考区间 3 ～ 5 倍以上，且长期维持在较高水平。脂肪肝时 ALT

可持续轻度升高并伴有高脂血症。

（3）肝硬化：肝硬化代偿期 ALT 可轻度增高或正常，失代偿期 ALT 可持续升高。肝硬化病变累及线粒体时，多数 AST 升高程度超过 ALT。

（4）原发性肝细胞癌：ALT 与 AST 可正常或轻、中度升高。

（5）胆道疾病：各种原因引起胆道梗阻时，血清 ALT 与 AST 可中度升高，梗阻缓解后 1 ～ 2 周即可恢复正常。

（6）其他疾病：急性心肌梗死、急性肾盂肾炎、传染性单核细胞增多症、细菌性或阿米巴性肝脓肿、手术等均可造成血清 ALT 与 AST 增高。某些化学药物如异烟肼、氯丙嗪、利福平、环磷酰胺和某些抗生素等也可引起血清 ALT 增高，故 ALT 单项增高，需结合临床综合分析。

2．碱性磷酸酶（alkaline phosphatase，ALP）测定

【标本采集】常用血清检测，除肝素外，其他常用抗凝剂可与 $Mg^{2+}$ 作用，引起 ALP 活性下降。明显溶血标本会干扰测定结果。

【参考区间】成人　男性：45 ～ 125U/L

女性（20 ～ 49 岁）：35 ～ 100U/L

女性（50 ～ 79 岁）：50 ～ 135U/L

（摘自《中华人民共和国卫生行业标准 WS/T404.1-2012》）

【临床意义】

（1）生理性增高：妊娠 3 个月时胎盘即可产生 ALP，9 个月达高峰，分娩后一个月左右即恢复正常；绝经期后妇女血清 ALP 水平有所上升；新生儿、儿童、青少年骨骼生长期 ALP 比成人高，1 ～ 5 岁有一个高峰，10 ～ 18 岁再有一个高峰。

（2）病理性增高：①肝胆系统疾病：如胰头癌、胆道结石等引起的胆管阻塞、原发性胆汁性肝硬化、肝内胆汁淤积等，血清 ALP 明显持续性升高，梗阻消除后恢复正常。肝炎或肝硬化时，ALP 可轻度增高，很少超过正常上限 3 倍；②骨骼系统病变：如成骨细胞瘤、骨折恢复期、佝偻病、转移性骨肿瘤等，血清 ALP 可有不同程度的升高。

3．γ 谷氨酰转移酶（γ-glutamyl transferase，GGT）测定

【标本采集】血清，空腹采血。

【参考区间】男性 10 ～ 60U/L　　女性 7 ～ 45U/L

（摘自《中华人民共和国卫生行业标准 WS/T404.1-2012》）

【临床意义】

（1）胆道阻塞性疾病：肝癌时癌细胞合成 GGT 增多、肿瘤组织或周围炎症刺激、肿瘤压迫引起局部胆道梗阻、胆汁排泄受阻，酶逆流入血，均可使血中 GGT 明显增高。GGT 是反映肝内占位性病变、胆汁淤积及胆道梗阻敏感的酶学指标之一。

（2）急、慢性酒精性肝炎：乙醇能诱导微粒体生物转化系统，血清 GGT 可呈明显升高，检查血清 GGT 活性是反映酒精性肝损伤和观察戒酒的良好指标。

（3）急、慢性病毒性肝炎及肝硬化：急性肝炎时，GGT 呈中度升高；慢性肝炎、肝硬化的非活动期，GGT 可正常，若 GGT 持续升高，提示疾病处于活动期或病情恶化。

（4）其他：如 SLE、脂肪肝、胰腺炎等 GGT 可轻度升高。某些药物，如：苯妥英钠、三环类抗抑郁药、对乙酰氨基酚或其他能诱导肝微粒体生物转化系统的药物均可导致 GGT 升高，停药后血中 GGT 水平降至正常。

同时测定 ALP 与 GGT 有助于鉴别 ALP 的来源：GGT 与 ALP 同时增高常源于肝疾患；GGT 正常，ALP 升高源于肝外疾患。

**（二）蛋白质代谢功能检查**

1．血清总蛋白、白蛋白和球蛋白测定　血清总蛋白（total protein，TP）是血清白蛋白（albumin，Alb）和球蛋白（globulin，G）的总和。

【标本采集】血清，空腹采血。

【参考区间】血清总蛋白：65 ～ 85g/L，血清白蛋白：40 ～ 55g/L，血清球蛋白：20 ～ 40g/L，白蛋白 / 球蛋白比值（A/G）：1.2 ～ 2.4 ∶ 1。

（摘自《中华人民共和国卫生行业标准 WS/T404.2-2012》）

【临床意义】

（1）急性肝损伤：早期血清白蛋白可正常或轻度下降、球蛋白可轻度升高、TP 和 A/G 均可正常。急性、亚急性重症肝炎早期多数血清 TP 为明显下降，而 γ- 球蛋白增加。晚期发生肝坏死，TP 明显下降。

（2）慢性肝病：如慢性肝炎、肝硬化及肝癌时，常见白蛋白减少和 γ- 球蛋增加，A/G 比值下降。随病情加重而出现 A/G 比值倒置，提示肝功能严重损害。白蛋白持续下降者多预后不良。治疗后白蛋白上升，说明治疗有效。白蛋白减少到 30g/L 以下，易发生腹水。

（3）肝外疾病：① TP 或 Alb 减少可见于：蛋白质丢失过多，如肾病综合征、大面积烧伤等；蛋白质分解过盛，如恶性肿瘤、甲状腺功能亢进等；蛋白质摄入不足，如慢性营养障碍等；②球蛋白增加可见于：SLE、多发性骨髓瘤、黑热病、血吸虫病等。

2．血清蛋白电泳

【标本采集】血清，空腹采血。

【参考区间】醋酸纤维膜法：白蛋白：62% ～ 71%，$\alpha_1$- 球蛋白：3% ～ 4%，$\alpha_2$- 球蛋白：6% ～ 10%，β- 球蛋白：7% ～ 11%，γ- 球蛋白：9% ～ 18%。

【临床意义】

（1）肝炎：急性肝炎早期或病变较轻时，电泳结果多无异常，但随病情加重和时间延长，电泳谱形可改变，白蛋白、α 及 β- 球蛋白减少，γ- 球蛋白增高。γ- 球蛋白增加的程度与肝炎的严重程度成正比。

（2）肝硬化：白蛋白中度或高度减少，$\alpha_1$、$\alpha_2$ 和 β- 球蛋白也有降低倾向，γ- 球蛋白明显增加，并可出现 β-γ 桥，即电泳图谱上从 β 区到 γ 区带连成一片难以分开，或两区间仅见一浅凹，如同时有 $\alpha_1$、$\alpha_2$- 球蛋白减少，首先要考虑肝硬化。

（3）肝癌：$\alpha_1$、$\alpha_2$- 球蛋白明显增高，有时可见在白蛋白和 $\alpha_1$- 球蛋白的区带之间出现一条甲胎蛋白区带，具有诊断意义。

（4）肝外疾患：①肾病综合征时，由于尿中排出大量白蛋白而使血清中白蛋白水平明显下降，$\alpha_2$ 及 β- 球蛋白升高；②多发性骨髓瘤、巨球蛋白血症、良性单克隆免疫球蛋白增生症时血清蛋白电泳图谱 β 至 γ 区带处出现一特殊单克隆区带，称为 M 蛋白带；③ SLE、风湿性关节炎等可有不同程度的白蛋白下降及 γ- 球蛋白升高。

**（三）胆红素代谢检查**

胆红素是血液循环中衰老红细胞在肝、脾及骨髓的单核—吞噬细胞系统中分解破坏的产物。血液中的胆红素与白蛋白形成的复合体，称为非结合胆红素，不能从肾小球滤过。这种以白蛋白为载体的非结合胆红素进入肝，形成葡萄糖醛酸胆红素，即结合胆红素。结合胆红素随胆汁排入肠道，在肠道细菌作用下生成尿胆原和尿胆素，大部分从粪便排出，少部分被肠道重吸收，进入血液，可从尿液中排出。

1．血清总胆红素、直接胆红素与间接胆红素测定

【标本采集】血清，空腹采血，标本避免阳光照射，胆红素转变为胆绿素。

【参考区间】总胆红素：3.4 ～ 17.1μmol/L，直接胆红素：0 ～ 6.8μmol/L，
间接胆红素：1.7 ～ 10.2μmol/L

【临床意义】判断有无黄疸及黄疸类型：①溶血性黄疸：血清总胆红素增多，以间接胆红素为主，如溶血性贫血、严重大面积烧伤等；②阻塞性黄疸：血清总胆红素，特别是直接胆红素增高，尿胆原可呈间歇性减少或消失；③肝细胞性黄疸：血清总胆红素、直接胆红素及间接胆红素皆增高，如病毒性肝炎等。三种类型黄疸的鉴别见表 31-4。

2．尿胆红素检查（见本章第三节尿液化学检查）。

3．尿胆原检查（见本章第三节尿液化学检查）。

**表 31-4　三种类型黄疸的实验室检查鉴别要点**

| 黄疸类型 | 血清直接胆红素 | 血清间接胆红素 | 尿胆原 | 尿胆红素 | 粪便颜色 |
|---|---|---|---|---|---|
| 溶血性黄疸 | ↑ | ↑↑↑ | ↑↑↑ | - | 深棕色 |
| 肝细胞性黄疸 | ↑↑ | ↑↑ | ↑↑ | + | 棕黄色 |
| 梗阻性黄疸 | ↑↑↑ | ↑ | ↓/- | 强 + | 浅黄或灰白色 |

### （四）肝纤维化的实验室检查

用于反映肝纤维化的检查指标有Ⅳ型胶原、Ⅲ型前胶原 N 末端肽、透明质酸、层连蛋白及脯氨酸羟化酶等，临床上应用较多的是Ⅳ型胶原。

【标本采集】血清，空腹取血。

【参考区间】Ⅳ型胶原＜ 140ng/ml

【临床意义】急性肝炎时，虽然有大量肝细胞损害，但无明显结缔组织增生，血清Ⅳ型胶原浓度无显著增加。慢性肝炎、肝硬化、原发性肝细胞肝癌时血清Ⅳ型胶原浓度依次增加。

## 二、肾疾病的实验室检查

### （一）肾小球滤过功能试验

1．内生肌酐清除率测定　清除率（clearance）即单位时间内肾排出某物质的总量与同一时间该物质血浆浓度之比，是用以测定肾小球滤过功能的试验，现常用的是内生肌酐清除率（endogenous creatinine clearance rate，Ccr）试验，在安静状态下肌肉活动产生的肌酐较恒定，从肾小球滤过后，不被肾小管重吸收，近端小管分泌很少，可较好地反映肾小球的滤过功能。

【标本采集与计算】患者连续 3 天每日蛋白质摄入少于 40g，并禁肉食，避免剧烈运动，使血中内生肌酐浓度达到稳定。试验前 24h 禁服利尿剂，留取 24h 或 4h 尿，同时取血一次，其间保持适当的水分入量，禁服咖啡、茶等利尿性物质，准确计量全部尿量 V（ml）。测尿肌酐及血肌酐，根据下述公式计算：

$$Ccr = \frac{U \times V}{P} \text{（ml/min）}$$

说明：V：每分钟尿量（ml/min），U：尿肌酐（μmol/L），P：血肌酐（μmol/L）。

由于每个人的肾大小不尽相同，每分钟排尿能力也有所差异，为消除个体差异可进行体表面积矫正：

$$矫正\ Ccr = \frac{U \times V}{P} \times \frac{1.73}{A} \text{（ml/min）}$$

说明：A：受试者实测体表面积（$m^2$），可根据本人身高及体重进行计算。1.73：欧美成人标准体表面积（$m^2$）。矫正清除率比实际清除率更能准确地反映肾小球滤过功能，但由于缺乏国人的标准体表面积参考区间，而用国外的 $1.73m^2$ 亦不够准确。

【参考区间】成人：80 ～ 120ml/min，新生儿 25 ～ 70ml/min，2 岁以内小儿偏低，健康人在中年以后每 10 年平均下降 4ml/min。

【临床意义】

（1）较早反映肾功能的损伤，如急性肾小球肾炎，当血清肌酐和尿素两项指标尚在正常范围时，Ccr 即可降低。

（2）反映肾小球损害程度：Ccr：51 ～ 70ml/min 为轻度损害；50 ～ 31ml/min 为中度损害；< 30ml/min 为重度损伤；< 20ml/min 为肾衰竭；< 10ml/min 为终末期肾衰竭。

（3）用于临床治疗和用药指导。

（4）作为肾移植术是否成功的一种参考指征，如移植物存活，Ccr 会逐步回升，否则提示失败。一度上升后又下降，提示发生排斥反应。

2．血清肌酐测定　肌酐（creatinine）是肌酸代谢的终产物，在控制外源性来源、未进行剧烈运动的情况下，血肌酐浓度主要取决于肾小球滤过率，在肾功能受损时，血肌酐可上升。

【标本采集】血清，空腹采血。

【参考区间】血清肌酐（Scr）：男性：53 ～ 106μmol/L，女性：44 ～ 97μmol/L。

【临床意义】肾的储备能力很大，当肾小球滤过率降低到正常的 50% 时，Scr 仍可正常，降至正常水平 1/3 时，Scr 明显上升，且上升曲线斜率会陡然变大，故 Scr 增高提示肾病变较重，常作为氮质血症、肾衰竭等病情观察和疗效判断的有效指征。

3．血清尿素测定　尿素（urea）是蛋白质代谢的终产物之一，主要经肾小球滤过后随尿排出。当肾功能受损时，血中尿素浓度升高。

【标本采集】血清，空腹采血。

【参考区间】血清尿素（Sur）：成人：3.2 ～ 7.1mmol/L；儿童：1.8 ～ 6.5mmol/L。

【临床意义】

（1）在蛋白质摄入及体内分解代谢较恒定的状态下，Sur 浓度取决于从肾排出的速度，因此在一定程度上能反映肾小球滤过率功能，但只有在有效肾单位受损约 50% 以上时 Sur 才开始上升，可见于各种原因引起的肾功能不全。

（2）Sur 升高的肾外因素有：①肾前因素：肾血流量明显减少，导致尿素排出减少，血中浓度上升，常见于各种原因造成的脱水、急性失血及休克等有效循环容量急剧减少时；②肾后因素：见于尿路梗阻，如尿路结石、肿瘤、前列腺肿瘤或肥大等。

（3）Sur 升高还见于蛋白分解亢进，如消化道出血、甲状腺功能亢进、烧伤及挤压综合征等。

4．血清尿酸测定　尿酸（uric acid，UA）是嘌呤代谢的终产物，血中 UA 大部分通过肾小球滤出，在近端肾小管几乎被完全重吸收。肾小球滤过率降低时，UA 排出减少，血液中浓度升高，故血清 UA 也是反映肾小球滤过功能的指标，但受到肾外因素影响较大，分析结果时应综合考虑。

【标本采集】血清，空腹采血。

【参考区间】男性 150 ～ 416μmol/L，女性 89 ～ 357μmol/L。

【临床意义】

（1）肾小球滤过率减退时血清 UA 上升。

（2）用作痛风的诊断指标。痛风是嘌呤代谢失调所致，血清 UA 明显升高。

（3）白血病、多发性骨髓瘤及真性红细胞增多症等时，血清 UA 上升。

（4）血清 UA 减低见于 Wilson 病（肝豆状核变性）、Fancoi 综合征及严重贫血等。

**（二）肾小管功能试验**

1．浓缩稀释试验　远端肾单位对水的调节功能主要通过浓缩和稀释来实现。通过密切观察 24h 尿量、尿比密变化来判断肾小管的浓缩和稀释功能。

【标本采集与检测方法】试验前日晚 8 时后禁食，试验当日正常饮食。晨 8 时排尿弃去，于上午 10 时、12 时，下午 2 时、4 时、6 时、8 时（日间尿）及次晨 8 时（夜间尿）各留尿一次，尿须排尽。准确测定各次尿量及比密。

【参考区间】24h 尿量为 1000 ～ 2000ml，夜尿量不应超过全日尿量的 1/3。夜间尿比密 ＞ 1.020，日间尿比密可波动在 1.002 ～ 1.020 以上，最高与最低比密差应 ＞ 0.009。

【临床意义】肾浓缩功能减退时尿量增多，24h 尿量常超过 2500ml；夜尿量增加，常超过 750ml，夜尿量超过全日尿量的 1/3（早期表现）；各次尿间比密接近，比密差 ＜ 0.009，严重者甚至只有 0.001 ～ 0.002，提示远段肾单位的浓缩功能丧失，见于慢性肾小球肾炎及慢性肾盂肾炎晚期、高血压肾病失代偿期。

2．尿渗量测定

【标本采集与检测方法】

（1）禁饮尿渗量测定：用于尿量基本正常的患者。晚饭后禁饮 8h，清晨一次性送尿液检查，同时空腹采集静脉血测血浆渗量。

（2）随机尿尿渗量测定：常用于尿量减少患者，同时空腹采集静脉血测血浆渗量。

【参考区间】尿渗量（Uosm）：600 ～ 1000mOsm/kg · $H_2O$，
平均 800mOsm/kg · $H_2O$，
24h 波动范围：50 ～ 1200mOsm/kg · $H_2O$
血浆渗量（Posm）：275 ～ 305mOsm/kg · $H_2O$，
平均 300mOsm/kg· H2O
尿渗量 / 血浆渗量（Uosm/Posm）=3 ～ 4.5 ： 1

【临床意义】

（1）远端肾单位浓缩功能减退时，尿渗量明显降低，见于慢性肾小球肾炎、慢性肾盂肾炎、多囊肾及尿酸性肾病等慢性间质性肾病。

（2）尿渗量经反复测定在约 300mOsm/kg· $H_2O$ 时，说明接近正常血浆渗量，称为等渗尿；尿渗量＜200mOsm/kg·$H_2O$时，为低张尿，提示浓缩稀释功能严重受损。

（3）Uosm/Posm直接反映重吸收后形成尿液时溶质的浓缩倍数，此值越高，说明尿浓缩倍数越大，提示远端肾单位对水的回吸收能力越强；此值减低，说明肾浓缩功能减退。

## 三、心肌疾病的实验室检查

### （一）心肌损伤的蛋白标志物检测

1．肌钙蛋白测定　肌钙蛋白（troponin，Tn）存在于心肌和骨骼肌细胞中，心肌肌钙蛋白（cardiac troponin，cTn）包括心肌肌钙蛋白C（cTnC）、心肌肌钙蛋白I（cTnI）和心肌肌钙蛋白T（cTnT），心肌损伤时，肌钙蛋白从心肌细胞中释放入血，测定血浆中肌钙蛋白的浓度可了解心肌损伤的程度。

【标本采集】血清，全血（床旁检测）。

【参考区间】cTnT：0.02～0.13μg/L为正常，＞0.2μg/L为诊断临界值，＞0.5μg/L可诊断急性心肌梗死；cTnI＜0.2μg/L为正常，＞1.5μg/L为诊断临界值（不同测定方法其参考区间有差异，建议应建立本实验室的参考区间）。

【临床意义】

（1）急性心肌梗死（AMI）时cTnI和cTnT明显升高，AMI发病后3～8h开始升高，且具有较宽的诊断窗：cTnT（5～14天），cTnI（4～10天）。

（2）不稳定型心绞痛患者血清cTnI和cTnT也可升高，提示小范围心肌梗死的可能。

（3）溶栓疗效的判断：溶栓治疗后90分钟cTn明显升高，提示再灌注成功。

（4）其他微小心肌损伤，如钝性心肌外伤、心肌挫伤、甲状腺功能减退患者的心肌损伤、药物的心肌毒性、严重脓毒血症和脓毒血症导致的左心衰时cTn也可升高。

2．肌红蛋白测定　肌红蛋白（myoglobin，Mb）在正常人血清中含量甚微，当心肌或骨骼肌受损时，可从受损肌细胞中释放人血，故血清Mb测定常被用作AMI的早期诊断指标。

【标本采集】血清。

【参考区间】①定性：阴性；②定量：ELISA法50～85μg/L，RIA法6～85μg/L，＞75μg/L为临界值（不同测定方法其参考区间有差异，建议应建立本实验室的参考区间）。

【临床意义】

（1）由于Mb的分子量小，可以很快从受损的细胞中释放出来，在AMI发病后1～3h血中浓度迅速上升，4～12h达峰值，18～30h内可完全恢复到正常水平，若胸痛发作后6～12h不升高，有助于排除AMI的诊断，故血清Mb是早期诊断AMI的标志物。

（2）骨骼肌损伤、肾功能不全时Mb也升高。

（3）Mb是溶栓治疗中判断有无再灌注的较敏感而准确的指标。

### （二）心肌酶学指标检测

1．肌酸激酶及其同工酶测定　肌酸激酶（creatine kinase，CK）由两种不同亚基M和B组成二聚体，CK有三种同工酶：CK-MM、CK-MB、CK-BB，CK-MM主要存在于骨骼肌中，占骨骼肌中总CK含量的98%，心肌中CK-MM占心肌中总CK含量的70%～80%；CK-BB主要存在于脑组织中，占脑组织中总CK含量的99%以上；CK-MB主要存在于心肌中，占心肌中总CK含量的20%～30%，其他组织中含量甚少。正常血清中绝大部分为CK-MM，有极少量的CK-MB，CK-BB含量甚微。

【标本采集】血清。红细胞中虽不含CK，但含大量腺苷酸激酶（AK）能催化ADP转化为 ATP，使 CK 增高，故标本不能溶血。

【参考区间】CK 总酶：男性 38 ～ 174U/L，女性 26 ～ 140U/L

CK-MB 活性：＜ 10U/L（免疫抑制法），小于总酶活性的 6%

CK-MB 质量：＜ 5μg/L

（不同测定方法其参考区间有差异，建议应建立本实验室的参考区间）。

【临床意义】

（1）血清 CK 总酶在下列情况下有改变：①当发生 AMI 时，CK 活性在 3 ～ 8h 升高，高峰在 24h，3 ～ 4 天后恢复至正常水平。AMI 时 CK 升高一般为参考区间的数倍；②判断溶栓治疗后是否出现再灌注，如达峰时间提前，在发病 4h 内 CK 即达峰值，提示冠状动脉再通的能力为 40% ～ 60%；③心肌炎时 CK 可轻度增高；④各种肌肉损伤及肌肉疾病时，CK 可有不同程度升高，其活性甚至可高于参考区间数十至数百倍；⑤在急性脑外伤、脑恶性肿瘤时 CK 也可增高；⑥不同年龄、性别、种族存在差异，男性高于女性，新生儿出生时由于短暂缺氧和肌肉损伤,CK 活性高于成年人 2 ～ 3 倍，老年人和长期卧床者 CK 活性降低，剧烈运动后 CK 活性增高。

（2）血清 CK 同工酶测定：① AMI 时 CK-MB 升高早于 CK 总酶，AMI 发生 2 ～ 8h 后 CK-MB 开始升高，血清 CK-MB 大幅度升高提示梗死面积大，预后差；若 CK-MB 保持高水平，表明心肌坏死仍继续进行；②正常时 CK-MB/CK 常＜ 6%，若比值＞ 6% 常为心肌损伤引起。

2．乳酸脱氢酶及其同工酶测定　乳酸脱氢酶（lactic dehydrogenase，LD）主要存在于心肌、骨骼肌、肾，其次存在于肝、脾、胰、肺、肿瘤组织，红细胞内含量极为丰富。LD 由两种不同的亚基（M、H）构成四聚体，形成 5 种同工酶，即 LD1、LD2、LD3、LD4、LD5。LD1 和 LD2 主要存在于心肌中，可占总酶的 50%，也存在于红细胞内；LD3 存在于肺、脾；LD5 存在于横纹肌、肝中。

【标本采集】血清，红细胞内含量丰富，溶血标本不能使用。

【参考区间】LD 总酶：104 ～ 245U/L

LD 同工酶比例：LD2 ＞ LD1 ＞ LD3 ＞ LD4 ＞ LD5

（不同测定方法其参考区间有差异，建议应建立本实验室的参考区间）。

【临床意义】

（1）血清 LD 总酶活性测定主要用于 AMI 的辅助诊断。

（2）血清 LD 同工酶测定：①通常在 AMI 后 6h 时 LD1 开始升高，总 LD 活性升高略为滞后；②当 AMI 患者的 LD1/LD2 倒置且伴有 LD5 增高时，提示患者心衰并伴有肝淤血或肝衰竭；③ LD1 活性大于 LD2 也可出现在心肌炎、巨幼细胞性贫血和溶血性贫血患者；④在肝实质病变，如病毒性肝炎、肝硬化、原发性肝癌时，可出现 LD5 ＞ LD4 的情况；⑤骨骼肌疾病时 LD5 ＞ LD4，各型肌萎缩早期 LD5 升高，晚期可出现 LD1 和 LD2 升高；⑥肺部疾患可有 LD3 升高，白血病时常有 LD3 和 LD4 升高。

## 四、糖代谢的实验室检查

### （一）空腹血糖测定

【标本采集】以空腹血浆葡萄糖测定较为方便，结果也最可靠。推荐采用含氟化钠的灰色管帽真空采血管采血，可抑制糖酵解途径中酶活性。全血葡萄糖浓度比血浆低10% ~ 15%；末梢血与静脉血的血糖在空腹时近似，但餐后前者高于后者，故用全血干化学法测定时只适用于治疗监测，不适用于诊断。

【参考区间】空腹血糖：3.9 ~ 6.1mmol/L

【临床意义】

1．空腹血糖增高　见于：①糖尿病；②内分泌疾病：如皮质醇增多症、甲状腺功能亢进症、嗜铬细胞瘤等；③应激性高血糖；④麻醉、脱水、缺氧等时；⑤高糖饮食、剧烈运动、情绪紧张等时。

2．空腹血糖减低　见于：①胰岛素过量；②肝糖原储存缺乏性疾病：如肝硬化、肝癌、重型肝炎等；③饥饿、急性酒精中毒等。

**（二）口服葡萄糖耐量试验**

口服葡萄糖耐量试验（oral glucose tolerance test，OGTT）是一种葡萄糖负荷试验，可了解机体对葡萄糖的调节能力，当怀疑糖尿病时本试验可帮助明确诊断。

【标本采集】试验前3天应有足够的碳水化合物饮食（每天食物中含糖量不得少于200g），同时停服所有影响试验的药物，可维持正常的活动。血液采集：采血时取坐位姿势，整个试验过程不能吸烟、不饮茶和咖啡、要禁食。试验时采空腹血后，将75g葡萄糖溶于300ml水内，在5分钟内饮完，并分别在30、60、120、180分钟时各取血一次，测定葡萄糖，同时监测尿糖。

【参考区间】空腹血糖＜6.1mmol/L；服糖后30 ~ 60min血糖达峰值（一般为7.8 ~ 9.0mmol/L），峰值＜11.1mmol/L；120min时＜7.8mmol/L；180min血糖恢复至空腹水平。各检测时间点的尿糖均阴性。

【临床意义】

1．空腹血糖≥7mmol/L（两次结果）、糖耐量试验峰值≥11.1mmol/L时可诊断糖尿病。

2．空腹血糖＞6.1mmol/L ~ ＜7.0mmol/L，2h血糖＞7.8mmol/L ~ ＜11.1mmol/L时为糖耐量受损。

3．糖耐量试验还受年龄、饮食、应激、药物、胃肠功能等许多因素影响，应加以注意。

**（三）糖化血红蛋白测定**

血红蛋白中两条β链N端的缬氨酸和葡萄糖经非酶促反应结合成糖化血红蛋白（glycohemoglobin，GHb）。血红蛋白A1包括HbA1a、HbA1b、HbA1c，HbA1c为血红蛋白与葡萄糖结合的产物，临床上通常测定是HbA1c。

【标本采集】EDTA抗凝全血（紫色帽真空采血管采血）

【参考区间】HbA1c：4% ~ 6%

（不同测定方法其参考区间有差异，建议应建立本实验室的参考区间）。

【临床意义】血红蛋白糖基化速度主要取决于血糖浓度及血糖与Hb的接触时间，可以反映取血前2个月左右血糖的平均情况，是监测糖尿病患者血糖控制情况的指标之一，尤其是对一些血糖波动较大的患者更为合适。另外，血浆蛋白（主要为白蛋白）也可和葡萄糖发生非酶促的糖基化反应形成糖化血清蛋白，由于白蛋白在血中浓度稳定，其半寿期为19天，故其测定可反映糖尿病患者2 ~ 3周内血糖水平，有利于制订短期的治疗方案。

## 五、胰腺酶学检查

### （一）淀粉酶测定

【标本采集】

1．血清或肝素抗凝血浆。络合钙离子的抗凝剂，如 EDTA、枸橼酸钠血浆不宜用于测定。

2．随机尿或 24h 尿。

【参考区间】血清淀粉酶＜ 220U/L，尿淀粉酶＜ 1200U/L。

（淀粉酶测定方法不同，参考区间有较大差别，应使用本实验室的参考区间。）

【临床意义】

1．血清淀粉酶升高最多见于急性胰腺炎，是急性胰腺炎的重要诊断指标之一，在发病后 2 ～ 12h 活性开始升高，12 ～ 72h 达峰值，3 ～ 4 天后恢复正常。淀粉酶活性升高的程度不一定和胰腺损伤程度相关，但其升高的程度越大，患急性胰腺炎的可能性也越大。

2．慢性胰腺炎时，淀粉酶活性可轻度升高。胰腺癌早期可见淀粉酶活性升高。

3．淀粉酶活性中度或轻度升高亦可见于一些非胰腺疾病，如腮腺炎、消化性溃疡穿孔、上腹部手术后、机械性肠梗阻、肠系膜血管病变、胆道梗阻、急性胆囊炎、服用镇痛剂后、酒精中毒、肾功能不全等，应加以注意。

4．血液中淀粉酶能从肾小球滤过，故血清淀粉酶升高时，尿中淀粉酶排出量增加，巨淀粉酶血症时，血清淀粉酶升高，尿淀粉酶不增高。

### （二）脂肪酶测定

【标本采集】血清或肝素抗凝血浆。

【参考区间】＜ 220U/L（测定方法不同，参考区间有较大差别，应使用本实验室的参考区间。）

【临床意义】血清脂肪酶活性测定可用于胰腺疾病诊断，特别是在急性胰腺炎时，发病后 4 ～ 8h 内血清脂肪酶活性升高，24h 达峰值，一般持续 8 ～ 14 天。脂肪酶活性升高比淀粉酶升高的时间更早、持续时间更长、升高的程度更大。和淀粉酶一样，血清脂肪酶升高也可见于急腹症、慢性肾病等。

## 六、血脂检查

血清脂质包括胆固醇、甘油三酯、磷脂和游离脂肪酸。血清脂质除了可作为脂质代谢紊乱及有关疾病的诊断指标外，还可以协助诊断原发性胆汁性肝硬化、肾病综合征、肝炎肝硬化及吸收不良综合征等。

### （一）血清总胆固醇测定

【标本采集】空腹（禁食 12h 以上）静脉采血，血清或血浆均可。

【参考区间】合适范围：5.2mmol/L 以下；边缘升高：5.23 ～ 5.69mmol/L；升高：5.72mmol/L 以上。

【临床意义】

1．胆固醇升高　胆固醇是动脉粥样硬化的重要危险因素之一，胆固醇升高容易引起动脉粥样硬化性心、脑血管疾病，如冠心病、心肌梗死、脑卒中等，胆固醇测定常用作动脉粥样硬化的预防、发病估计、治疗观察等。此外，吸烟、饮酒、紧张、血液浓缩等也可使血液胆固醇升高。妊娠末三个月时，可明显升高，产后恢复原有水平。

2．胆固醇降低　见于各种脂蛋白缺陷状态、肝硬化、恶性肿瘤、营养吸收不良、巨幼细胞性贫血等。

**（二）血清甘油三酯测定**

【标本采集】空腹（禁食12h以上）静脉采血，血清或血浆均可。

【参考区间】0.56 ～ 1.70mmol/L。

【临床意义】

1．血清甘油三酯升高　甘油三酯也是冠心病发病的一个危险因素，当其升高时应该给予饮食控制或药物治疗。其升高可见于各种高脂蛋白血症、糖尿病、痛风、梗阻性黄疸、甲状腺功能低下、胰腺炎等。

2．血清甘油三酯降低　见于低脂蛋白血症、营养吸收不良、甲状腺功能亢进、甲状旁腺功能亢进、过度饥饿、运动等。

**（三）血清高密度脂蛋白胆固醇测定**

【标本采集】空腹（禁食12h以上）静脉采血，血清或血浆均可。

【参考区间】1.03 ～ 2.07mmol/L；合适水平：＞1.04mmol/L；减低：≤0.91mml/L。

【临床意义】高密度脂蛋白胆固醇可用于评价患冠心病的危险性，水平较低的个体患冠心病的危险性增加；水平较高者，患冠心病的可能性小。

**（四）血清低密度脂蛋白胆固醇测定**

【标本采集】空腹（禁食12h以上）静脉采血，血清或血浆均可。

【参考区间】合适范围：≤3.12mmol/L；边缘升高：3.15 ～ 3.61mmol/L；升高：＞3.64mmol/L。

【临床意义】常用于判断患冠心病的危险性。

**（五）血清脂蛋白（α）测定**

【标本采集】空腹（禁食12h以上）静脉采血，血清或血浆均可。

【参考区间】0 ～ 300mg/L

【临床意义】Lp（α）浓度明显升高是冠心病的一个独立危险因素。

## 七、血清电解质测定及血气分析

**（一）血清电解质测定**

1．血钾测定　钾主要分布在细胞内（约占总量的98%），是细胞内主要的阳离子。血钾对调节水、电解质、渗透压与酸碱平衡以及维持神经肌肉的应激性、心肌活动都有重要生理意义。

【标本采集】血清或肝素锂抗凝的血浆，空腹采血。标本采集时避免溶血，因红细胞破坏后钾从细胞内逸出，可引起血钾升高。血浆钾比血清钾低。

【参考区间】见表31-5成人血清钾、钠、氯参考区间

**表31-5　成人血清钾、钠、氯参考区间**

| 项目 | 单位 | 参考区间 |
| --- | --- | --- |
| 血清钾（$K^+$） | mmol/L | 3.5 ～ 5.3 |
| 血清钠（$Na^+$） | mmol/L | 137 ～ 147 |
| 血清氯（$Cl^-$） | mmol/L | 99 ～ 110 |

（摘自《中华人民共和国卫生行业标准WS/T404.3-2012》）

【临床意义】

（1）低钾血症：见于：①钾摄入不足：长期进食不足或禁食者由于钾来源不足；②钾排出过度：常见于严重腹泻、呕吐、肠瘘、长期应用肾上腺皮质激素和利尿剂等；③细胞外钾进入细胞内：葡萄糖与胰岛素同时使用、代谢性碱中毒或输入过多碱性药物等。

（2）高钾血症：见于：①钾摄入过多：常见于钾溶液输入速度过快或量过大，特别是有肾功能不全、尿量减少者；②钾排泄障碍：如各种原因引起的少尿或无尿；③大面积烧伤、严重溶血、挤压综合征、代谢性酸中毒等细胞内钾向细胞外转移。

2．血钠测定 钠离子是细胞外液中最多的阳离子，对保持细胞外液容量、调节酸碱平衡、维持正常渗透压和细胞生理功能有重要意义。

【标本采集】血清或肝素锂抗凝的血浆，空腹采血。溶血对结果影响不大。

【参考区间】见表 31-5 成人血清钾、钠、氯参考区间。

【临床意义】

（1）低钠血症：①肾性原因：肾功能损害时因渗透性利尿、肾上腺功能低下及急、慢性肾衰竭等引起低钠血症；②非肾性原因：如呕吐、腹泻、肠瘘、大量出汗和烧伤等，除丢失钠外，还伴有不同比例水的丢失。

（2）高钠血症：水丢失大于钠丢失可见于尿崩症、水样泻、出汗过多等。糖尿病患者由于水随糖以糖尿形式排出体外也可造成高钠血症。

3．血氯测定 氯是血浆内主要的阴离子，在调节机体酸碱平衡、渗透压、水与电解质平衡及胃液中胃酸的生成方面有重要意义。

【标本采集】血清或肝素锂抗凝的血浆，空腹采血。血液采集后必须尽快分离血清或血浆，以免测定结果偏低。

【参考区间】见表 31-5 成人血清钾、钠、氯参考区间。

【临床意义】

（1）低氯血症：见于：①摄入不足：如饥饿、营养不良等；②呕吐、使用大剂量利尿剂导致丢失过多；③酸中毒时氯向细胞内转移；④肾上腺皮质功能减退。

（2）高氯血症：见于：①低蛋白血症；②腹泻、呕吐、大量出汗等；③呼吸性碱中毒；④肾上腺皮质功能亢进；⑤摄入过多。

4．血钙测定

【标本采集】血清或肝素锂抗凝的血浆，空腹采血。标本避免溶血。

【参考区间】总钙 2.25 ～ 2.58mmol/L。

【临床意义】

（1）低钙血症：见于：①摄入不足和吸收不良：如慢性脂肪性腹泻、小肠吸收不良综合征、维生素 D 缺乏症及甲状旁腺功能减退症等；②妊娠后期及哺乳期妇女需钙量增加；③肾疾病：如急、慢性肾衰竭及肾性佝偻病、肾病综合征、肾小管酸中毒等；④坏死性胰腺炎。

（2）高钙血症：见于：①摄入钙过多；②甲状旁腺功能亢进；③服用维生素 D 过多；④多发性骨髓瘤、转移性骨癌等使骨溶解增加。

**（二）血气分析**

【标本采集】血气分析一般用动脉血或动脉化毛细血管血作为标本，特殊情况下可用静脉血。将 1ml 无菌注射器用 1000U/ml 浓度的肝素充分湿化抗凝，选择桡动脉、肱动脉或股动脉，于皮肤消毒后穿刺，抽取血液，不可有气泡，并立即将针头插入小橡皮塞以隔绝空气，双手搓动注射器，使肝素与血液充分混匀，10min内送检，若不能及时检测，应将标本置于0 ~ 4℃冰水中保存，最多不超过2h。婴幼儿可取足跟、大趾等部位，先用热毛巾敷，使毛细血管血充分动脉化。

【参考区间】动脉血pH 7.35 ~ 7.45；动脉血二氧化碳分压（$PaCO_2$）35 ~ 45mmHg；动脉血氧分压（$PaO_2$）95 ~ 100mmHg；动脉血氧饱和度（$SaO_2$）95% ~ 99%；血浆二氧化碳总量（T-$CO_2$）23 ~ 29mmol/L。

【临床意义】血气分析结果对诊断呼吸功能和代谢功能紊乱具有重要价值，普遍应用于危重患者的抢救、各种疾病引起的急性或慢性呼吸功能衰竭的诊断和治疗、心肺复苏和体外循环监测等。

思考题

1．简述ALT、AST的组织分布及血清中水平升高的意义。
2．请列举肝细胞性、梗阻性及溶血性黄疸的实验室检查鉴别要点。
3．请列举反映肾小球滤过功能的实验室检查指标。
4．简述肌钙蛋白、肌酸激酶及其同工酶在心肌损伤诊断中的价值。
5．简述空腹血糖及糖化血红蛋白测定的临床意义。
6．成人血钾的参考区间是多少？请列举高血钾及低血钾的原因。

# 第八节　临床免疫学检查

**案例**

患者，男，45岁，右肋痛3个月，伴乏力、食欲差。体检发现巩膜黄染、肝肋下1cm，质中等，表面不光滑。

肝扫描：见有大小不等的斑块放射缺损区，边缘不整齐。

实验室检查：血清总胆红素85.5μmol/L，ALT 180U/L，AFP 540μg/L，HBsAg（+）。

诊断为原发性肝癌。

问题：

1．试描述胆红素代谢途径，肝细胞性黄疸血清胆红素及尿液胆红素代谢指标的变化特点。

2．乙型肝炎病毒感染人体后，血清学检查指标有哪些？常说的乙肝“大三阳”与“小三阳”分别指哪些指标阳性？

3．AFP升高见于哪些疾病？

## 一、感染免疫学诊断试验

### （一）病毒性肝炎免疫学诊断

病毒性肝炎是指由甲、乙、丙、丁、戊型肝炎病毒引起的以肝炎为主要表现的全身性疾病，甲、戊型为粪—口途径传播，乙、丙、丁型为经血传播。病毒感染后血清中可出现相应标志物，免疫学检查对病毒性感染的诊断有重要价值。

1．甲型肝炎病毒抗体检测

【标本采集】血清，空腹取血，严重溶血标本影响结果。

【参考区间】阴性。

【临床意义】IgM 型是甲肝病毒急性感染早期诊断的主要标志物，可作为临床确诊依据；IgG 型主要用于流行病学调查。

2．乙型肝炎病毒标志物检测

乙型肝炎病毒是一种 DNA 病毒，又称 Dane 颗粒，完整的 Dane 颗粒分为包膜与核心两部分：包膜为脂蛋白，含乙型肝炎表面抗原（HBsAg）；包膜内为核心，含有环状双股 DNA、DNA 聚合酶和核心抗原，是病毒复制的主体。

【标本采集】血清，空腹取血，严重溶血标本影响结果。

【参考区间】乙型肝炎病毒表面抗原（HBsAg）、表面抗体（抗 -HBs）、e 抗原（HBeAg）、e 抗体（抗 -HBe）、核心抗体（抗 -HBc）均阴性。

【临床意义】见表 31-6。

**表 31-6　HBV 血清学标志物的临床意义**

| 感染模式 | HBsAg | HBeAg | 抗 -HBc | | 抗 HBe | 抗 HBs | 临床意义 |
|---|---|---|---|---|---|---|---|
| | | | IgM | IgG | | | |
| 1 | + | − | − | − | − | − | 急性乙肝潜伏期后期、携带者 |
| 2 | + | + | − | − | − | − | 急性乙肝早期或潜伏期 |
| 3 | + | + | + | − | − | − | 急性乙肝早期 |
| 4 | + | ± | + | + | − | − | 急性乙肝后期 |
| 5 | + | ± | ± | − | − | − | 急性或慢性乙肝，有 HBV 复制 |
| 6 | + | + | ± | ± | + | − | 急性或慢性乙肝 |
| 7 | + | − | ± | + | + | − | 急性期或无症状携带者、HbeAg 阴性慢性乙肝 |
| 8 | + | − | − | − | + | − | 慢性乙肝、无或低度 HBV 复制 |
| 9 | − | − | − | + | − | + | 乙肝恢复期、既往感染、隐匿性慢性乙肝 |
| 10 | − | − | − | − | − | + | 接种过乙肝疫苗 |

3．丙型肝炎病毒抗体测定

【标本采集】血清，空腹取血，严重溶血标本影响结果。

【参考区间】阴性

【临床意义】献血员筛选；作为慢性丙型肝炎、肝硬化诊断的重要指标；丙型肝炎亚临床型或隐性感染者诊断。

**（二）人获得性免疫缺陷病毒检查**

获得性免疫缺陷综合征即艾滋病，它是一种严重的细胞免疫缺陷性疾病，其病原体是人获得性免疫缺陷病毒（human immunodeficiency virus，HIV），HIV 是单链 RNA 反转录病毒，分为 HIV-1 型、HIV-2 型。该病毒主要通过性接触、血液和母婴垂直传播。HIV 抗体初筛检查常用酶联免疫吸附试验（ELISA），确证试验常用免疫印迹法。

【标本采集】血清，空腹取血，标本应在采集后即时检测，否则应置 -20℃冻存（不宜超过一周）。4℃保存，超过 48h 会使一些弱阳性标本转为阴性。

【参考区间】阴性。

【临床意义】主要用于 HIV 感染的辅助诊断。

**（三）梅毒血清学检查**

梅毒是一种性传播疾病，主要通过性接触传播，手术、哺乳、输血、接触污染物也可被传染。患梅毒孕妇可通过胎盘感染胎儿，早期可导致胎儿流产、早产、晚期感染的成活胎儿可患先天梅毒。人体感染梅毒后可产生多种抗体，主要有 IgG、IgM 两种特异性抗梅毒螺旋体抗体，非特异性抗体又称为反应素，是由螺旋体破坏的组织细胞所释放的类脂样物质及螺旋体自身的类脂和脂蛋白刺激机体产生的 IgG、IgM 抗体。

1．快速血浆反应素试验（rapid plasma reagin test，RPR） 作为梅毒感染的筛选试验。

【标本采集】血清，空腹取血，溶血、脂血标本影响结果。

【参考区间】阴性。

【临床意义】RPR 是非特异的定性试验，某些麻风、疟疾、病毒性肝炎患者等，血清 RPR 试验可出现假阳性，故阳性结果者需进一步做确证试验。

2．梅毒螺旋体抗体试验 应用的抗原是梅毒螺旋体的特异成分，这类试验有多种，国际上通用的试验是梅毒螺旋体血凝试验（TPHA）和荧光密螺旋体抗体吸附试验（FTA-ABS）。

【标本采集】血清，空腹取血，溶血、脂血标本影响结果。

【参考区间】阴性。

【临床意义】阳性结果结合临床综合分析，诊断梅毒。

**（四）TORCH 血清学检查**

“TORCH”是引起围生期感染的一组病原体英文名称的字头组合，T 是弓形虫（toxoplasma）；O 是其他微生物（others），包括乙肝病毒、柯萨奇病毒、梅毒螺旋体等；R 是风疹病毒（rubella virus）；C 是巨细胞病毒（cytomegalovirus）；H 是单纯疱疹病毒（herpes simplex virus）。这组病原体感染孕妇后常导致胎儿宫内感染，引起流产、早产、死胎、畸胎。因此，在孕前、孕早期进行 TORCH 筛查是必要的，是提高生殖健康水平，阻断母婴传播的有效措施。

【标本采集】血清，空腹取血，溶血、脂血、细菌污染血清不能使用。

【参考区间】风疹病毒抗体 IgM 及 IgG、巨细胞病毒抗体 IgM 及 IgG、弓形虫抗体 IgM 及 IgG、单纯疱疹病毒抗体 IgM 及 IgG 均阴性。

【临床意义】

1．风疹病毒 抗风疹病毒 IgM 抗体在发病 2 ~ 5 天即可检出，6 ~ 25 天检出率可达高峰，常用于风疹急性期或新近感染的诊断。抗风疹病毒 IgG 抗体用于既往感染的调查。

2．巨细胞病毒 血清中抗巨细胞病毒 IgM 抗体阳性有助于对急性或活动性巨细胞病毒感染的诊断，以及对移植器官供体和献血员的筛查。抗巨细胞病毒 IgG 抗体阳性对诊断既往感染和流行病学调查意义。

3．弓形虫　孕妇感染弓形虫后可垂直传播给胎儿。胎儿在 3 个月以内感染弓形虫后，多流产、死产，幸存者表现为智力低下。胎儿 4 ～ 6 个月受感染，多出现死胎、早产或严重脑、眼疾病。胎儿 7 ～ 9 个月受感染，出生数月或数年后出现畸形。如妊娠前弓形虫抗体 IgG 阳性，能有效保护妊娠期再次感染弓形虫，但不能作为早期诊断。

4．单纯疱疹病毒　人群中单纯疱疹病毒感染十分普遍，抗单纯疱疹病毒 IgM 抗体阳性提示有近期感染，怀孕妇女不能仅以抗单纯疱疹病毒 IgM 抗体阳性作为终止妊娠的依据。

## 二、自身免疫性疾病的免疫学检查

自身免疫性疾病是指由于某些原因导致免疫系统对自身成分的免疫耐受减低或破坏，致使自身抗体和（或）致敏淋巴细胞损伤自身器官组织而引起的疾病。自身抗体是诊断自身免疫性疾病的重要指标。

### （一）类风湿因子测定

类风湿因子（rheumatoid factor，RF）是以变性 IgG 为靶抗原的自身抗体，最初在类风湿性关节炎患者血清中发现。

【标本采集】血清，空腹取血，2 ～ 8℃保存应于 2 天内检测，否则 −20℃冻存。

【参考区间】< 20U/ml。

【临床意义】类风湿性关节炎患者阳性率约 80%，动态观察可作为病变活动性及药物治疗的疗效评价。其他结缔组织性疾病，如 SLE 的阳性率约 60%，硬皮病、多发性肌炎等也可检出 RF，但浓度较低。

### （二）抗核抗体测定

抗核抗体（antinuclear antibody，ANA）是一组将自身真核细胞的各种细胞核成分作为靶抗原的自身抗体的总称，无器官和种属特异性，常用间接免疫荧光法作为总的抗核抗体的筛选试验。

【标本采集】血清或血浆，严重溶血标本影响测定。

【参考区间】< 1 ∶ 40。

（注：根据所用试剂不同参考区间有较大差异，建议应建立本实验室的参考区间。）

【临床意义】抗核抗体对很多自身免疫性疾病有诊断价值，抗核抗体阳性（高滴度）标志了有自身免疫性疾病的可能性，抗核抗体的检测对风湿性疾病的诊断和鉴别具有重要意义。

### （三）抗脱氧核糖核酸抗体测定

抗脱氧核糖核酸抗体（anti-DNA antibody，抗 DNA）分为两大类：①抗天然 DNA 抗体（nDNA），或称抗双链 DNA（dsDNA）抗体；②抗变性 DNA 抗体，或称抗单链 DNA（ssDNA）抗体。

【标本采集】血清或血浆，严重溶血标本影响测定。

【参考区间】< 1 ∶ 10。

（注：根据所用试剂不同参考区间有较大差异，建议应建立本实验室的参考区间。）

【临床意义】抗 dsDNA 抗体对 SLE 有较高的特异性，70% ～ 90% 的活动期 SLE 患者该抗体阳性。抗 ssDNA 抗体可见于多种疾病中，特异性较差。

**（四）抗 ENA 抗体谱测定**

可提取核抗原（extractable nuclear antigens，ENA） 可用盐水或磷酸盐缓冲液从细胞核中被提取，ENA 抗体可分为十几种，主要有抗核糖核蛋白抗体（nRNP）、抗 Sm 抗体、抗 SS-A 抗体、抗 SS-B 抗体等。

【标本采集】血清或血浆，严重溶血标本影响测定结果。

【参考区间】阴性。

【临床意义】①抗 nRNP 抗体阳性多见于混合性结缔组织病；②抗 Sm 抗体是 SLE 的特异性标志之一，但阳性率较低，若与抗 dsDNA 抗体同时检测，可提高 SLE 的诊断率；③抗 SS-A 抗体：SS-A 为干燥综合征的 A 抗原，抗 SS-A 抗体阳性主要见于干燥综合征，也可见于其他自身免疫性疾病，如 SLE 中；④抗 SS-B 抗体：SS-B 为干燥综合征的 B 抗原，13% 的 SLE 及 30% 的干燥综合征患者有抗 SS-B 抗体。

## 三、肿瘤标志物检查

肿瘤标志物（tumor marker）是指肿瘤发生和增殖过程中，由肿瘤细胞合成、释放或由宿主对肿瘤细胞反应而产生的一类物质。理想的肿瘤标志物应具有以下特性：灵敏度高，特异性强，与疾病严重程度、肿瘤大小或分期相关，监测肿瘤治疗效果，监测肿瘤的复发，预测肿瘤的预后。但至今还没有一种肿瘤标志物完全满足上述要求。

**（一）癌胚抗原（carcinoembryonic antigen，CEA）测定**

【标本采集】血清，严重溶血标本影响测定结果。

【参考区间】< 5μg/L（不同方法参考区间不同，建议应建立本实验室的参考区间）

【临床意义】CEA 是一种广谱肿瘤标志物：①结直肠癌、肺癌、胃癌、乳腺癌、胰腺癌、卵巢癌及子宫癌等血清 CEA 水平明显升高；②肝硬化、肺气肿、直肠息肉、肠胃炎症等良性疾病轻度升高。

**（二）甲胎蛋白（alpha-fetoprotein，AFP）测定**

【标本采集】血清，严重溶血标本影响测定结果。

【参考区间】< 25μg/L（不同方法参考区间不同，建议应建立本实验室的参考区间。）

【临床意义】①原发性肝细胞癌患者的血清 AFP 明显增高；②生殖腺胚胎癌（如睾丸癌、卵巢癌、畸胎瘤等）、胃癌或胰腺癌时，血清中 AFP 可增高；③慢性肝炎及肝硬化患者血 AFP 轻度升高。

**（三）糖链抗原 125（carbohydrate antigen 125，CA125）测定**

【标本采集】血清或血浆，无特殊要求。

【参考区间】< 35 000U/L（不同方法参考区间不同，建议应建立本实验室的参考区间）

【临床意义】①卵巢癌时 CA125 的检出率可达 70% ～ 90%。适用于浆液性囊腺癌和未分化的卵巢癌，黏液性卵巢癌阳性率低；②本实验不宜用作卵巢癌筛查，也无早期诊断价值，可用于治疗效果的监测和判定有无复发或转移。

**（四）糖链抗原 15-3（carbohydrate antigen 15-3，CA15-3）测定**

【标本采集】血清或血浆，无特殊要求。

【参考区间】< 25 000U/L（不同方法参考区间不同，建议应建立本实验室的参考区间。）

【临床意义】①乳腺癌患者 CA15-3 升高，但在乳腺癌的初期敏感性较低，转移性乳腺癌阳性率可达 80%，是手术后随访、监测复发和转移的指标；②其他恶性肿瘤，如肺癌、肾癌、结肠癌、胰腺癌、卵巢癌等也有不同程度的阳性率。

**（五）前列腺特异性抗原测定**

前列腺特异性抗原（prostate specific antigen，PSA）是一种由前列腺分泌的单链糖蛋白，存在于前列腺管的上皮细胞中。PSA 在体内以两种形式存在：游离的 PSA（f-PSA）和结合的 PSA（c-PSA）。临床测定的主要是总 PSA（t-PSA）和 f-PSA，计算二者的比值。

【标本采集】血清，2 ～ 8℃保存应于 24h 内测定，否则 –20℃冻存。要在肛诊前取血检查。溶血和脂血标本避免使用。

【参考区间】t-PSA ＜ 4.0μg/L；f-PSA ＜ 0.8μg/L；f-PSA/t-PSA ＞ 0.25。

（不同方法参考区间不同，建议应建立本实验室的参考区间。）

【临床意义】①前列腺癌患者可见血清 PSA 升高。前列腺癌手术后 t-PSA 可逐渐降至正常。②前列腺肥大、前列腺炎、肾和泌尿生殖系统疾病，也可见血清 t-PSA 轻度升高。③用 f-PSA/t-PSA 比值来鉴别诊断更有价值，＜ 0.1 为前列腺癌；0.1 ～ 0.2 为恶性病变与良性病变重叠区；＞ 0.25 为良性病变。

思考题

1．请列举乙肝病毒感染血清学标志物的名称及临床应用。

2．请列举 TORCH 一词所包括的病原微生物名称。

3．简述甲胎蛋白及前列腺特异性抗原测定的临床应用。

# 第九节　临床微生物学检查

**案例**

患者女，33岁，持续高热4天，怀疑菌血症。医生指示给该患者取血作血液细菌培养。

问题：

1．微生物学检查标本采集的基本原则是什么？

2．如何采集血液标本进行细菌培养？应注意哪些问题？

## 一、标本采集与处理

**（一）基本原则**

1．在抗微生物药物应用前采集标本；对已用抗微生物药物而不能中止的患者，应在血药浓度最低时或下次用药前采集。

2．标本留取过程中严格无菌操作。标本留置在无菌、有螺纹盖的容器内，不能接触消毒剂和抗微生物药物等。

3．收集真正病灶处的标本，不能被相邻部位菌群污染。

4．视具体要求选择相应留取方式，如怀疑厌氧菌感染时应在厌氧条件下收集送检标本。

5．标本必须注明患者姓名、年龄、性别、临床诊断、标本性质、留取时间、检验项目等临床信息。

6．标本采集后立即送到实验室。

7．从留取到报告的全过程要注意生物安全。

### （二）呼吸道标本

上呼吸道存在正常菌群，可用鼻咽拭子或鼻咽洗液分离病原菌。下呼吸道的痰标本可在护士或医师的指导下收集，一般以清晨采集为好，让患者用水漱口以去除口腔黏膜表面的正常菌群；指导患者深咳，收集下呼吸道痰（不要口水）。若患者无力咳痰，可短时间抬高床脚，并吸入温热低张盐水雾化液，刺激下呼吸道咳痰。纤维支气管镜检查既可直视黏膜病变，又能吸取支气管分泌物，可获得较理想的标本。对于不能留痰的儿科患者，可通过抽吸方式收集标本。

### （三）尿液标本

正常人外尿道有正常菌群，女性患者可用肥皂水或碘伏彻底清洗外阴，用湿润纱垫擦拭；分开阴唇，排尿；收集中段尿标本 10 ～ 20ml 于灭菌容器内。男性患者在清洗阴茎头后用湿润纱垫擦拭；卷起包皮，排尿；留取中段尿。尿液是细菌的“良好培养基”，室温下放置过久，可使污染细菌大量繁殖生长，故排出尿液后应在 2h 内接种完毕。用导尿管收集尿液可减少污染，但此操作过程有可能将尿道细菌带入膀胱，多次重复导尿有可能引起逆行性感染。对于厌氧菌培养可用膀胱穿刺法收集尿液。

### （四）血液标本

正常人的血液是无菌的，细菌侵入血液可引起菌血症或脓毒症。一般在发热初期、高峰期或寒战后抽取静脉血进行培养。如已用抗菌药物治疗，则在下次用药前采集。严格遵守无菌操作（碘伏和酒精充分消毒），防止被皮肤表面正常菌群污染。成人每次采血 20 ～ 30ml，有氧和无氧瓶每瓶各 10 ～ 15ml；新生儿每瓶 1 ～ 2ml。骨髓可抽取 1 ～ 2ml 注入血培养瓶。为了提高血培养的阳性率，可在不同部位采血，24h 内采血 3 次。对可疑感染性心内膜炎，若第一个 24h 内 3 套都是阴性，可在第二个 24h 内再抽 3 套。结核分枝杆菌和真菌培养需要特殊培养瓶，厌氧培养要严格避免将空气注入培养瓶内。无菌部位液体标本也可以用血培养瓶增菌，可以每瓶抽取 10ml。标本留取完后立即送检，不得已的情况下可室温（18 ～ 22℃）存放，12h 内送检，注意不能冷藏。

### （五）粪便标本

取含脓、血或黏液的粪便或水样粪便 1 ～ 2ml 于有螺纹盖的无菌清洁容器中送检。不能混入污染物（如尿液）及消毒剂、自来水等。对排便困难患者及婴幼儿可用直肠拭子采样。拭子应保持湿润，采样前可将拭子用无菌水浸润。室温（18 ～ 22℃）1h 内接种完毕。厌氧培养要在 0.5h 内接种完毕。

### （六）脑脊液标本

以严格无菌操作进行腰椎穿刺，收集脑脊液。引起脑膜炎的细菌如脑膜炎奈瑟菌、肺炎链球菌、流感嗜血杆菌等抵抗力弱，标本采集后应立即送检或床边接种。细菌学检查标本不能放冰箱冷藏。

### （七）泌尿生殖道分泌物标本

对性传播性疾病患者常留取尿道口分泌物、阴道宫颈口分泌物、外阴糜烂病灶处分泌物及前列腺液等标本作检验。对生殖道疱疹常穿刺疱疹液，盆腔脓肿患者可于直肠子宫凹陷处穿刺脓液送检。

**（八）脓肿、瘘、伤口和坏疽标本**

以无菌盐水或 75% 酒精洗去表面渗液。送检标本培养首先考虑组织或液体，其次才是拭子。若只能送检拭子，应采集 2 支，1 支培养，1 支革兰染色。送检脓肿表面标本会培养出非感染性的定植细菌。对开放脓肿：如有可能尽量抽吸脓肿送检；或用拭子深入损伤部位并旋转抹取脓肿壁。对封闭脓肿：应以注射器抽吸脓肿，排出空气，将针头插入一橡胶塞中。对坏疽：供活检的组织或抽吸出的组织最理想。创伤部位应先清除污物，消毒皮肤，防止表面污染菌混入标本。

**（九）厌氧菌培养标本**

从留取到接种完培养基放到无氧环境内不能超过 0.5h。注意保持厌氧环境。不宜做厌氧培养的标本包括：鼻咽拭子、牙龈拭子、痰和气管抽吸物、胃肠道内容物和肛拭子、皮肤或开放腔道黏膜分泌物、自然排出尿液和导管尿、前列腺分泌物等。最好能床边接种。也可用注射器抽取，排净空气后将针头用无菌橡胶塞封闭后立即送检。对无法用这两种方法留取的标本，也可以考虑用专用的厌氧棉拭子留取。

上述采集方法是针对细菌性和真菌性感染标本的，对病毒学检查并不适用。用于病毒分离的标本通常应该在发病后 4 天内采集，除个别特殊情况外。发病 7 天后采集标本用于病毒培养的价值不大。脑脊液、尿标本和支气管肺泡灌洗液放置在无菌有螺纹盖的容器内；血液采集在抗凝（柠檬酸盐、EDTA 或肝素）管中；其他所有标本放置在病毒转运培养基内。多数病毒在 4℃下 2 ～ 3 天保持稳定，一般不要在 –20℃冷冻。

## 二、微生物学检查方法及临床应用

**（一）病原学检查方法**

1．直接显微镜检查　标本直接涂片或经离心浓缩集菌后涂片、染色，在光学显微镜下观察病原体的形态、染色性。也可采用悬滴法或压滴法，在不染色状态下用暗视野显微镜观察病原体的生长、运动方式等。

2．检测病原体成分　快速检出病原体成分主要指特异性抗原和核酸检测。特异性抗原检测是用已知抗体检查病原体抗原成分，可快速、敏感、特异地在病程早期检出病原体抗原。核酸检测是用核酸探针杂交或聚合酶链反应技术快速检出病原微生物。

3．病原体的分离培养及鉴定　分离、培养和鉴定是感染性疾病病原学诊断的基础，是临床微生物学检验的关键步骤。

4．血清学检测　血清学诊断是用已知病原体抗原检测患者血清中相应抗体来诊断感染性疾病。

**（二）临床感染性疾病常见病原体**

1．细菌感染　细菌广泛存在于自然界，可引起社区获得性感染、医院获得性感染和机会性感染；是医院获得性感染的主要病原。相应标本经直接涂片、镜检或分离培养、鉴定出细菌种类，并作药物敏感性试验，为临床感染性疾病的诊断和治疗提供帮助。

2．病毒感染　病毒是在活细胞内增殖的非细胞型微生物，是社区获得性感染的主要病原。病毒性疾病的诊断以免疫学方法为主，核酸检测技术可检测标本中病毒核酸，也是快速早期诊断的一种方法。

3．真菌感染　真菌是以腐生或寄生方式摄取营养的真核细胞型微生物，可引起浅表感染（常见）和系统性深部感染（较少见，但病死率高）。实验室可根据菌落特点、孢子及菌丝的形态等方式来鉴别真菌。真菌的抗原检测适用于血清或脑脊液中隐球菌、念珠菌等的检测。

## 思考题

1．微生物检查标本采集的基本原则是什么？
2．高热患者如何采集血液标本进行血培养？
3．如何留取痰液标本作微生物学检查？

（王小林）

# 第三十二章

# 心电图检查

学习目标

学习本课程后，学生应能够
1. 说明心电图检查的临床意义。
2. 叙述心电图的测量方法。
3. 识别正常心电图与临床常见异常心电图。
4. 按操作规程进行心电图检查。

## 第一节　心电图基础知识

心脏在机械收缩以前首先产生电激动，心肌电激动所产生的微小电流可经过身体组织传导至体表，使体表的不同部位产生不同的电位。如果在体表放置两个电极，分别用导线联接到心电图机的两端，它就会按照心脏激动的时间顺序，将体表两点的电位差记录下来，形成一条连续的曲线，这就是心电图(electrocardiogram，ECG)。

### 一、典型模式心电图（图 32-1）

1. P 波　为左、右心房电激动波，代表心房的除极过程，称心房除极波。

2. PR 间期　代表激动从窦房结开始，经过心房、房室交界区及房室束的全部传导时间。

3. PR 段　代表心房除极完毕至心室除极开始。

4. QRS 波群　为心室电激动波，代表心室的除极过程，称心室除极波。

5. ST 段　代表心室除极结束至复极开始。

6. QT 间期　代表心室除极、复极的

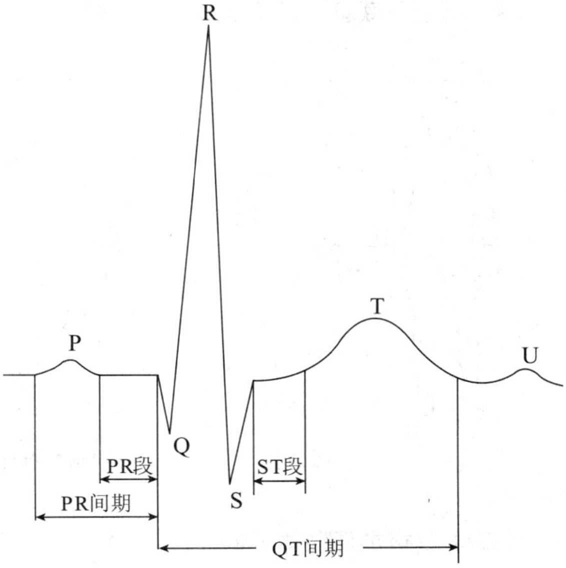

图 32-1　典型模式心电图

全部时间。

7．T 波　反映心室复极的电位变化，称为心室复极波。

8．U 波　代表心肌电激动的“继后电位”。

## 二、不同形态 QRS 波群的命名（图 32-2）

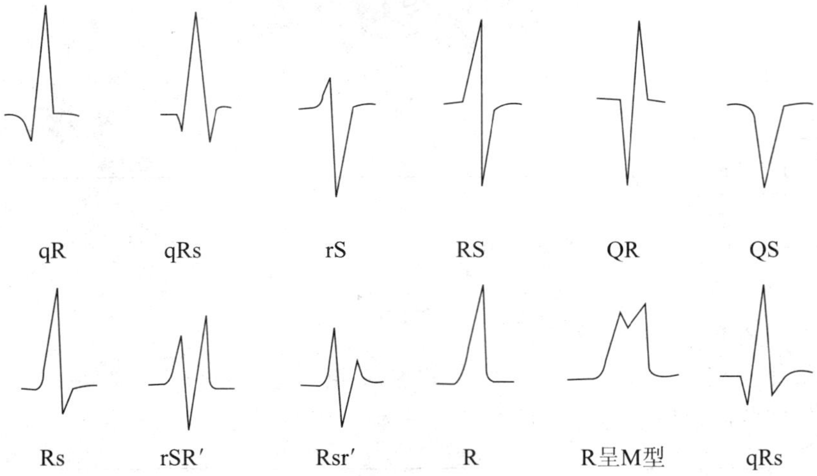


图 32-2　不同形态 QRS 波群的命名

## 三、心电图导联

心电图机导线的连接方式简称导联。

### （一）双极标准肢体导联（图 32-3）

1．标准导联Ⅰ　左上肢接心电图机正极，右上肢接心电图机负极。

2．标准导联Ⅱ　左下肢接心电图机正极，右上肢接心电图机负极。

3．标准导联Ⅲ　左下肢接心电图机正极，左上肢接心电图机负极。

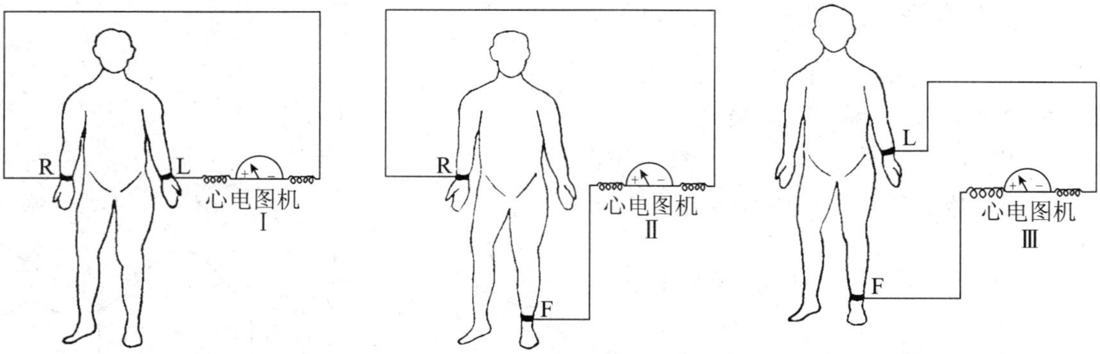


图 32-3　双极标准肢体导联的联线方式

### （二）单极加压肢体导联（图 32-4）

1．aVR 导联　右上肢导线接心电图机正极，左上肢和左下肢导线相连后，接心电图机

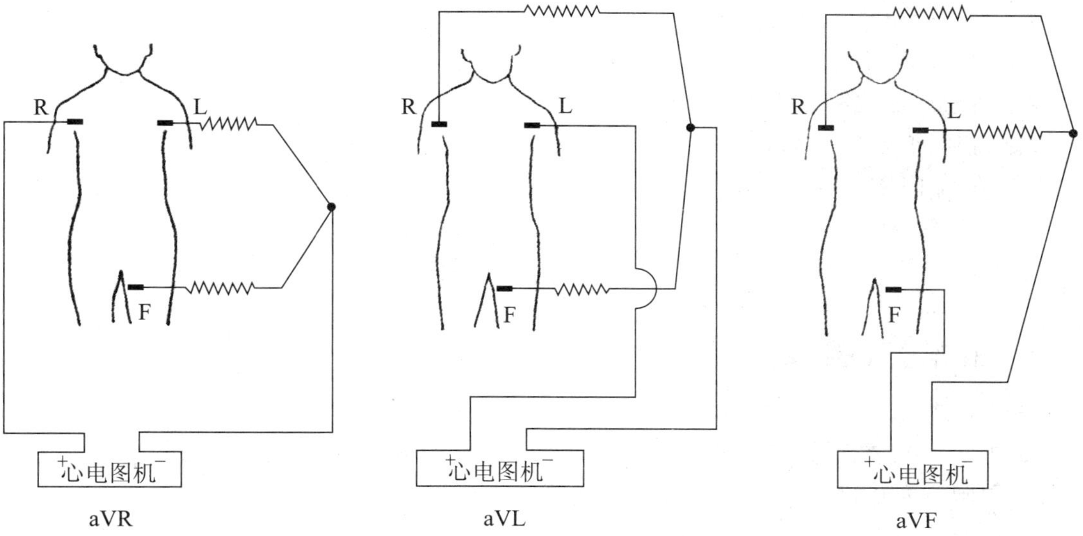


图 32-4　单极加压肢体导联的联线方式

负极。

2．aVL 导联　左上肢导线接心电图机正极，右上肢和左下肢导线相连后，接心电图机负极。

3．aVF 导联　左下肢导线接心电图机正极，右上肢和左上肢导线相连后，接心电图机负极。

**（三）单极胸前导联（图 32-5）**

$V_{1-6}$ 胸前导联做为探查电极导线均接心电图机正极，左上肢、右上肢、左下肢导线相连后接心电图机负极。

胸前导联电极安放的位置（图 32-6）：

$V_1$：胸骨右缘第 4 肋间。

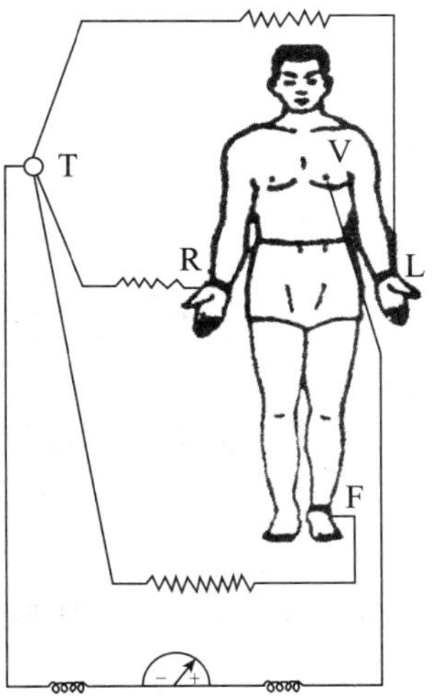


图 32-5　单极胸前导联的联线方式

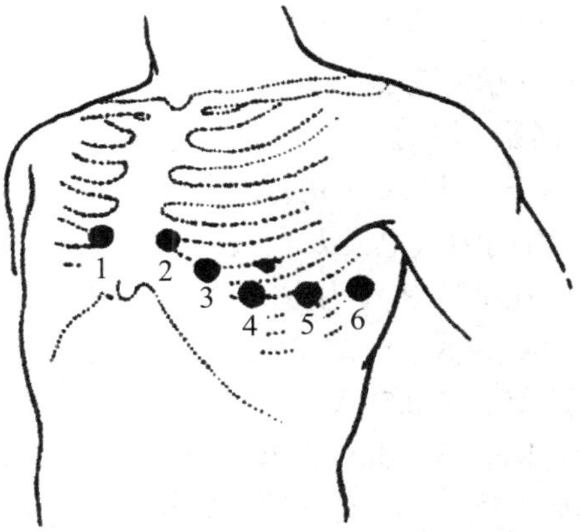


图 32-6　胸前导联电极安放的位置

$V_2$：胸骨左缘第4肋间。
$V_3$：$V_2$ 与 $V_4$ 连线的中点。
$V_4$：左锁骨中线第5肋间。
$V_5$：左腋前线平 $V_4$ 水平。
$V_6$：左腋中线平 $V_5$ 水平。

# 第二节　正常心电图

## 一、正常值（图32-7）

### （一）P波

1．方向　P波在Ⅰ、Ⅱ、aVF、$V_5$ 导联直立，在aVR导联倒置。

2．时限　为0.07～0.09s，一般小于0.12s。

3．电压　小于0.25mV。

4．形态　P波允许有一小切迹，但峰距小于0.04s。

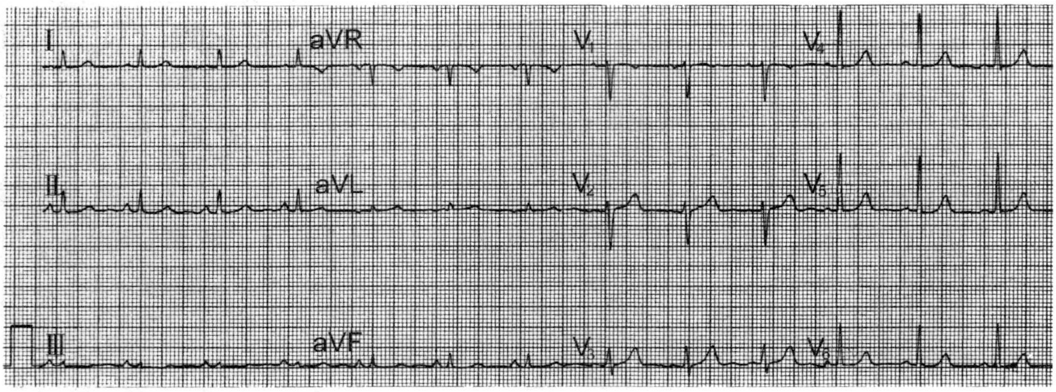


图32-7　正常心电图

### （二）PR间期

PR间期为0.12～0.20s。

### （三）QRS波群

1．时限　小于0.12s。

2．电压　肢体导联QRS波群电压之和大于0.5mV，胸前导联QRS波群电压之和大于1.0mV，否则为低电压。

（1）凡是以R波为主的导联，q波电压＜1/4R，时限＜0.04s（aVR和III导联除外）。

（2）$R_{Ⅰ}+S_{Ⅲ}<2.5mV$。

（3）$R_{aVR}<0.5mV$；$R_{aVL}<1.2mV$；$R_{aVF}<2.0mV$。

（4）$R_{V1}<1.0mV$；$R_{V5}<2.5mV$；$R_{V1}+S_{V5}<1.2mV$；$R_{V5}+S_{V1}<3.5mV$（女）、$<4.0mV$（男）。$V_1$ 导联的 $R/S<1$；$V_5$ 导联的 $R/S>1$。

3．室壁激动时间（VAT）　$V_1$ 导联的 $VAT<0.03s$，$V_5$ 导联的 $VAT<0.05s$。

**（四）ST 段**

1．ST 下降　以 R 波为主的导联，ST 下降＜ 0.05mV；

2．ST 抬高　肢体导联（Ⅰ、Ⅱ、Ⅲ、aVR、aVL、aVF）＜ 0.1mV；右胸导联（$V_1$ ～ $V_3$）＜ 0.3 mV；左胸导联（$V_5$ ～ $V_6$）＜ 0.2mV。

**（五）T 波**

1．方向　T 波方向与主波方向一致，在Ⅰ、Ⅱ、$V_4$、$V_6$ 导联直立，在 aVR 导联倒置，$V_1$ 导联的 T 波直立时 $V_3$ 导联的 T 波不能倒置。

2．电压　以 R 波为主的导联 T 波不能小于 R/10，不能平坦、倒置、双向。

**（六）QT 间期**

一般 QT 间期的范围＜ 0.40s，QT 间期随心率的快慢相应缩短与延长，可查表。

**（七）U 波**

正常情况下 U 波方向与 T 波方向一致，U ＜ T/2。$V_3$、$V_4$ 导联较明显，不允许出现倒置 U 波。U 增高常见于低血钾，U 倒置提示心肌缺血。

## 二、心电图的测量方法

1．心率的测量　用 60 除以 R-R 间期，例如 R-R 间期为 0.74s，则 60/0.74=81 次 / 分。

2．PR 间期的测量　从 P 波的起点至 Q 波或 R 波的起点。

3．QT 间期的测量　从 Q 波或 R 波的起点至 T 波的终点。

4．QRS 各波高度及深度的测量　高度即心电图基线的上缘到 R 波顶端的距离；深度即心电图基线的下缘到 Q 波或 S 波顶端的距离。

5．心电轴的测量　心电轴（额面心电轴）：临床上分析心电图时观察电轴是否偏移，只是粗略估计具体度数，常用目测法，只有在具有诊断意义时方求心电轴偏移的具体度数，如诊断左前分支阻滞、左后分支阻滞等。

用目测法判断电轴偏移：Ⅰ、Ⅲ导联主波向上，提示电轴不偏；Ⅰ导联主波向上，Ⅲ联主波向下，提示电轴左偏；Ⅰ导联主波向下，Ⅲ导联主波向上，提示电轴右偏；Ⅰ、Ⅲ导联主波向下，提示电轴重度右偏（图 32-8）。

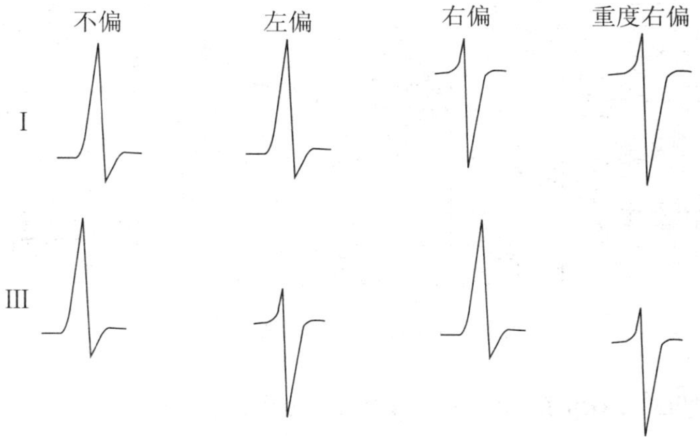


**图 32-8　判断电轴偏移的方法——目测法图形**

# 第三节 心室肥厚

## 一、左心室肥厚（left ventricular hypertrophy，LVH）

正常左心室位于心脏的左后下方，右心室位于心脏的右前上方。左心室除极心电综合向量朝向左后下，右心室除极心电综合向量朝向右前上方，二者在一定程度上相互抵消。由于左室壁厚度远远超过右室壁的厚度，因此心室的除极综合向量仍朝向左后下方。当左心室肥厚时心室的除极向量向左后明显增大，偏上或偏下，表现在心电图上是 QRS 电压（振幅）显著增高。

心电图特点：

1．QRS 波群电压增高　$R_{I}+S_{III}>2.5$ mV；$R_{I}>1.5$ mV；$R_{aVL}>1.2$ mV；$R_{aVF}>2.0$ mV；$Rv_5>2.5$mV；$Rv_5+Sv_1>3.5$ mV（女）或＞ 4.0 mV（男）。

2．电轴左偏。

3．QRS 时间略延长，但＜ 0.12s。

4．$V_5$ 导联的 VAT ＞ 0.05s。

5．ST、T 改变　包括继发性 ST、T 改变与原发性 ST、T 改变。除极程序改变引起复极改变为继发性 ST、T 改变，表现为主波向上的导联 ST 段下降，T 波倒置；主波向下的导联 ST 段抬高，T 波直立。心肌肥厚引起相对供血不足，心肌缺血，为原发性 ST、T 改变。

6．逆钟向转位。

以上条件具备两条或两条以上即可诊断为左心室肥厚。仅具备一条电压增高可诊断为“左心室高电压”。电压增高同时有明显 ST、T 改变，可以诊断为“左室肥厚 ST-T 改变”（图 32-9）。

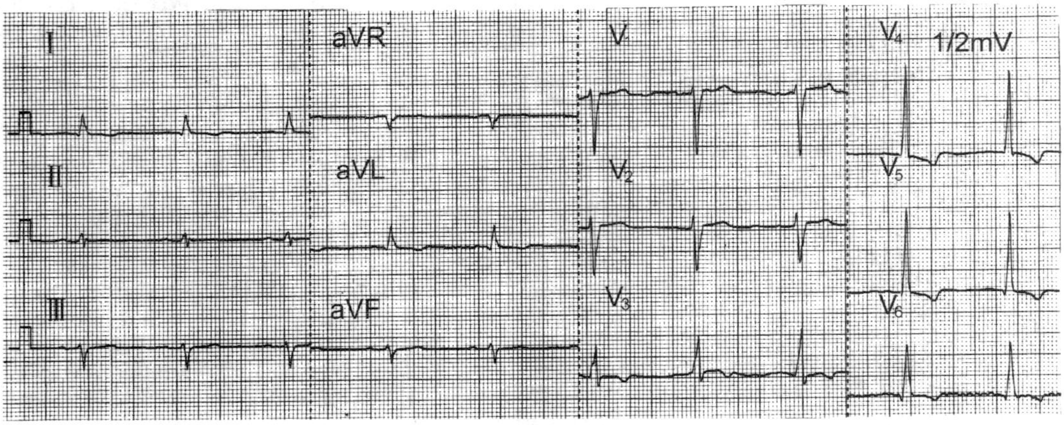


图 32-9　左心室肥厚

## 二、右心室肥厚（right ventricular hypertrophy，RVH）

轻度的右心室肥厚，表现为正常心电图，主要因为右心室所产生的心电向量不能抵消左心室占优势的心电向量，只有在右心室肥厚达到一定程度，QRS 综合向量与心电图图型才能发生明显改变。

心电图特点：

1．电轴右偏　为右心室肥厚的主要条件。

2．QRS 波群电压的改变　$R_{aVR}$ > 0.5 mV；$Rv_1$ > 1.0mV；$Rv_1$ + $Sv_5$ > 1.2 mV；$V_1$ 导联的 R/S > 1；$V_5$ 导联的 R/S < 1；$V_1$ 呈 qR 型（重度右心室肥厚）。。

3．$V_1$ 导联的 VAT > 0.03s。

4．ST、T 改变　右胸前导联（如 $V_1$）ST 段压低，T 波双向、倒置。

具备两条或两条以上方可诊断右心室肥厚（图 32-10）。

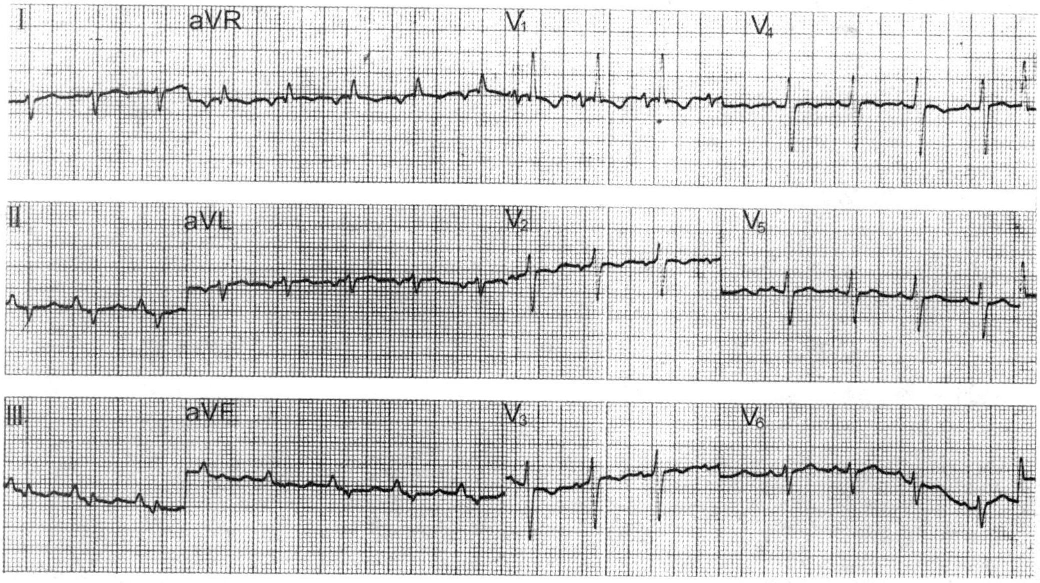


**图 32-10　右心室肥厚**

## 三、双侧心室肥厚（biventricular hypertrophy）

当左右心室同时肥厚时，心电图可有以下改变：

1．大致正常心电图　左右心室向量相互抵消。

2．表现为一侧心室肥厚的心电图改变

（1）左侧胸前导联及右侧心前导联分别呈现左心室肥厚及右心室肥厚的心电图改变，如 $Rv_5$ > 2.5mV，$V_1$ 导联呈 qR 型。

（2）心电图上有左心室肥厚明确改变，但 $V_5$ 导联 S 波电压大于 R 波电压，aVR 导联 R 波电压大于 Q 波电压。

（3）胸前导联的心电图改变可以判断左心室肥大，同时伴有肢体导联电轴右偏 +90°以上。

**【附】心房扩大**

1．左心房扩大（left atrial enlargment，LAH）常见于风湿性心脏病二尖瓣狭窄，称“二尖瓣型 P 波”。

心电图特点：

（1）P 波增宽＞ 0.12s，形态呈双峰或平顶状，峰距＞ 0.04s，在 I、II、avL 导联最明显。

（2）$V_1$ 导联终末电势（Ptf）＞ -0.03mm · s（图 32-11）。

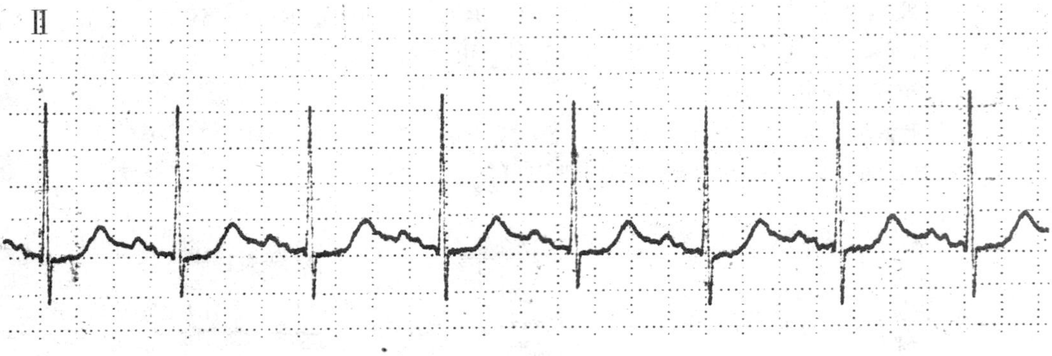


图 32-11　二尖瓣型 P 波

2．右心房扩大（right atrial enlargment，RAH）常见于慢性肺源性心脏病，称“肺型 P 波”。心电图特点：

（1）P 波尖耸，电压＞ 0.25mV，在Ⅱ、Ⅲ、aVF 导联明显。

（2）$V_1$、$V_2$ 导联 P 波直立时，$V_1$ 导联的 P 波电压＞ 0.15mV，$V_2$ 导联的 P 波电压＞ 0.2mv。（图 32-12）

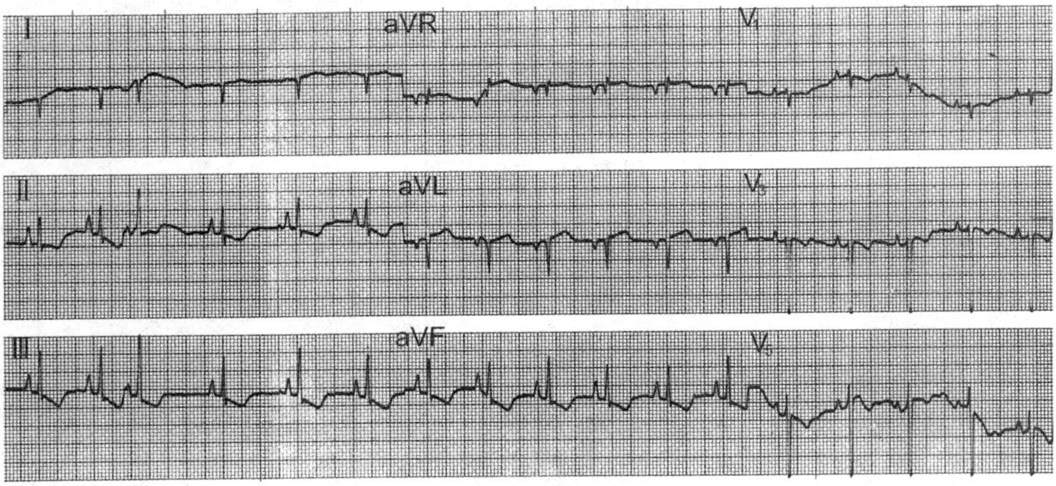


图 32-12　肺型 P 波、极度顺钟向转位、房性早搏、ST-T 改变

3．双侧心房扩大（biatrial enlargment）常见于风湿性心脏病或先天性心脏病。心电图特点：P 波异常宽而高，常伴有切迹，P 波时限＞ 0.12s，电压＞ 0.25mV。

# 第四节　心肌梗死

心肌梗死（myocardial infarction，MI）是由于冠状动脉阻塞，被供处的心肌发生严重而持久的缺血所引起。绝大多数的心肌梗死是冠状动脉粥样硬化所致。发生心肌梗死的原因一般都是在已狭窄的冠状动脉管壁产生血栓或冠状动脉内膜下出血、水肿，堵塞了动脉血流，使该处心肌因持久缺血，产生坏死。心电图检查除特殊情况外大多数能显示出特征性的改变，对明确诊断和指导临床处理都有极大的帮助。

心肌梗死的部位大多在左心室、心室间隔或右心室与左心室毗邻之处，右心室梗死较少见，心房梗死偶见。

## 一、急性心肌梗死心电图改变

冠状动脉阻塞后，心肌相继出现缺血、损伤、坏死，急性心肌梗死特有的临床表现和心电图改变。

### （一）缺血型改变 T 波改变：

T 波倒置、尖深、双肢对称，称“冠状 T”。

### （二）损伤型改变 ST 段改变

ST 弓背抬高与 T 波融合，形成单向曲线。

### （三）坏死型改变 - 坏死性 Q 波的出现

坏死型 Q 波，即 Q 波电压 > 1 /4 R，时限 > 0.04s。心电图 QRS 波群呈 QS 型或异常 Q 波。

临床上导联电极和心肌之间有一定的距离，因此在体表心电图上往往记录到缺血损伤和坏死三种改变的综合图型（图 32-13）。

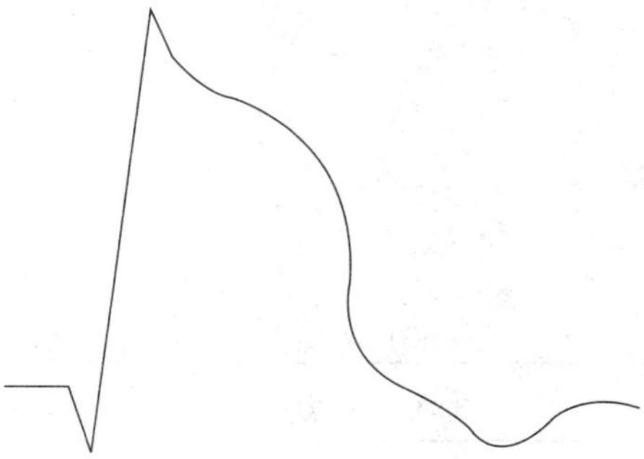

**图 32-13　急性心肌梗死缺血、损伤、坏死综合图形**

## 二、心肌梗死心电图演变与分期

根据心肌梗死心电图一系列演变过程与规律将心肌梗死心电图分为四期（图 32-14）：

### （一）超急期

约在心肌梗死后 10 余分钟至数小时发生心肌缺血和损伤，表现为高尖 T 波，ST 段升高呈单向曲线，不出现异常 Q 波，持续时间短，心电图不易记录到。

### （二）急性期

梗死后数小时至数周出现损伤合并坏死图形，ST 段抬高呈单向曲线，并伴有异常 Q 波，

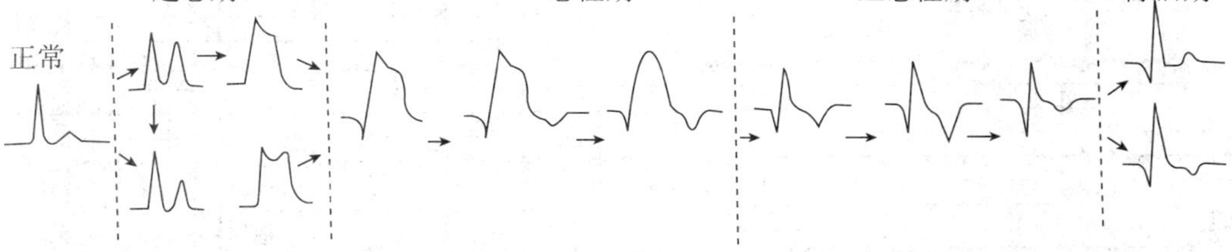


**图 32-14　心肌梗死演变过程与分期**

ST 段逐渐恢复至等电位线。

**（三）亚急性期**

数周至数月，坏死型 Q 波持续存在，ST 段恢复至等电线，倒置 T 恢复正常或呈恒定的 T 波倒置。

**（四）陈旧期**

半年至数年，倒置 T 已恢复至正常或长期无变化，多残留异常 Q 波。

## 三、急性心肌梗死的心电图诊断

依据梗死部位相关导联 ST 段抬高，对应导联 ST 段下降。ST 段弓背抬高在肢体导联大于 0.1mV，在右胸前导联大于 0.3mV，在左胸前导联大于 0.2mV。如果出现异常 Q 波，电压大于 1/4R，时限大于 0.04s，并伴有弓背向上的 ST 段及双肢对称倒置的 T 波，则诊断即可确立。

## 四、心肌梗死的定位诊断 -- 导联标测法（图 32-15 ～ 18）

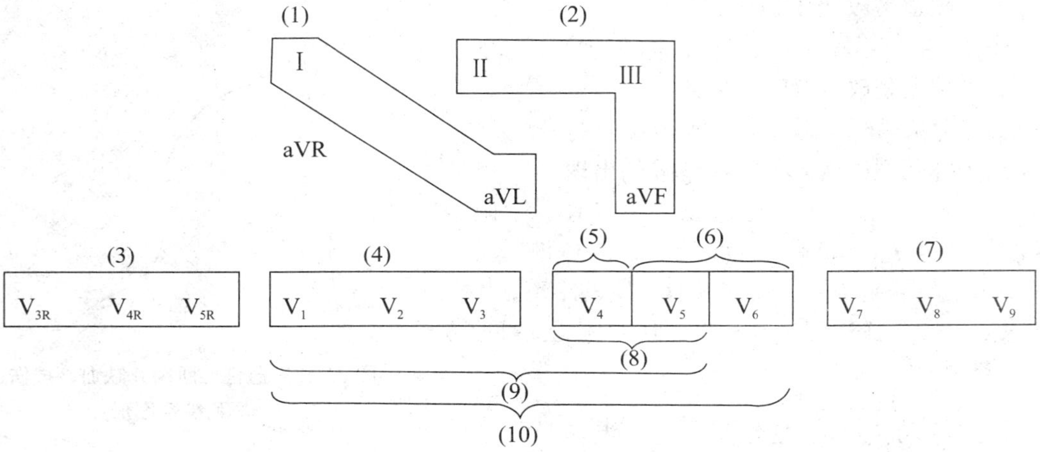


**图 32-15　心肌梗死部位诊断的导联标测法**

（1）高侧壁（2）下壁（3）右室（4）前间壁（5）心尖部

（6）前侧壁（7）正后壁（8）前壁（9）前壁（10）广泛前壁

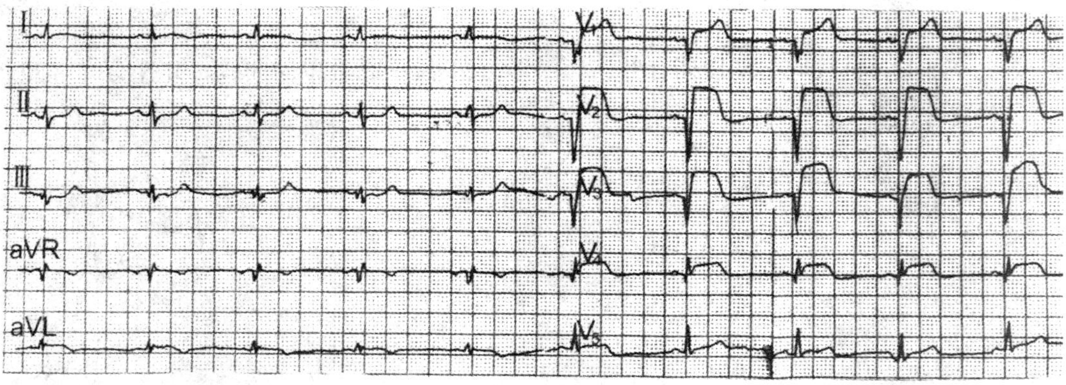


**图 32-16　急性前壁、高侧壁心肌梗死**

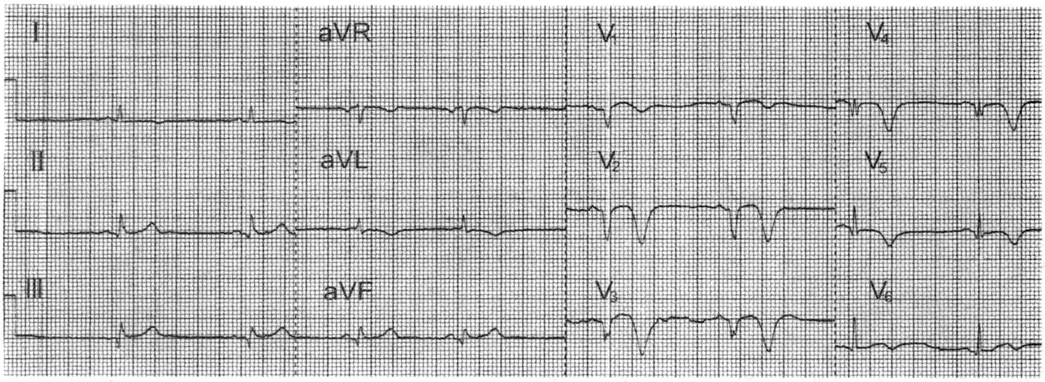


图 32-17　急性前壁心肌梗死

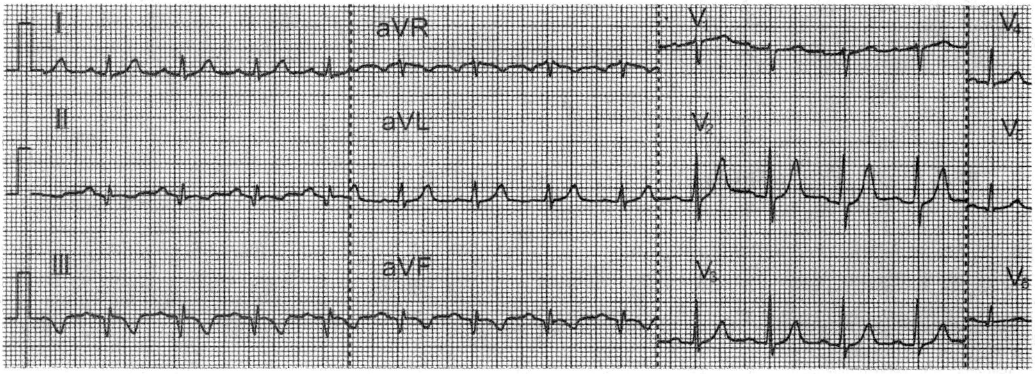


图 32-18　急性下壁心肌梗死

# 第五节　窦性心律及窦性心律失常

## 一、正常窦性心律

正常窦性心律的心电图特点：

1．P 波形态　呈锥形，顶端钝圆、光滑，在Ⅰ、Ⅱ、aVF、$V_5$ 导联直立，在 aVR 导联倒置，心电轴在 0 ～ 9° 之间。

2．P 波时限　小于 0.12s，P 波允许有小切迹，呈双峰，峰距＜ 0.04s。

3．P 波电压　小于 0.25mV。

4．PR 间期　≥ 0.12s ≤ 0.20s，其间期固定。

5．P-P 间距　P-P 间距匀齐（差别小于 0.12s）。

6．频率　60 ～ 100 次 / 分。

## 二、窦性心律失常

在具备窦性心律的基础上，其中一条标准与正常窦性心律不同。

1．窦性心动过速（sinus tachycardia）　频率大于 100 次 / 分，一般小于 160 次 / 分（图 32-19）。

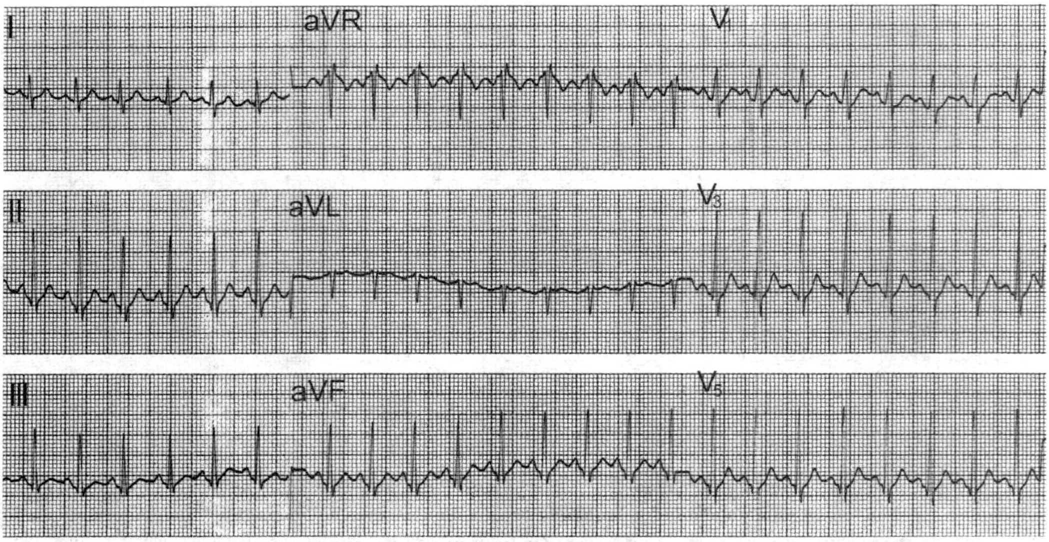


图 32-19　窦性心动过速

2．窦性心动过缓（sinus bradycardia） 频率小于 60 次 / 分（图 32-20）。

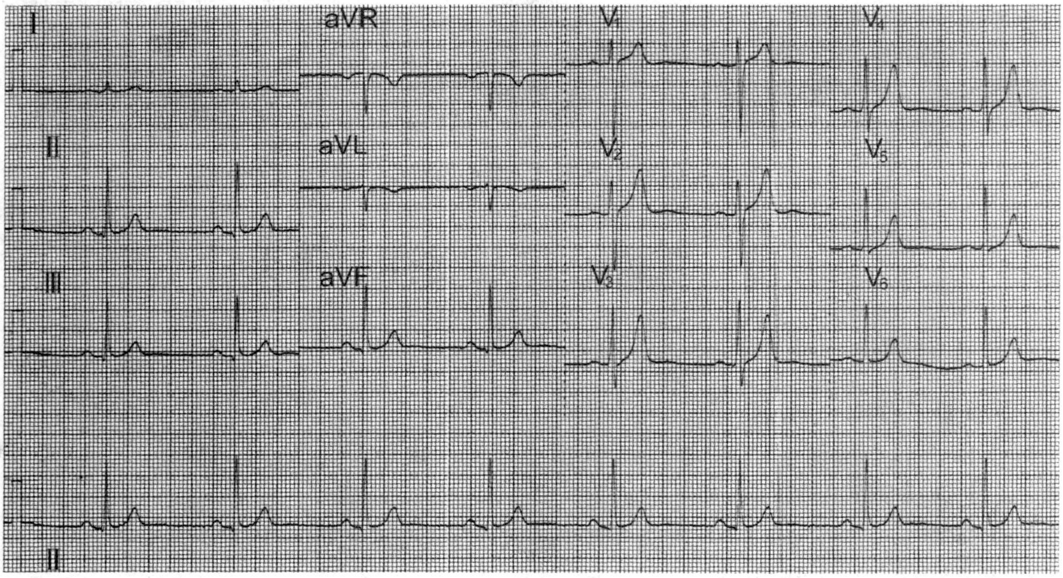


图 32-20　窦性心动过缓

3．窦性心律不齐（sinus arrhythmia） 同一导联 P-P 间距之差大于 0.12s。呼吸性窦性心律不齐最常见，常见于健康人，吸气时窦性频率加快，呼气时窦性频率渐慢（图 32-21）。其产生原理与呼吸过程中迷走神经张力改变有关。非呼吸性窦性心律不齐是指窦房结发放冲动不规则，较多见于心脏病患者。

4．窦房结内游走节律点

心电图特点：

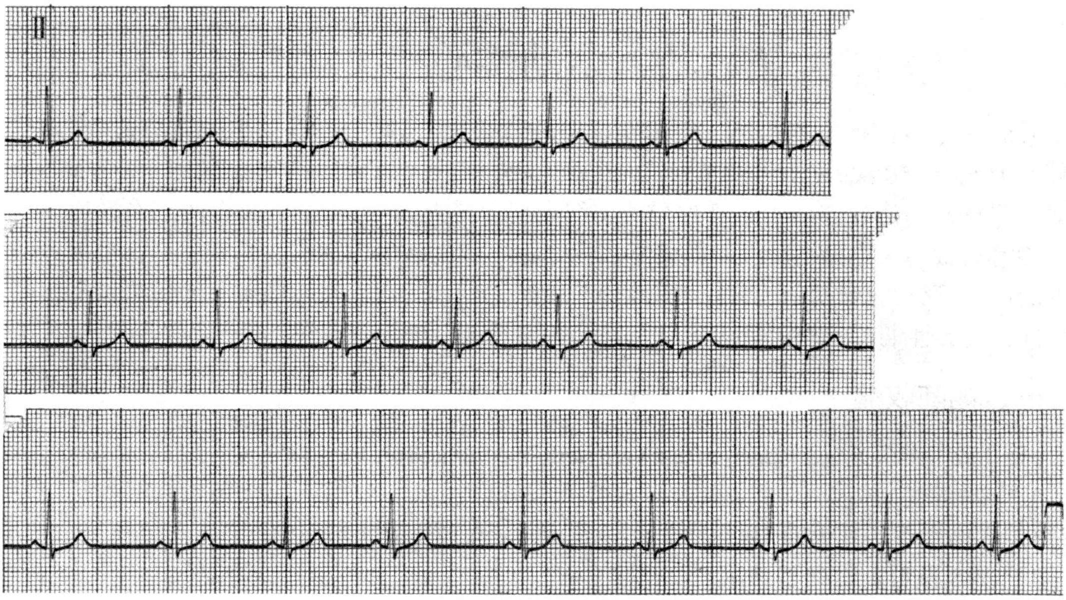


图 32-21 窦性心律不齐

（1）窦性 P 波，在Ⅱ导联直立，在 aVR 导联倒置。

（2）P 波电压改变，形态多变。

（3）P-P 间距常不规则，P 波频率为 45 ～ 100 次 / 分。

（4）如果起搏点在窦房结头部，P 波电压高，频率快；如在窦房结尾部，P 波电压低，频率慢。

5．窦性早搏 心电图上可见提前出现的 P 波，其形态与正常窦性 P 波相同，其后无代偿间歇。窦性早搏可偶发，也可频发，甚至呈二联律。

6．窦性静止 又称窦性停搏。

心电图特点：在某一较长而不规则的时间内窦性 P 波缺如，较长的 P-P 间距与基本的窦性 P-P 间距不成倍数关系，亦可出现交界性逸搏或室性逸搏（图 32-22）。

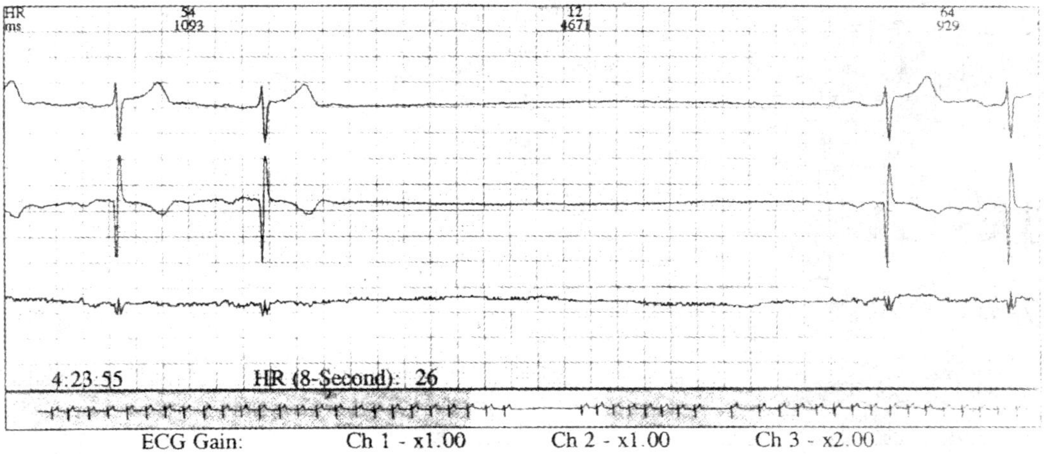


图 32-22 Holter 记录到的窦性停搏

# 第六节 主动性心律失常

心脏的主节律点是窦房结，窦房结的节律性最强，频率为 60 ～ 100 次 / 分，房室交界区频率为 40 ～ 50 次 / 分，心室频率为 20 ～ 40 次 / 分，因此窦房结控制着整个心脏的激动，其他节律点都为潜在起搏点，又称异位节律点（起搏点）。当异位节律点的兴奋性提高，控制了心室的激动，称为主动性心律失常。主动性心律失常中以期前收缩最常见，根据异位节律点的位置可分为房性、交界性、室性期前收缩三种，其中以室性期前收缩最为常见，其次是房性、交界性期前收缩。

## 一、期前收缩

### （一）室性期前收缩（premature ventricular contraction）

心电图特点：

1．提前出现的宽大畸形的 QRS 波群，时限≥ 0.12s，其前无 P 波。

2．QRS 波群后有代偿间歇

（1）完全性代偿间歇：室性期前收缩未打乱窦房结节律的基本周期。

（2）不完全性代偿间歇：室性期前收缩打乱窦房结节律的基本周期，窦房结重新排列周期。

（3）间位性或插入性室性期前收缩无代偿间歇。

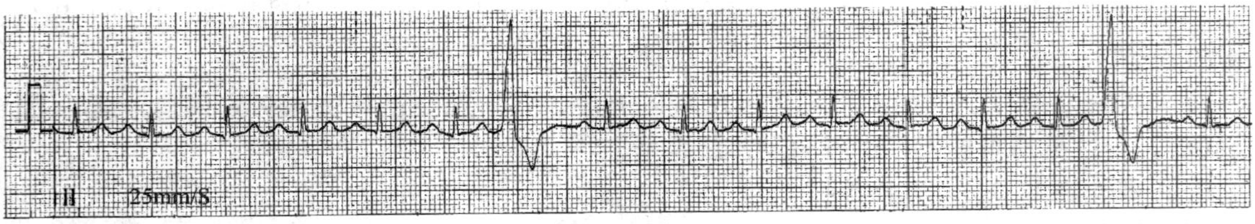


图 32-23 室性期前收缩

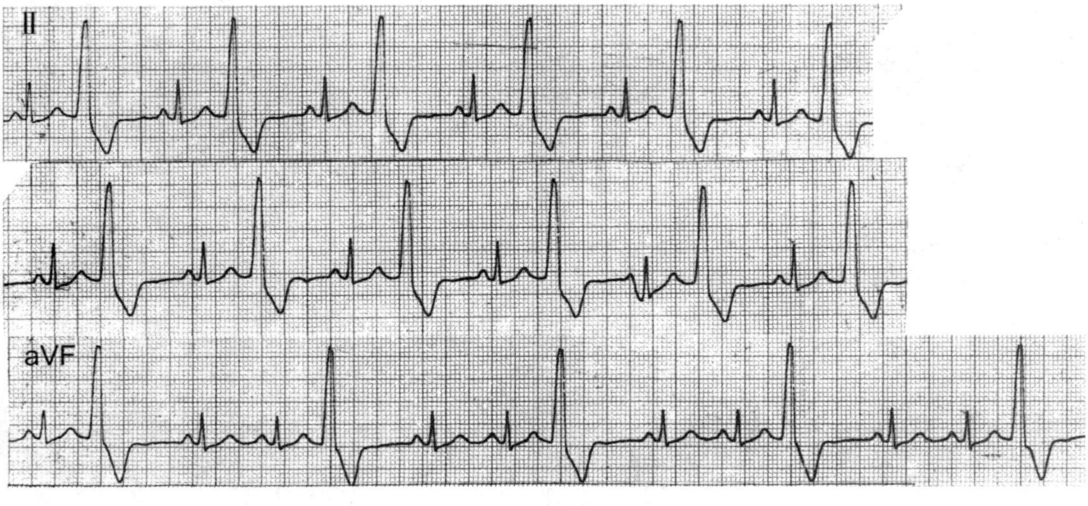


图 32-24 室性期前收缩呈二联律

3．联律间期（偶合时间，配对时间）

（1）同源性室性期前收缩：联律间期一致，图形一致。

（2）多源性室性期前收缩：联律间期不一致，图形不一致。

（3）同源多形室性期前收缩：联律间期一致，图形各异。

4．继发 ST、T 改变　以 R 波为主导联，ST 段下降，T 波倒置；以 S 波为主导联，ST 段抬高，T 波直立。

5．期前收缩可频发呈二联律、三联律、四联律（图 32-25 ～ 27）。

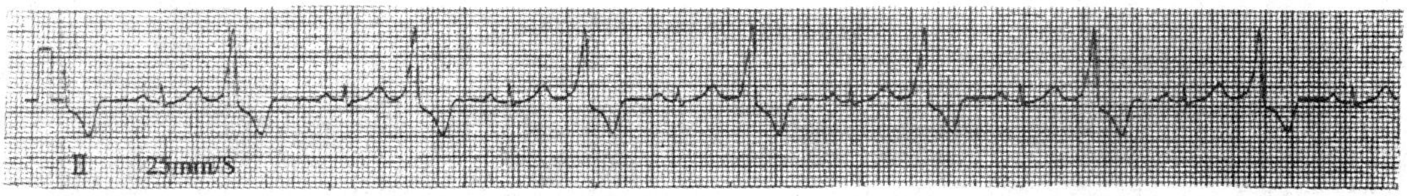


**图 32-25　室性期前收缩呈二联律**

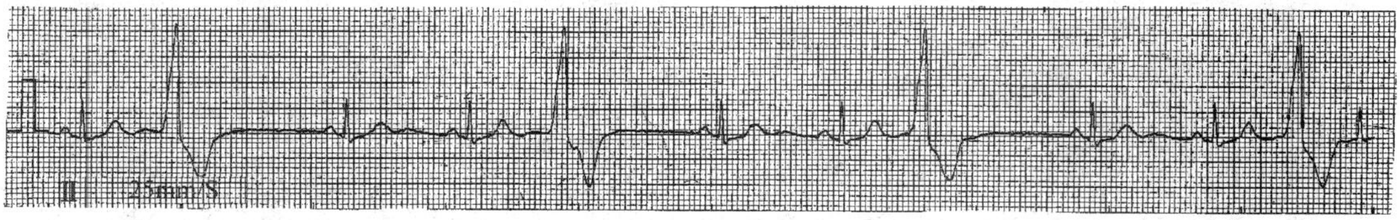


**图 32-26　室性期前收缩呈三联律**

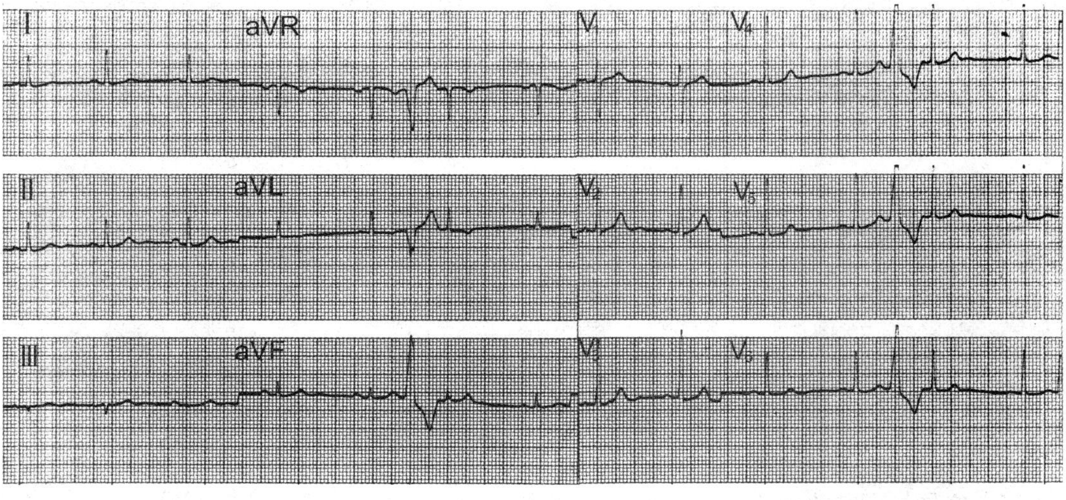


**图 32-27　间位性室性期前收缩**

**（二）房性期前收缩（premature atrial contraction）**

心电图特点：

1．提前出现的 QRS 波群，其前有异位 P 波，其形态与窦性 P 波略有差异。

2．QRS 波群时限＜ 0.12s 时，其形态可以与窦性下传之 QRS 波群形态相似；QRS 波群时限＞ 0.12s 时，呈现伴有窦性 P 波宽大畸形的 QRS 波群（房性期前收缩伴室内差异性传导）。

3．QRS 波群后代偿间歇不完全；间位性房性期前收缩无代偿间歇。

4．期前收缩可频发呈二联律、三联律、四联律（图 32-28 ～ 30）。

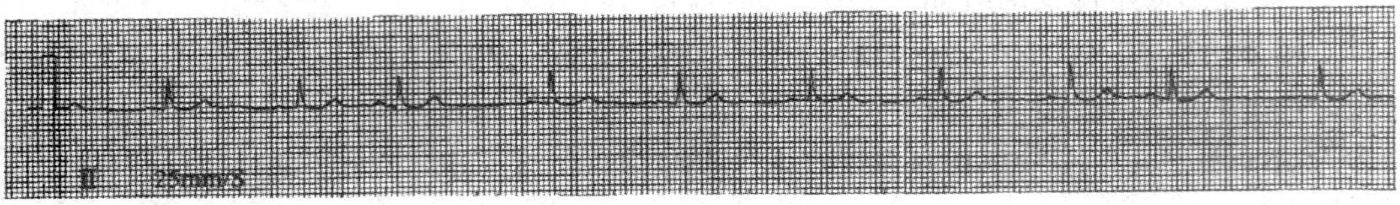

图 32-28 房性期前收缩

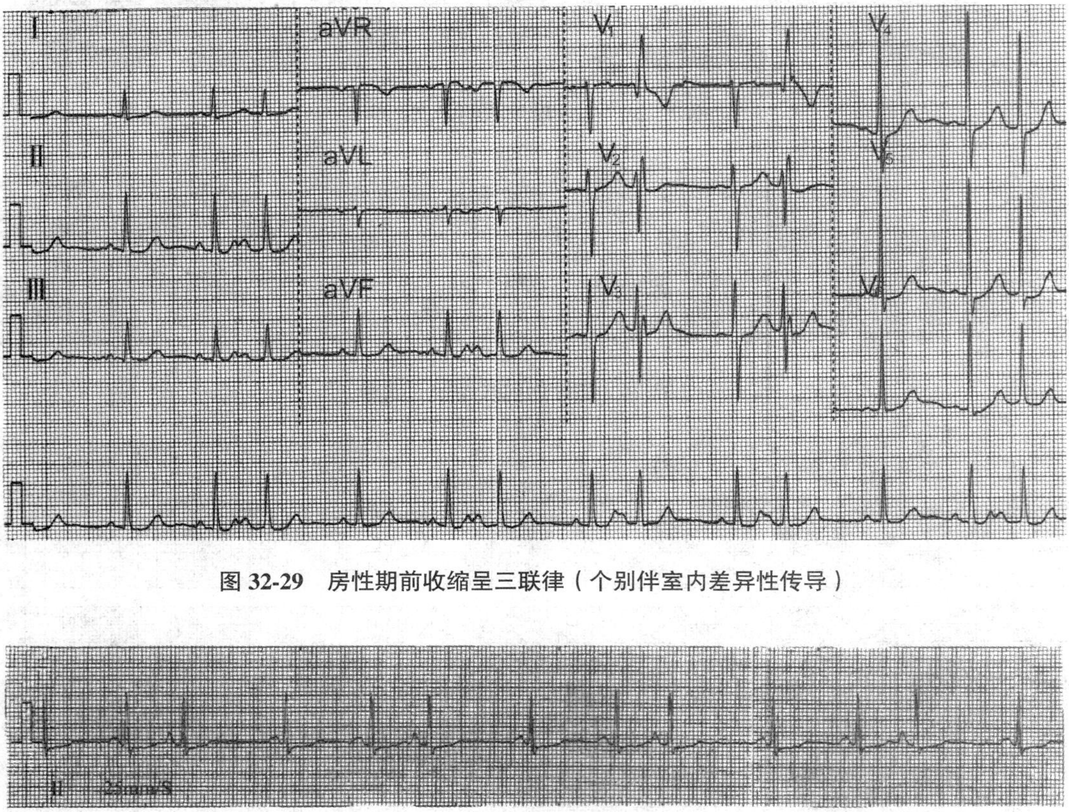


图 32-29 房性期前收缩呈三联律（个别伴室内差异性传导）

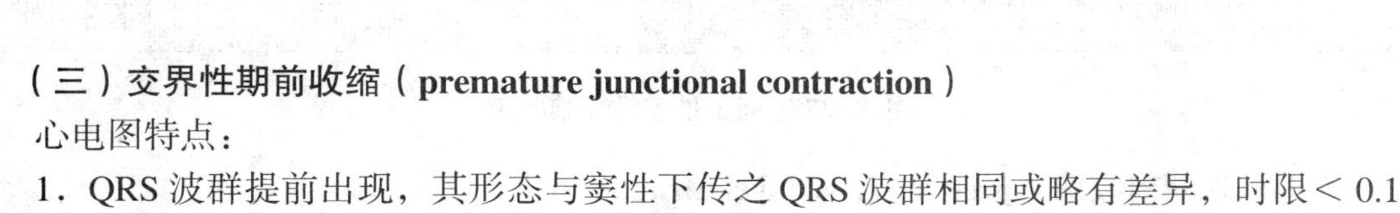

图 32-30 房性期前收缩呈三联律

（三）交界性期前收缩（premature junctional contraction）

心电图特点：

1．QRS 波群提前出现，其形态与窦性下传之 QRS 波群相同或略有差异，时限＜ 0.12s 或＞ 0.12s。

2．提前出现的 QRS 波群之前有逆行 P 波，P’- R 间期＜ 0.12s 或＞ 0.12s，P 波在Ⅱ、Ⅲ、aVF 导联均倒置，在 aVR 导联直立。P 波也可在 QRS 波群之后，或无 P 波。

3．有完全性代偿间歇。

4．期前收缩可频发呈二联律、三联律、四联律。

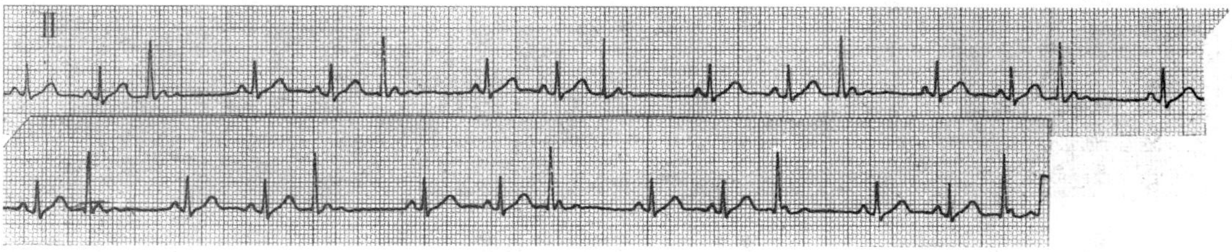

图 32-31　交界性期前收缩

## 二、阵发性心动过速

### （一）阵发性室上性心动过速（paroxysmal supraventricular tachycardia，PSVT）

连续出现的三个或三个以上房性或交界性期前收缩。

心电图特点：

1．连续出现的、快而匀齐的 QRS 波群，频率为 160 ～ 220 次 / 分，最快可达 240 次 / 分。

2．QRS 时限一般小于 0.12s。

3．阵发性室上性心动过速具有突发、突止的特点。

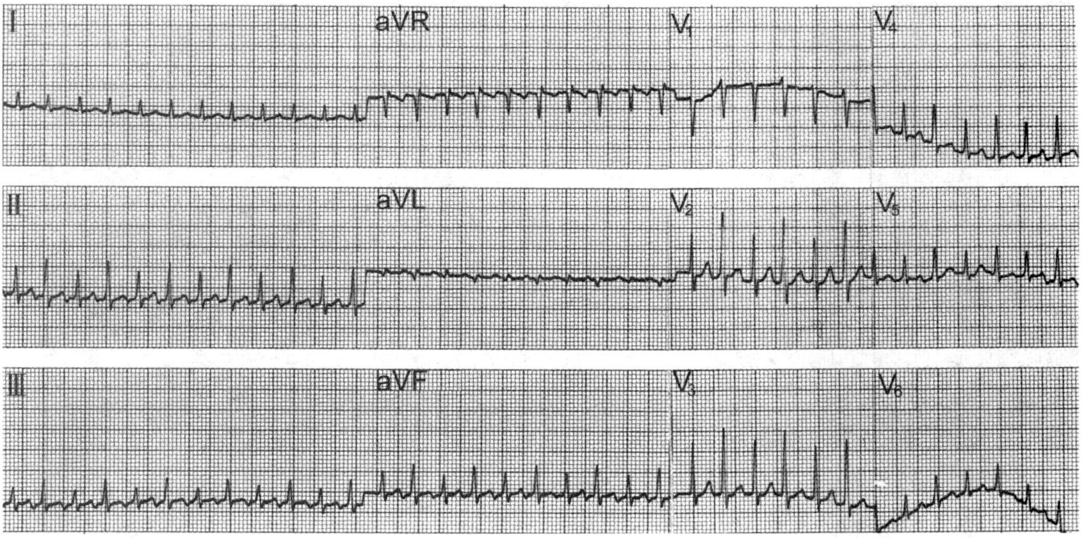


图 32-32　阵发性室上性心动过速、QRS 交替电压（$V_4$、$V_6$ 基线不稳）

### （二）阵发性室性心动过速（paroxysmal ventricular tachycardia，PVT）

连续出现的三个或三个以上室性期前收缩。

心电图特点：

1．连续出现的三个或三个以上宽大畸型的 QRS 波群，R-R 间距略有不齐，频率为 150 ～ 200 次 / 分，最快可达 220 次 / 分。

2．可见房室脱节，房率慢，室率快，P 波与 R 波无关系。

3．可见心室夺获，大部分为伴有窦性 P 波的正常 QRS 波群，个别可伴室内差异传导存在

4．偶见室性融合波：窦性 P 波伴宽大畸形的 QRS 波群。

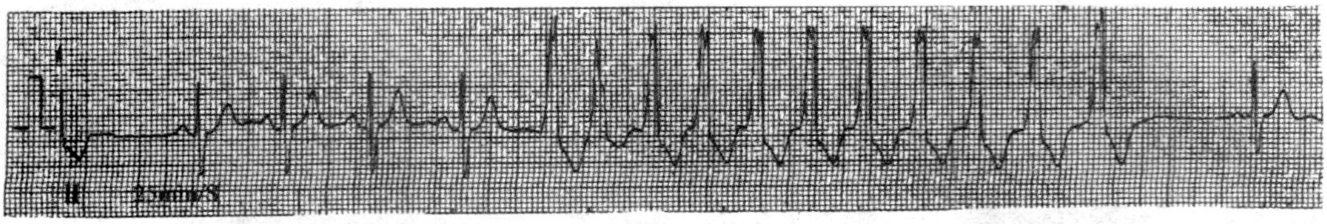

图 32-33 室性心动过速

## 三、扑动与纤颤

**（一）心房扑动（atrial flutter，AF）**

心电图特点：

1．P 波消失，代之以匀齐的、锯齿状或波浪状的 F 波，频率为 250 ~ 350 次 / 分。

2．F 波与 R 波以 2∶1 传导多见，传导比例固定，R-R 间距匀齐；传导比例不固定，R-R 间距不匀齐。

3．F-R 间期固定。

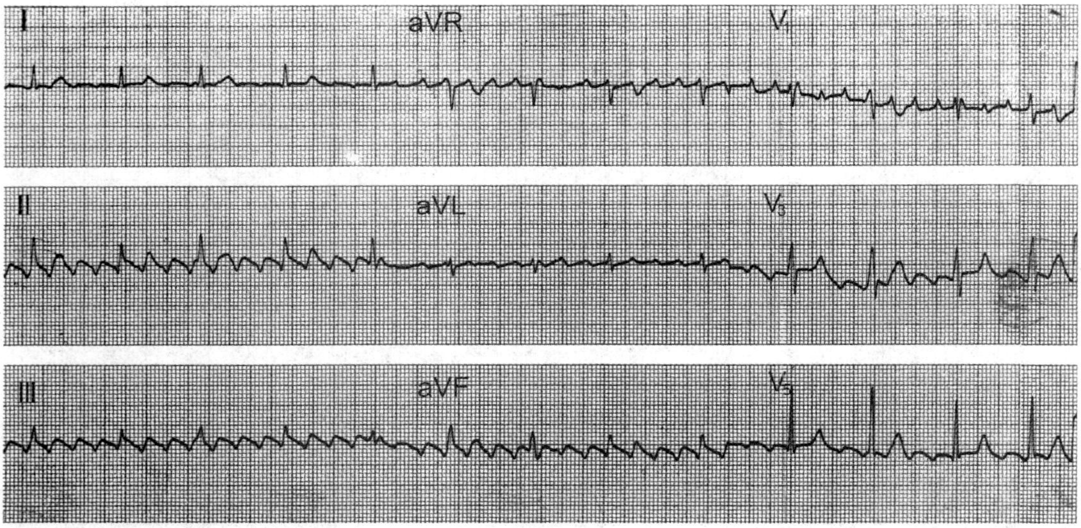


图 32-34 心房扑动（3∶1 ~ 4∶1）

**（二）心房颤动（atrial fibrillation，Af）**

心电图特点：

1．P 波消失，代之以大小、时限、电压绝对不等之 f 波，频率为 350 ~ 600 次 / 分。

2．R-R 间距绝对不等。心室率＞ 100 次 / 分，称快速心房颤动；心室率＜ 60 次 / 分，称慢速心房颤动，心室率＞ 180 次 / 分提示心房颤动合并预激征候群。

3．R-R 匀齐的几种情况：

（1）慢而匀齐：为合并 III 度房室传导阻滞，提示洋地黄中毒。

（2）快而匀齐：为合并阵发性心动过速，提示有心肌损害。

**（三）心室扑动（ventricular flutter，VF）**

心电图特点：表现为匀齐的、连续的、较大的波动，无法辩认 QRS-T 波，频率在

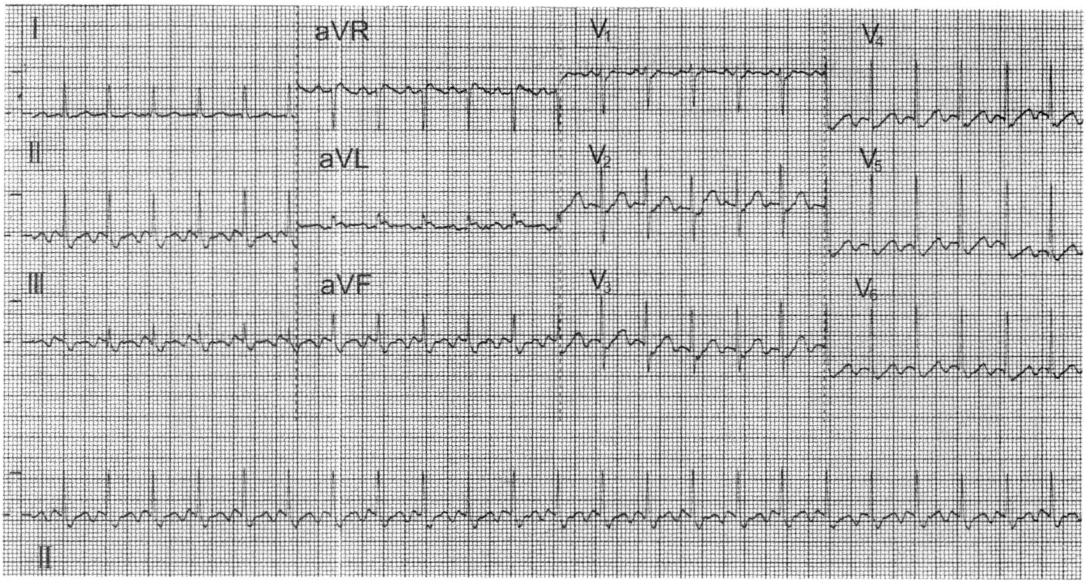


图 32-35 心房扑动（2：1）

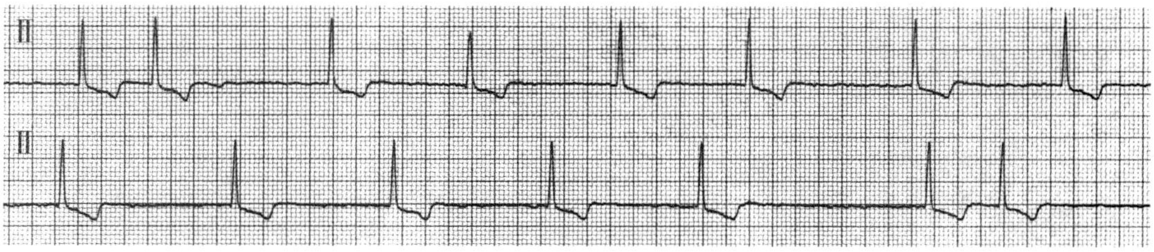


图 32-36 心房颤动伴长间歇、ST-T 改变

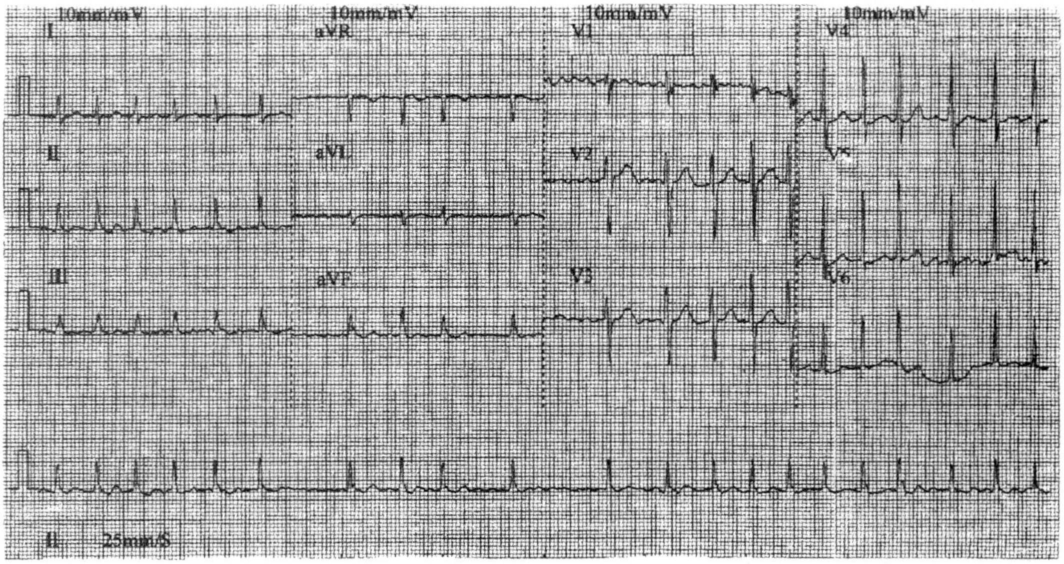


图 32-37 快速心房颤动

150 ~ 250 次 / 分以上，

**（四）心室纤颤（ventricular fibrillation，Vf）**

心电图特点：表现为不匀齐的波动，无法辩认 QRS-T 波，频率为 250 ~ 500 次 / 分。

（刘长江）

# 第三十三章

# 放射影像学检查

学习目标

学习本课程后，学生应能够

1. 复述放射影像学检查的原理、主要的检查方法及其主要特点。
2. 说出常用的放射影像学检查的主要护理措施。
3. 识别呼吸系统、循环系统、消化系统正常的 X 线表现及基本病变的 X 线表现。

## 第一节　总　论

1895 年德国科学家伦琴发现 X 线以后，X 线就被用于人体检查，进行疾病诊断，形成了放射诊断学，并奠定了医学影像学的基础。20 世纪 50 ～ 60 年代开始应用超声与核素扫描进行对人体的检查，出现了超声成像。70 和 80 年代又相继出现了 X 线计算机断层成像（X-ray computed tomography, CT）和磁共振成像（magnetic resonance image, MRI）等新技术。虽然各种成像技术的成像原理与方法不同，诊断价值与限度各异，但都能使人体内部结构和器官形成影像，从而了解人体解剖和生理功能状况以及病理变化，达到诊断的目的。70 年代同时迅速兴起的介入放射学，即在影像监视下采集标本或在影像诊断的基础上，对某些疾病进行治疗，使影像诊断学发展到医学影像学的崭新局面。

### 一、X 线检查

#### （一）X 线的产生和特性

1．X 线产生　X 线是在真空管内高速行进的电子流撞击了钨（钼）靶时而产生的。X 线发生装置主要包括 X 线管、变压器和操作台。

2．X 线特性

（1）穿透性：X 线是一种波长很短的电磁波，具有很强的穿透力，能穿透一般可见光不能穿透的物质（包括人体）。X 线穿透力与 X 线管电压密切相关，电压愈高所产生的 X 线波长愈短，穿透力愈强；反之，电压低，所产生的 X 线波长愈长，穿透力愈弱。另外，X 线的穿透力还与被照物体的密度和厚度有关。X 线穿透性是 X 线成像的基础。

（2）荧光效应：X 线激发荧光物质，使波长短的 X 线转换成波长肉眼可见的荧光，这种转换叫做荧光效应。荧光效应是 X 线进行透视检查的基础。

(3) 摄影效应：涂有溴化银的胶片，经X线照射后，可以感光，产生潜影，经显、定影处理，感光的溴化银中的银离子（$Ag^+$）被还原成金属银（Ag）并沉淀于胶片的胶膜内。此金属银的微粒在胶片上显黑色，而未被感光的溴化银在定影及冲洗过程中，从X线胶片上被洗掉，因而显示出胶片片基的本色。摄影效应是X线成像的基础。

(4) 电离效应：X线进入人体也可产生电离作用，使人体产生生物学方面的改变，即生物效应。电离效应是放射治疗和放射防护的基础。

**知识链接**

**X线的发现与应用**

1895年11月8日德国物理学家威廉·伦琴在实验室内研究阴极射线管放电现象时发现X线，故又称伦琴射线。多年来，X线在多种行业得到了很大的发展和应用，在医学上对人体进行照射，对人体进行疾病的诊断和治疗，同时也对人体也产生一定程度的损害。工业上用于进行对工业产品探伤，交通或安全部门用于检查旅客的行李等。

**（二）X线成像的基本原理**

由于X线具有穿透性、荧光效应和摄影效应的特性，同时人体组织存在有密度和厚度的差别，所以X线照射人体，能够使其组织或器官在荧光屏或胶片上显影成像，而形成黑白和明暗对比不同的影像。人体组织结构的密度可归纳为三类：高密度的骨组织和钙化，中等密度的软骨、肌肉、神经、实质器官、结缔组织及液体，低密度的脂肪组织及体内的气体。

1．自然对比　人体不同组织、器官的密度不同，存在着自然密度的差别称为自然对比（天然对比），其中以胸部的自然对比最好。

2．人工对比　对缺乏自然对比的组织、器官，用人工方法注入一定量高于或低于其本身密度的物质，使之产生对比，称人工对比，也称造影检查。

**（三）X线图像的特点**

因为人体存在着自然对比或应用人工对比，X线照射可很好地反映人体组织和器官，并在良好的背景上显示出病变。但X线图像有其特殊性，它是X线穿透路径上的不同组织结构影像相互叠加的重叠图像。由于投照角度和中心线不同，图像也会有放大及失真。

**（四）X线检查技术**

1．普通检查　包括荧光透视和摄影。

(1) 荧光透视（fluoroscopy）：简称透视，其优点是可转动患者的体位，多方向观察和了解器官的动态变化。透视简单，可立即得出结论。但由于荧光亮度低，影像清晰度及对比度差。现基本采用影像增强电视系统，影像亮度明显增强，效果更好。

(2) X线摄影（radiography）：所得照片称平片，是应用比较广泛的检查方法。照片对比度及清晰度均较好，能使密度和厚度差异小的病变显影，可留有客观记录，有利于病变复查对比及会诊。但不能观察器官的功能运动。

2．造影检查　主要是用于人体缺乏自然对比的器官，将低于或高于它本身密度的物质引入到器官及其周围（图33-1），使之产生对比，以显示器官形态结构和功能的方法。被引入的物质称为造影剂。常用的造影检查有消化道造影、胆囊造影、泌尿系统造影、心血管造影等。

（五）X 线的防护

X 线照射人体将产生一定的生物效应。若接触的 X 线量在容许范围内，则少有影响；若 X 线量超过容许辐射量，就可能产生放射反应，甚至放射损害。因此，应重视 X 线检查中患者和工作人员的防护，尤其重视对孕妇、小儿患者的防护。同时也要注意对其周围人员的防护，应避免不必要的照射。

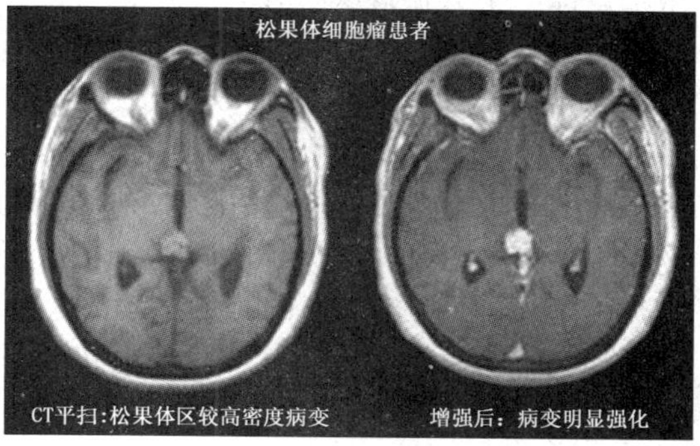


图 33-1 造影检查

## 二、X 线计算机断层成像

X 线计算机断层成像（X-ray computed tomography，CT），不同于普通 X 线成像，它是用 X 线束对人体层面进行扫描，取得信息，经计算机处理而获得的重建图像。所显示的是横断面图像，其密度分辨力明显优越于 X 线图像，从而扩大了人体的检查范围，提高了病变的检出率和诊断的准确率，也大大促进了医学影像学的发展。

CT 图像以不同灰度来表示，反映器官和组织对 X 线的吸收程度，与 X 线图像所示的黑白影像一样，黑影表示低吸收区，即低密度区，白影表示高吸收区，即高密度区。但是 CT 的密度分辨力高，所以 CT 可以更好地显示由软组织构成的器官，如脑、脊髓、纵隔、肺、肝、胆以及盆腔器官等，并在良好的解剖图像背景上显示出病变的影像，且图像清晰（图 33-2）。

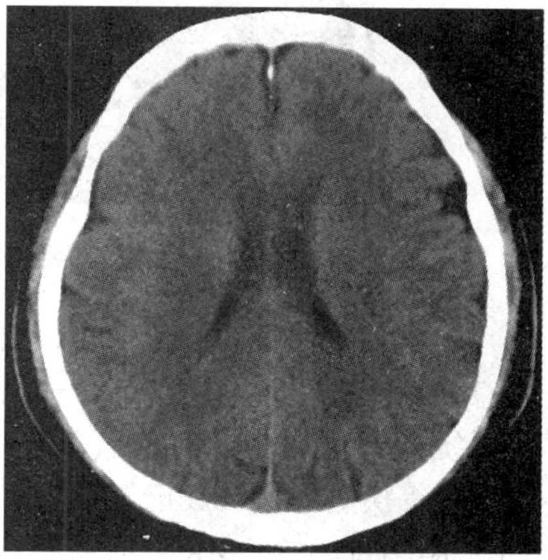

图 33-2 正常头颅 CT

X 线可反映正常与病变组织的密度，但没有量的概念。CT 不仅从不同灰度里显示其密度的高低，还可用组织对 X 线吸收系数说明其密度高低的程度，具有一个量的概念。把组织对 X 线吸收的系数换算成 CT 值（HU），用 CT 值来说明密度，人体中密度不同的各种组织的 CT 值则居于 -1000 ～ +1000HU 的 2000 个分度之间。

CT 检查包括平扫、造影扫描和增强扫描。①平扫：是指不用造影增强或造影的普通扫描。一般先做平扫，腹部检查时，禁食 4 ～ 8 小时，根据检查部位检查前用 2% 泛影葡胺口服或灌肠，已婚妇女放置阴道栓。检查盆腔时，要使尿液充满膀胱。②增强扫描：是经静脉注入水溶性有机碘剂后再进行扫描，血内碘浓度增高后，器官与病变碘浓度产生差别，使病变显示清楚，有利于诊断及鉴别诊断。③造影扫描：是先做器官和结构的造影，然后再进行扫描。最常用的有脑池造影 CT 扫描、脊髓造影 CT 扫描、胆囊造影 CT 扫描。

## 三、磁共振成像

磁共振成像（magnetic resonance image，MRI），主要利用体内氢原子核在磁场中的变化规律进行成像。当置身于外加磁场中时，体内的氢原子核将沿磁场方向有规律的排序，并以拉莫尔（Larmor）频率运动。若以拉莫尔频率发射射频脉冲，氢原子核将吸收射频能量而被激励，即产生共振现象。在射频终止后，氢原子核将释放射频能量而回到未被激励的初始状态，此过程被称为弛豫。弛豫过程又可分为纵向弛豫和横向弛豫两个方面，分别用 T1 弛豫时间和 T2 弛豫时间进行描述，弛豫过程中释放的射频能量即为 MRI 的信号来源。

由于氢原子核的含量不同和其所处的结构及生化环境的不同，体内的不同组织在弛豫过程中释放的信号不同，正常组织和病变组织间的信号也不相同，从而可以在图像上区分体内不同的正常组织和病变组织。一般而言，MRI 的信号主要取决于组织的氢原子核数目（质子密度）、T1 弛豫时间和 T2 弛豫时间等三个参数。在 MRI 成像过程中，如果主要突出质子密度对图像的影响，同时尽可能减小其他两个参数的影响，则可获得质子密度权重像（PDWI）；若主要突出 T1 弛豫时间对图像的影响，则可获得 T1 权重像（T1 weighted imaging，T1WI）；若主要突出 T2 弛豫时间对图像的影响，则可获得 T2 权重像（T2 weighted imaging，T2WI）图 33-3）。

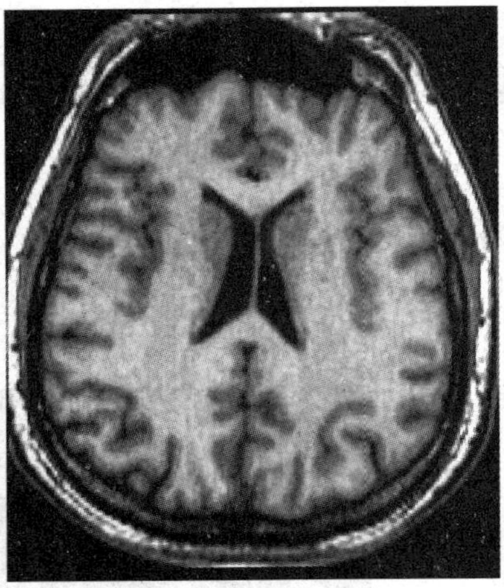

图 33-3a 正常头颅 T1WI

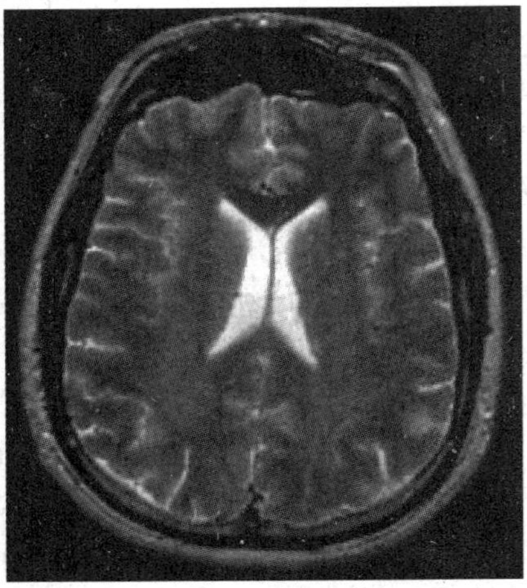

图 33-3b 正常头颅 T2WI

与 X 线和 CT 成像相比较，MRI 不但没有 X 射线对身体的伤害性，同时也具备多方位任意成像能力和卓越的组织分辨能力。因此，MRI 在临床上获得了广泛的应用。当前，在神经系统（头颅和脊髓）病变、关节与软组织病变、心脏大血管疾病、男女性盆腔疾病、椎间盘病变等疾病中，MRI 已经成为首选的影像检查手段。MRI 一些特有的技术，如 MR 水成像（MR 胆胰管成像、MR 泌尿系成像、MR 椎管造影等）、MR 大血管成像等已经取代了创伤性的 ERCP、介入血管造影等传统诊断手段。此外，MRI 包含的众多功能性成像技术，如扩散加权成像（DWI）、灌注加权成像（PWI）、MR 波谱成像（MR spectroscopy，MRS）、血氧水平依赖脑功能成像（BOLD）等，使 MRI 在获得清晰形态学诊断的基础上，还可以对分子水平、血供水平和生理功能水平的信息进行评价，从而有助于早期揭示病变的发生发展。

# 第二节 放射影像学检查前准备及护理

## 一、X 线普通检查前的准备及护理

检查前向患者说明检查的目的、方法和注意事项，消除其紧张和恐惧心理；指导患者充分暴露检查部位，并采取正确的体位与姿势；协助患者去除身上的金属饰品、敷料、膏药、发卡等影响检查的物品。

## 二、X 线造影检查前的准备及护理

由于有对比剂的引入，因此，对于 X 线造影检查的患者除了要做好常规 X 线检查的准备外，还需要根据检查部位、造影剂及其引入方法的不同做好相应的准备和处理。

### （一）造影剂的常见反应及护理

1．常用造影剂　X 线造影检查的造影剂主要有钡剂、碘剂。① 钡剂：主要用于胃肠道造影，亦曾用于支气管造影；② 碘剂：主要有有机碘水剂，包括离子型（如泛影葡胺、胆影葡胺等）和非离子型（如优维显、碘帕醇，碘海醇等）。可用于血管造影、泌尿系造影、关节造影等。其中非离子型造影剂的毒、副作用小，部分可用于椎管、脑室造影。其他碘剂还有丙碘酮、乙碘油、碘番酸等 。

2．造影剂的引入途径　分为直接引入和间接引入两种方法。直接引入包括口服法、灌注法以及穿刺法等；间接引入法是指经静脉注入或口服的造影剂，先被引入某一特定组织或器官，经吸收后聚集于某一器官，包括吸收性聚集和排泄性聚集，使器官显影。如经静脉尿路造影、口服胆囊造影、静脉胆道造影等。

3．造影剂的常见反应　任何一种造影剂，都有其毒副反应，尤其是含碘的注射用造影剂，因其直接、大量注入血管内，其不良反应就可能发生得更快，也更明显。临床上根据其反应强度可分为：① 轻度反应：发热、发痒、恶心、皮疹；② 中度反应：寒战、发热、头疼、眩晕、胸闷、心悸、皮疹、呕吐；③ 重度反应：胸闷、心悸、冷汗、面色苍白、意识丧失、血压下降等。婴幼儿、年老体弱、久病卧床、心肾功能不良、有造影剂过敏史者，造影剂反应一般比较强烈，发生率也高，这一类人称之为高危人群，对此类人一般用非离子型造影剂比较安全。

4．造影检查的护理

（1）检查前的准备：在应用含碘造影剂时，一定要询问既往有无过敏反应和药物过敏史，尤其是含碘药物的过敏史。其次是要了解患者的心、肝、肾功能情况，体质状态，以及有无甲亢、骨髓瘤等含碘药物的禁忌证，并备好急救药品、器械。

（2）观察造影剂反应：使用碘对比剂后，患者需留置观察至少 30 分钟，高危患者应更长时间。临床上遇到的最紧急的情况就是过敏性休克，其发作突然，经过迅速，处理不当可危及生命。因此，要注意观察患者有无过敏性休克的表现，以便于及时发现，并给予有效处理。

（3）造影剂反应的处理：对于一般的毒、副反应，主要是头晕、头疼、发热、恶心等，症状均较轻，对症处理即可；若出现高热、寒战等，对症处理的同时应立即终止应用造影剂；对于出现严重的过敏反应者，应及时给予抗过敏、扩容和吸氧等抗休克处理。

### （二）常用的 X 线造影检查

1．胃、十二指肠造影　主要用钡剂，经口服充入消化道，观察消化道的形态及功能。

（1）造影方法：先常规胸、腹透视，检查有无异常密度影，并观察胃泡形态、有无软组织块影或滞留液。然后吞钡数口，观察食管形态及通过情况。卧位检查胃部黏膜，继续吞钡，充盈胃腔，检查胃腔充盈情况，随着钡剂排入十二指肠，检查十二指肠的形态。检查过程中，随时摄片，留作记录。

（2）检查的护理：①必须空腹，一般需禁食 6 ~ 12 小时；②幽门梗阻患者，检查前一

## 知识链接

### 碘剂过敏试验方法

1．静脉注射　造影前静脉注射 30% 造影剂 1 ml，观察 15 分钟。若出现结膜红肿、胸闷、气短、咳嗽、恶心、呕吐、皮肤搔痒和荨麻疹等，则为碘剂过敏试验阳性。

2．皮下注射　造影前皮下注射 3% 造影剂 0.1 ml，观察 20 分钟。若局部皮肤出现红肿、硬结，直径达 1 cm 以上为阳性。

3．口服或口含法　口服 5% ~ 10% 碘化钾 5ml，每日 3 次，连服 3 天或 10% 碘化钾 5ml 口含，5 分钟后观察反应。若有口麻、头晕、心慌、恶心、呕吐、荨麻疹等症状为阳性。

4．结膜试验　将同一品种造影剂 1 ~ 2 滴直接滴入一侧眼内，另眼滴入生理氯化钠溶液作对照，3 ~ 4 分钟后观察。若试验侧眼结膜明显充血，甚至血管怒张或曲张和有明显刺激者为阳性反应。

日需进流食，检查时如胃内有大量滞留物，应抽液洗胃后再进行检查；③检查前 2 ~ 3 天禁服含重金属药物。

2．钡灌肠结肠造影

（1）造影方法：肠道清洁后，以浓度为 60% ~ 120%W/V 的硫酸钡经导管逆行自直肠灌入结肠。在透视下转动体位，观察结肠的充盈形态，蠕动情况。然后嘱患者排出造影剂，观察结肠黏膜的形态，并摄片记录。

（2）检查的护理：①术前一日晚进少渣饮食；②术前一日晚 8 时左右，开水冲服番泻叶 9 克，半小时后再冲服一次；③检查前 1.5 小时用温水或生理盐水清洁洗肠；④尚可用口服洗肠液清洁肠道，方法为术前三天吃少渣饮食，检查前 5 小时以 200ml 的口服洗肠液稀释至 3000ml，于 1 小时内饮完，4 小时后行造影检查；⑤硫酸钡消化道造影一般安全可靠，但操作不当可以造成消化道穿孔，应做好相应的观察。

3．选择性冠状动脉造影

（1）造影方法：用离子型或非离子型水溶性碘造影剂。

双侧腹股沟区备皮、消毒、铺巾，皮肤切开小口，以特定穿刺针（一般用 Seldinger 穿刺针）自腹股沟韧带下方 2cm 向头侧穿刺股动脉。穿刺成功后，拔出针芯，自针尾插入导丝并固定导丝退出穿刺针，再沿导丝套入导管鞘，将导管鞘置入股动脉。从导管鞘侧管中抽出鞘中的血液和气泡，注入肝素 3000IU，接上三联三通，并将三通分别接上压力换能器、肝素盐水瓶及造影剂瓶，尾部接上环柄注射器。将测压系统中充满盐水，排尽气泡，校压力为零。

将冠状动脉造影导管用肝素盐水冲洗后置入导丝，通过导管鞘推进至升主动脉水平，抽出导丝，并吸出导管内血液（约 2ml）弃去。将导管尾端与三联三通相连，将导管内充满造影剂推进到冠状动脉入口处。如压力正常，推注 1 ~ 2ml 造影剂，证实进入冠脉以后，即可开始造影。于 2 ~ 3 秒内快速手推造影剂 6 ~ 8ml，进行连续造影。然后让患者咳嗽 2 ~ 3 次以促进冠脉内的造影剂排出。在操作过程中，严密观察患者的心律、血压、心电图的变化。造影后拔出导管鞘，穿刺部压迫止血。

（2）检查的护理：冠状动脉造影为一种侵入性检查，需经动脉插管注入造影剂，故有可能出现急性冠脉缺血、动脉系统栓塞、动脉损伤等并发症以及造影剂反应等。因此，除进行术前准备外，术中对患者情况的观察和护理、用药及输液，以及参加除颤抢救工作；术后穿刺点出血的观察和护理，心脏功能的观察，神经系统中神志及功能的观察都是重要的。

冠状动脉造影的主要护理措施：①向患者家属交代病情、造影目的以及可能出现的问题，征得家属同意并签手术同意单。对患者简单说明操作过程，消除患者的顾虑和取得其配合；②训练患者深吸气、憋气和强有力的咳嗽动作；③术前一日常规备皮、做碘过敏试验，并禁食 6 小时以上。术前于左下肢建立静脉通道，上检查床后进行心电监测；④术中严密观察病情，保证液体通路，及时用药，配合医生参加除颤和抢救工作；⑤术后一般需沙袋压迫 6 小时，卧床 24 小时，避免局部出血、血肿，同时监测心律、血压、心电图变化及足背动脉的搏动情况。

4．静脉肾盂造影

（1）造影方法：造影剂可用任何经肾排泄的有机碘溶液，常见的为 76% 复方泛影葡胺。患者仰卧于检查台，腹部以压迫器加压，压迫两侧输尿管通路，然后经肘静脉注入造影剂 20 ～ 40ml（速度不要太慢，以一分钟内注完为好，便于提高显影效果），于注药后 5 ～ 7 分钟、15 分钟、30 分钟分别摄片，观察肾显影速度、形态，必要时可延迟摄片以使肾盂、肾盏显影满意。然后去除腹压，摄全尿路照片以显示输尿管和膀胱的情况。

（2）检查的护理：①造影术前一日口服番泻叶 6 ～ 9g 或蓖麻油 20 ～ 30ml 清理肠道，也可口服洗肠液清洁肠道；②术前 12 小时禁食；③术前摄腹部（泌尿系）平片，观察有无异常阴影；④造影前排尿；⑤做碘过敏试验；⑥泌尿系造影中主要常见的反应为药物反应，包括毒性不良反应及过敏反应。离子型造影剂容易改变细胞膜或血管上皮细胞的蛋白功能从而引起反应，其中最严重的是过敏性休克。此外，骨髓瘤患者、肾病综合征的患者应用醋碘苯酸钠进行静脉肾盂造影后可发生急性肾衰竭，应注意观察。

## 三、CT 检查前的准备及护理

### （一）CT 平扫检查前的准备

1．心理准备　检查前向患者解释检查的目的、方法，以消除患者的紧张和恐惧心理。

2．去处异物　协助患者去除检查部位的金属物品或饰品。

3．患者制动　在进行胸、腹部 CT 扫描时，指导患者进行吸气与屏气训练，眼球扫描时眼睛直视，喉部扫描则不能作吞咽动作，以免因运动影响检查结果。

4．胃肠道准备　腹部 CT 检查前，1 周内不能进行消化道钡剂造影检查，以免残存的造影剂产生伪影，干扰 CT 图像质量；检查前禁食 4 ～ 8 小时；检查前 30 分钟口服碘造影剂 300 ～ 600ml 时，检查时再追加 200ml，使造影剂充盈胃、十二指肠及近端小肠。

5．膀胱准备　盆腔 CT 检查前嘱患者饮水，膀胱充盈尿液时再行扫描。

6．禁忌证　妊娠妇女、情绪不稳定者不宜做 CT 检查。

### （二）CT 造影增强扫描检查前准备

进行 CT 对比剂增强扫描时，除做好平扫检查前患者的准备之外，还应做好碘造影剂检查的相应准备与护理。同时还需注意团注增强时，由于大量（100ml 左右）造影剂（尤其是高渗的离子型）的注入，对血管扩容而加重心脏的负荷，应注意对心脏功能的观察。

## 四、MRI 检查前的准备及护理

### （一）检查前准备及护理

1．心理准备 向患者其解释检查的目的、意义、检查过程和时间，以得到良好的配合，消除紧张和恐惧。

2．去除异物 协助患者去除影响检查的各种金属物品。

3．禁忌证 体内有金属植入物的患者（如心脏起搏器、金属人工瓣膜、胰岛素泵等）不能进行 MRI 检查；幽闭恐惧症、早期妊娠、需要使用生命支持系统的危重患者、癫痫患者等不能进行检查。

4．腹部检查 禁食、禁饮 4 小时；胰胆管成像（MRCP）检查前禁饮 6 小时以上。

5．盆腔检查 膀胱须充盈中等量尿液，宫内节育器可能对检查产生影响，必要时将其取出后再行检查。

6．增强检查 询问患者钆对比剂的过敏史，告知对比剂注射部位可出现短暂温热和疼痛。严重肾功能不全、肾移植及孕妇慎用钆对比剂。

7．物品准备 准备好急救药品和物品，并做好不良反应的应急处理准备工作。

### （二）检查后处理（使用钆对比剂患者的处理）

1．密切观察 增强检查后注意观察钆对比剂的不良反应，如头痛、恶心、发热等，重者可出现寒战、惊厥、血压降低、喉头水肿、休克等。

2．留院观察 使用钆对比剂的患者应留观 30 分钟后再离开，告知患者若有不适请速到就近医院就诊。

# 第三节 X 线检查的临床应用

## 一、呼吸系统

由于肺泡内含有气体，使肺与周围器官形成良好的天然对比。在影像学诊断方面，呼吸系统疾病的应用最广泛。

### （一）检查方法

1．透视（chest fluoroscopy） 可随意转动患者体位进行动态观察，应用简单、方便、经济，但漏诊率偏高，并且无永久性记录。

2．摄影（radiography） 是检查胸部疾病最常用的首选方法。可作永久性记录，便于会诊、复查对比。投照位置包括：后前正位、侧位、前后卧位、斜位及前弓位等。

3．支气管造影 将高密度造影剂注入气管、支气管内，可直接观察支气管内病变。目前已不常使用。

4．计算机断层扫描（CT） 可显示胸部横断面解剖图像，其密度分辨力明显优于 X 线图像。CT 是 X 线照射人体后经过计算机处理，以图像密度改变作诊断。

5．磁共振成像（MRI） 多断面解剖图像。MRI 是原子核在磁场内共振产生信号经重建成像，以图像信号改变诊断疾病。

6．血管造影 经插入血管内的导管高速注入造影剂连续照像，以获得目标血管的图像。

### （二）胸部正常 X 线表现

正常胸部 X 线影像是胸腔内、外各种组织和器官的综合投影（图 33-4）。

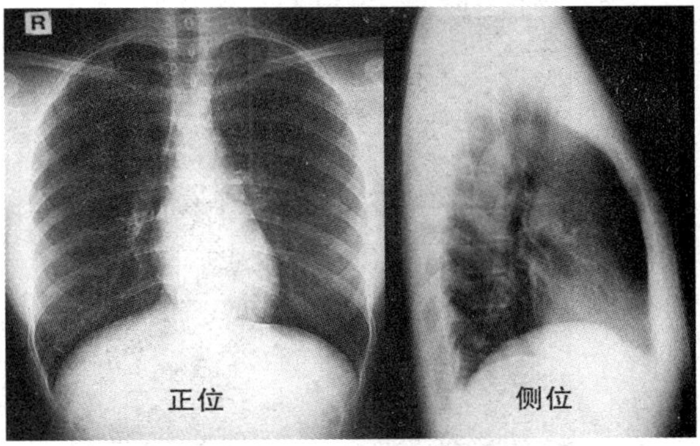

图 33-4 正、侧位 X 线胸片

1．胸廓

（1）软组织：自上而下依次可见：胸锁乳突肌及锁骨上皮肤皱褶、胸大肌、乳房及乳头。

（2）骨骼：X 线正位胸片上胸骨、胸椎均与纵隔影重叠，胸骨仅可见胸骨柄两外上角突出于纵隔的阴影之处，胸椎可见诸胸椎两侧之横突突出于纵隔阴影之外。肋骨位于两侧，后段呈近水平向外走行，前段从外上向内下走行形成肋弓，一般第 6 肋骨前端相当于第 10 肋骨后端的水平。第 1 ～ 10 肋骨前端为肋软骨与胸骨相连，软骨未钙化时不显影，钙化后形成斑点或斑片骨性致密影。肋骨及其间隙在临床常被用作胸部病变的定位标志；肩胛骨一般位于肺野之外。

2．纵隔　两肺之间的胸腔脏器的统称。正常情况下纵隔居中，受呼吸和体位的影响。病理情况下，可随胸腔压力的改变出现相应的移位，而纵隔内病变可致纵隔呈普遍性或局限性的增宽。

3．横膈　正常时两侧膈面光滑，肋膈角锐利。膈顶一般位于第 9、10 后肋水平，左侧膈较右侧低约 1 ～ 2cm。呼吸时，两膈运动一致，吸气时下降，呼气时上升。病理情况下，胸、腹腔压力的改变而致膈位置发生相应改变。

4．肺及支气管

（1）肺野：指含有空气的肺组织在胸片上所显示的透亮区域。为了病变定位准确，人为地把每侧肺野作了分区，即在第 2、4 前肋骨端下缘分别划一条水平线把每一侧肺野分为上、中、下三个肺野。另外把每侧肺野纵行三等分，即可分为内、中、外三个带（图 33-5）。

（2）肺门及肺纹理：肺门影是肺动脉、肺静脉、支气管及淋巴组织的总投影。位于两肺中野的内带，大多数人左肺门比右肺门高 1 ～ 2cm。病理情况下可引起肺门的增大、缩小或移位等改变。肺纹理是指以肺动脉分支为主，包括肺静脉系统和淋巴管系统，由肺门向肺野发出呈放射状分布由粗渐细的树枝状影。

**（三）基本病变的 X 线表现**

1．肺部病变

（1）渗出（exudation）：肺泡内气体被病理性液体或组织所代替。X 线表现为边缘模糊的、密度稍高而均匀的云絮状阴影（图 33-6）。多见于各种炎症性浸润、结核病灶的周围炎或肺水肿等。

（2）增殖（proliferation）：肺泡内肉芽组织形成。X 线表现为密度较高、边缘清楚的结节状阴影。多见于肺结核或各种慢性肺炎等。

（3）纤维化（fibrosis）：病变由纤维结缔组织所代替，是组织修复或愈合的表现。X 线表现为密度增高、边缘锐利的条索状或网状阴影。见于慢性肺结核或尘肺等。

（4）钙化（calcification）：是退行性变或坏死组织内钙盐的沉积，为病变愈合的表现。X 线表现为斑点状、斑块状、边缘不规则、密度极高的阴影。见于肺结核、淋巴结结核或错构瘤“爆米花样”钙化等。

（5）空洞与空腔：空洞（cavity）为肺内病变组织发生液化及坏死，坏死液化物经引流

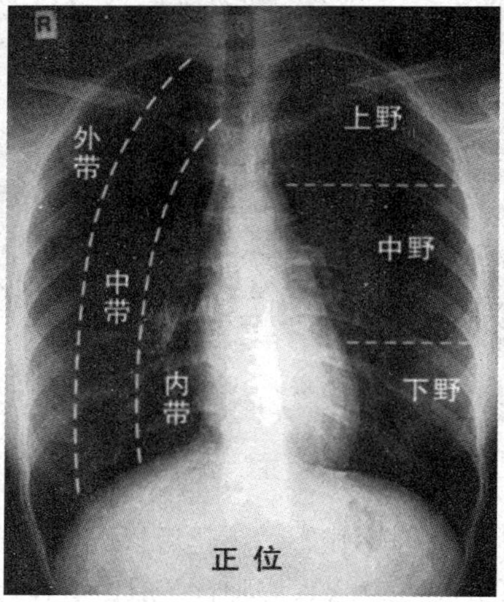


图 33-5　肺野的划分

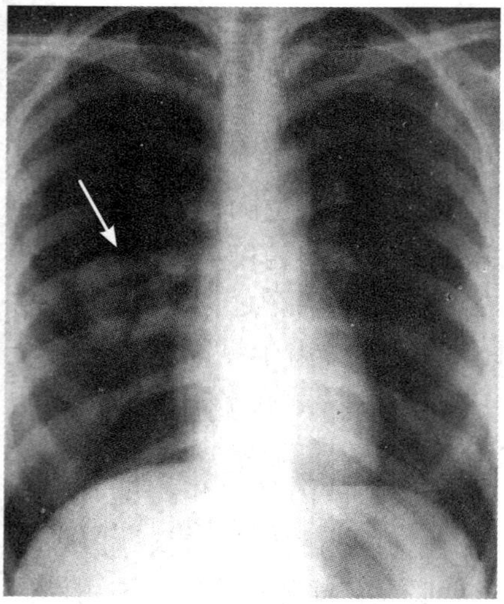

图 33-6　右肺渗出性病变

支气管排出而形成。X 线表现为病变阴影中出现大小不一、形状不同的透亮区。见于肺结核干酪样坏死、肺脓肿或肺癌等。空腔（air containing space）为肺内生理性腔隙的病理性扩大。X 线表现为薄壁透亮区。见于肺大泡或含气肺囊肿等。

（6）肿块（mass）：以团块形式出现的各种病变。X 线表现为高密度、均匀或不均匀、边缘清楚的团块状阴影。直径小于或等于 2cm 为结节，直径大于 2cm 为肿块。见于肺内良恶性肿瘤、结核球、转移瘤、机化性肺炎或血肿等。

（7）肺间质病变：发生于肺间质的弥漫性病变，分布于支气管周围、血管周围及小叶间隔。X 线表现为索条状、网格状、蜂窝状及广泛小结节状阴影。见于间质性肺炎、尘肺或结缔组织病等。

2．支气管阻塞性病变　各种原因所致支气管管腔内阻塞或管腔外压迫引起。

（1）肺气肿（emphysema）：由于支气管不完全阻塞，致肺组织过度充气而膨胀的状态。X 线表现为肺透亮度增加、肺纹理稀少、肋间隙增宽、横膈下降、桶状胸和垂位心脏。

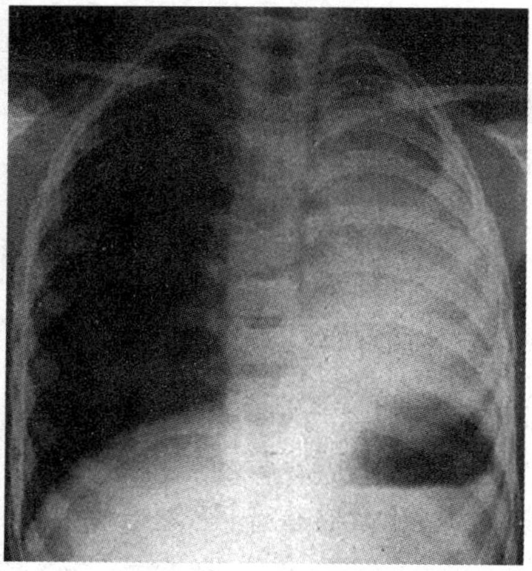

图 33-7　左侧肺不张

（2）肺不张（atelectasis）：由于支气管完全阻塞，造成肺内气体减少，体积缩小。X 线表现与阻塞的支气管部位有关，阻塞支气管相对应部位的肺体积缩小、密度增高，纵隔及肺门可有不同程度的向患侧移位，邻近肺叶可出现代偿性肺气肿（图 33-7）。

3．胸膜病变　胸膜腔为胸膜脏层与壁层之间的腔隙，正常情况下胸膜腔内有少量液体起润滑作用，且胸膜腔内为负压。

（1）胸腔积液：由炎症、心血管疾病或肿瘤的胸膜腔转移所致。X 线表现为上缘呈反抛物线形状的均匀致密阴影。液体量多时可推挤纵隔向对侧移位（图 33-8）。

（2）气胸：空气进入胸腔，使原来的负压消失，肺组织被压缩向肺门。X 线表现为压缩肺组织与胸壁间出现含气透亮带，其间无肺纹理。气体量大时纵隔向对侧移位，横膈下降（图 33-9）。多见于自发性或外伤性肺泡破裂、胸壁穿通伤等。

（3）液气胸：气胸同时合并有液体，液体上缘形成气液平面。

（4）胸膜肥厚、粘连、钙化：因胸膜炎症引起纤维素沉着或肉芽组织增生等所致。X 线表现为肋膈角变钝，横膈幕状粘连，胸廓塌陷，肺野密度增高等。胸膜钙化常为长条状或斑片状极高密度影。

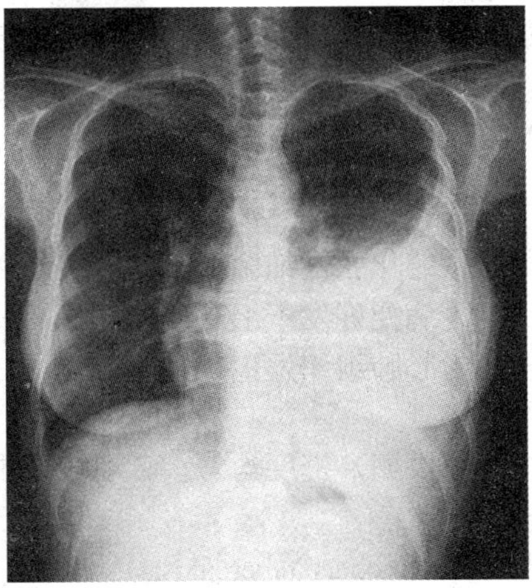

图 33-8 左侧中等量胸腔积液

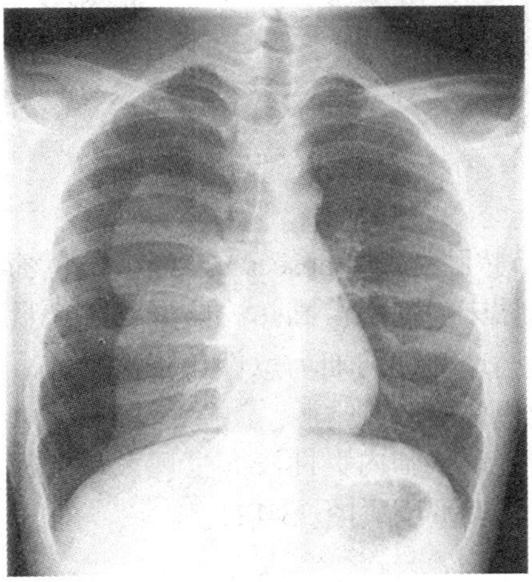

图 33-9 右侧气胸

**（四）常见病的 X 线表现**

1．大叶性肺炎（lobar pneumonia） 主要由肺炎双球菌引起，多见于青壮年，临床表现为高热、寒战、胸痛、咳嗽及咳铁锈色痰等。

X 线表现：①早期由于肺泡壁毛细血管扩张、充血，X 线表现可无明显改变或仅表现为肺纹理增加、模糊；②进入实变期时，由于肺泡内有大量的液体渗出及炎性细胞浸润，使肺泡内气体消失。典型的影像特征为某个大叶实变，呈密度均匀的致密阴影，病变范围与肺叶的分布一致，病变不超过叶间胸膜（图 33-10）；③进入消散期后，肺泡内炎性渗出物逐渐吸收、消散，肺泡重新充气。X 线表现为不均匀的斑片状密度增高阴影，呈散在分布，以后逐渐吸收，直至肺部阴影完全消失。

2．支气管肺炎（bronchopneumonia） 亦称小叶性肺炎。主要也是由肺炎双球菌引起，多见于儿童及老年人。临床起病急，发热、咳嗽、咳痰、呼吸困难等。

X 线表现：①发病部位为脊柱旁、两肺中下肺野的内中带；②沿肺纹理分布的斑点状、斑片状模糊阴影，病灶可融合成大片状模糊阴影；③病变密度不均匀。

3．肺炎支原体肺炎（mycoplasmal pneumonia） 亦称非典型性肺炎。由肺炎支原体引起，有时呈流行性发病，患者血清冷凝集试验多数为阳性。发病部位多位于中下肺野，主要炎性病变沿着肺间质扩展。

X 线表现：①发病部位多为中下肺野；②密度均匀的片絮状阴影；③沿肺纹理分布呈羽毛状（图 33-11）。

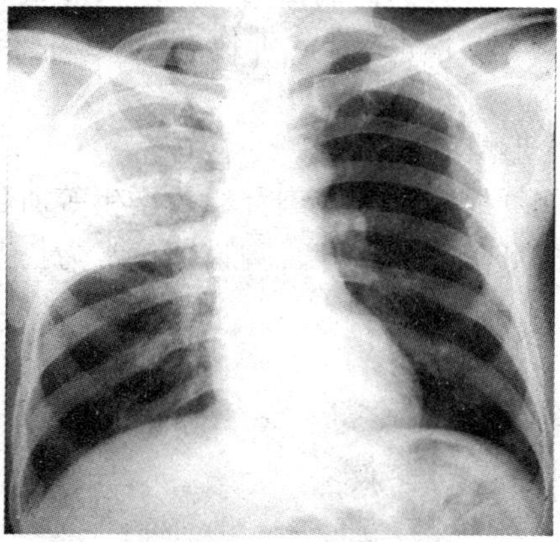

图 33-10　大叶性肺炎

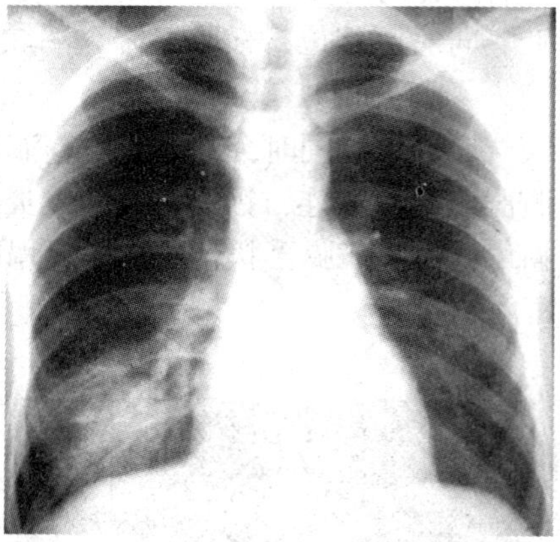

图 33-11　肺炎支原体肺炎

4．肺脓肿（lung abscess）　以金黄色葡萄球菌为主的化脓性细菌引起的肺实质坏死性炎性病变。临床起病急、高热、咳嗽、咳大量脓臭痰等。病变好发于上叶后段、下叶背段，右肺多见。病理表现初期为急性化脓性炎症，继而病变中心肺组织发生坏死、液化，坏死液化物经支气管排出形成空洞。

X 线表现：肺内炎性浸润呈现大片致密阴影，边缘模糊，密度均匀。渐渐病变中心出现空洞形成气液平面（图 33-12）。

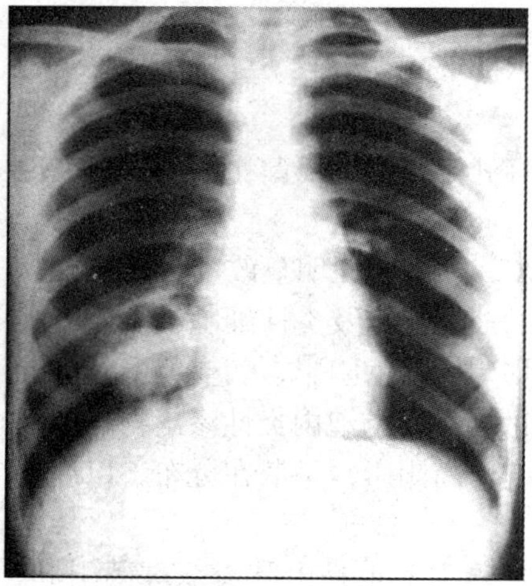

图 33-12　肺脓肿

5．肺结核（pulmonary tuberculosis）　肺结核是由结核杆菌引起的肺部慢性传染病。临床可无明显病状，或有咳嗽，咳痰，咳血，胸痛等呼吸系统症状，或有低热、盗汗，乏力等全身症状。结核分枝杆菌进入肺组织引起的基本病变是渗出、增殖、变质、纤维化及钙化。

结核分型：①原发型肺结核（Ⅰ型）；②血行播散型肺结核（Ⅱ型）；③继发型肺结核（Ⅲ型）；④结核性胸膜炎（Ⅳ型）；⑤肺外结核（Ⅴ型）。

（1）原发型肺结核（Ⅰ型）：为初次感染的结核，多见于儿童和青少年。包括原发综合征和胸内淋巴结结核。

1）原发综合征：由肺内原发病灶、淋巴管炎、肺门或纵隔淋巴结炎三个部分组成。

X 线表现：为位于肺野中部的边缘模糊的片絮状阴影及肺门和（或）纵隔淋巴结肿大而形成的团块状阴影，两者之间可见索条状影为淋巴管炎所致（图 33-13）。

2）胸内淋巴结结核：原发病灶经治疗后易于吸收或原发病灶非常轻微，则表现为胸内或纵隔内淋巴结结核。

X 线表现：一侧或两侧肺门影增大如团块状或结节状，右肺门多见；一侧或两侧纵隔呈半圆形或分叶状凸出的致密影，边缘清楚。若同时伴有淋巴结周围炎可表现为边缘模糊的团块影。

（2）血行播散型肺结核（Ⅱ型）：为原发性肺结核未愈，结核菌进入血液循环所致。

1）急性粟粒型肺结核：是由于大量结核杆菌于短期内侵入血循环，播散至肺所致。一般发病后 3 ～ 4 周左右才出现典型肺内表现。

X 线表现：早期两肺呈毛玻璃样改变。十余天后，肺内出现典型之 X 线改变即两肺可见直径约 2mm 左右、大小相等、均匀分布的粟粒状结节影。通常概括为“三均”现象，即分布均匀、大小均匀及密度均匀（图 33-14）。

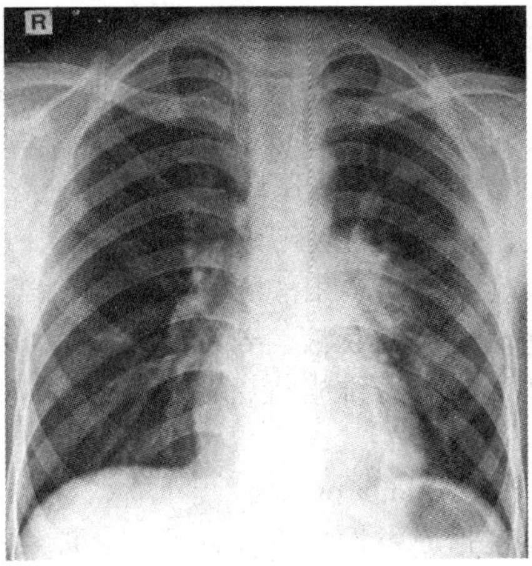



**图 33-13　原发综合征**

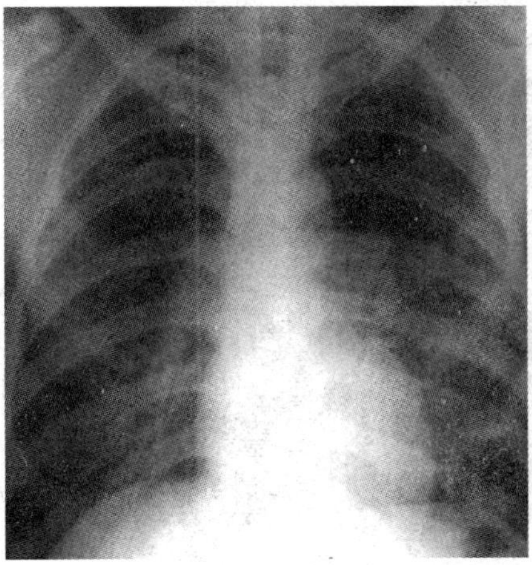

**图 33-14　急性粟粒型肺结核**

2）亚急性或慢性血行播散型肺结核：较少量的结核分枝杆菌在较长时间内屡次侵入血液循环，播散至肺所致。由于结核菌的多次侵入，肺内病灶新旧不同，形态也不一。

X 线表现：特点为“三不均”，即分布不均匀，肺尖部病灶多，肺下部病灶稀少；大小不均匀，肺尖部病灶大，肺下部病灶小；密度不均匀，肺尖部多为密度较高的陈旧病灶，肺下部为密度淡的比较新鲜的病灶。

（3）继发型肺结核（Ⅲ型）：此型肺结核是成年人结核中最常见的类型，发病最多、最复杂。

1）结核性肺内浸润：好发部位为两肺肺尖、锁骨上下区域及下叶背段。病程一般较长，约 3 ～ 6 月。

X 线表现：渗出性病变早期与肺炎不易区别，表现为边缘模糊的密度增高阴影，由均匀逐渐变得不均匀，变化较慢。若此时未经治疗，病情继续恶化，病变在渗出的基础上出现干酪性坏死、溶解，形成空洞。干酪性物质经支气管排出的过程中，若被再吸入，则可播散到肺的其他部位形成播散灶。典型 X 线表现为：①渗出病变：片状、斑片状阴影由均匀变得不均匀；②空洞形成：薄壁空洞（周围炎性渗出物少）、内壁光滑、无液面或偶有小液面；③支气管播散：其他肺野的斑点状（粟粒状至结节状）阴影。

2）结核球：为纤维组织包绕非液化的干酪样结核病变而形成。

X 线表现：结核球直径 2 ～ 3cm，圆形或椭圆形结节影，一般单发，边界清楚、光滑，其内密度不均，可有斑块状钙化。附近常有散在的纤维索条影或称作卫星灶的斑点状阴影。长时间追查，病灶无变化。

3）干酪性肺炎：是由于大量结核杆菌感染引起的急性干酪性坏死。患者往往机体抵抗力极差，且对结核分枝杆菌高度敏感。病灶可呈大叶性分布，好发于右肺上叶。

X线表现：为肺段或肺叶的致密阴影，早期不易与大叶性肺炎区别，病变很快就溶解形成空洞，呈多发虫蚀样密度减低的无壁空洞。其他肺野可见斑点状、结节状播散病灶。

4）纤维空洞性肺改变：指肺结核早期未治愈，反复恶化而造成的晚期病变。可由上述诸型肺结核演变而来，其病理特征是肺内有广泛的纤维组织增生、空洞性病变及支气管播散病灶，并伴有牵拉现象。

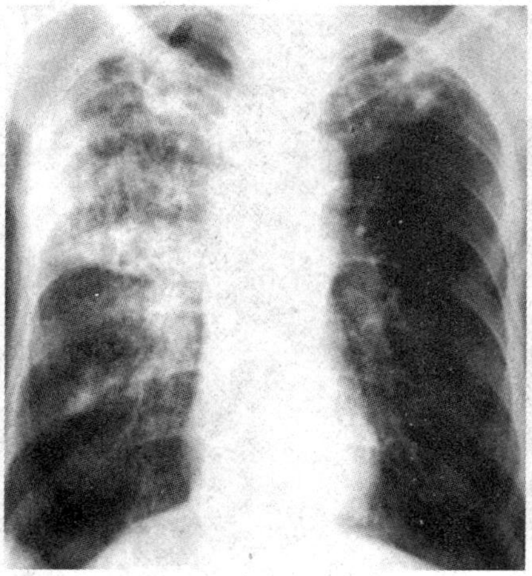

图 33-15 肺纤维空洞性改变

X线表现：①空洞：多为薄壁空洞；②纤维化：走行紊乱的索条状阴影；③牵拉现象：气管、纵隔向患侧移位；肺门上移，相应肺纹理呈垂柳状；患侧胸廓塌陷、肋间隙变窄、局部胸膜肥厚（图 33-15）。

（4）结核性胸膜炎（Ⅳ型）：是由结核分枝杆菌侵犯胸膜所致，其中渗出性胸膜炎比较多见。

X线表现：为胸腔积液的X线征象。若有胸膜粘连可形成包裹性胸腔积液，若发生在叶间胸膜可形成叶间胸膜积液，有纤维素渗出者可引起胸膜肥厚、粘连及钙化。

6．肺肿瘤（tumor of lung）

肺肿瘤包括原发性与继发性两类。原发性肿瘤又分为良性与恶性，肺良性肿瘤少见，恶性肺肿瘤主要包括原发性支气管肺癌和肺肉瘤。

（1）原发性支气管肺癌（primary bronchogenic carcinoma of lung）：为一种发源于支气管上皮或支气管黏液腺的癌瘤。根据肺癌的发生部位，可以分为中心型和外围型两类。发生于肺段支气管及以上的肺癌为中心型，发生于肺段以下支气管的肺癌为外围型。

1）中心型肺癌：依据肿瘤生长方式不同，其X线表现不同。①肿瘤向管腔内生长：肺门处的肿瘤团块是其直接征象，但早期主要表现为肿瘤引起支气管不同程度狭窄而致的继发性改变，称为间接征象，包括局部阻塞性肺气肿、阻塞性肺炎（特点是同一非肺炎好发部位反复发生肺内炎症，抗炎治疗无效）和阻塞肺不张。如发生在右肺上叶支气管的肺癌，X线表现为右肺上叶发生肺不张而近肺门处癌性肿块外凸，使外凸肿块边缘与肺不张之上移内收的叶间裂边缘连成“反S状”改变（图 33-16）；②肿瘤沿管壁生长：肿瘤沿支气管壁内生长，通常不易形成肿块，则不易出现间接征象，故很难被发现；③肿瘤向管腔外生长：常可见到肿块，为其直接征象。增大时也可产生肿瘤向腔内生长的相应间接征象。

2）外围型肺癌：可发生于肺野的任何部位，较易被发现。X线表现为圆形、椭圆形或不规则的团块状阴影，大小不一。肿块边缘可呈分叶状，可有短小毛刺征。病灶近侧边缘清楚，远侧边缘模糊（图 33-17）。

（2）肺内转移瘤：体内任何部位的恶性肿瘤均可发生肺内转移。其蔓延途径可以是血液循环播散、淋巴管的转移和邻近器官的直接侵犯。在各种原发肿瘤中，最常见的是绒毛膜上皮癌，其次是乳腺癌、肝癌、胃癌、骨肉瘤、唾液腺癌、甲状腺癌、肾上腺癌及前列腺癌等。

X线表现：为密度相似、大小不等、边缘清楚的圆形阴影，大小可从粟粒样到直径10cm左右。密度一般均匀，可以有钙化或形成空洞。病变分布于两肺，以下肺野较多，亦可以单发。

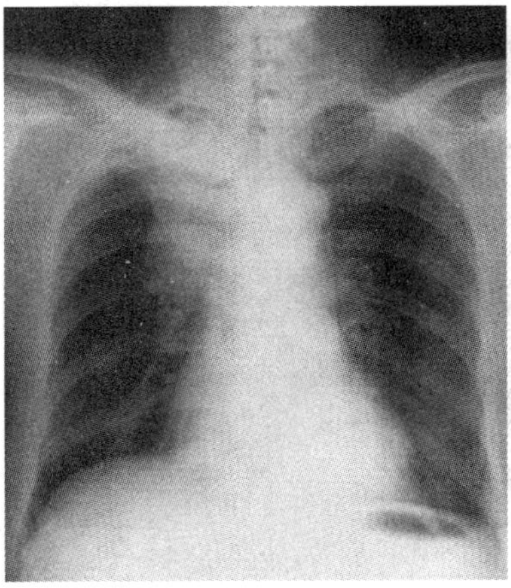

图 33-16　右肺上叶中心型肺癌

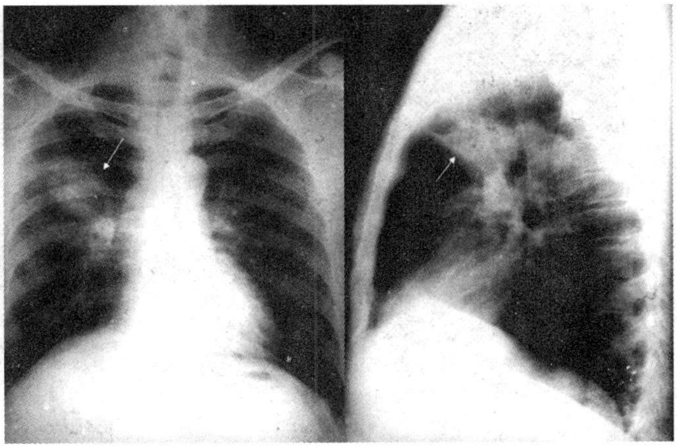

图 33-17　右上肺外围型肺癌

## 二、循环系统

循环系统的 X 线诊断主要包括心脏和大血管的疾病。心脏属软组织密度的器官，在胸腔内位于含气的肺组织之间，因与相邻之肺组织存在自然对比，可将心脏大血管的边缘轮廓显示出来，以此推测各心腔的形态和大小。

### （一）检查方法

1．透视　可以随意转动患者体位，从不同角度观察心脏各房室及大血管的形态、大小变化以及搏动情况。透视使患者接受的 X 线剂量较大，目前很少应用。

2．摄片　从不同的角度观察心脏、大血管的轮廓，观察各房室、大血管的边缘。常作心脏三位投照：①后前位（正位）：胶片与球管的距离为 2m。②右前斜位：患者右前斜 45°投照，需同时吞服硫酸钡使食管显影。③左前斜位：患者左前斜 60°投照。

3．CT　利用横断扫描技术，来显示心脏、大血管以及其与周围组织器官的毗邻关系。最新类型的 CT 机可做多平面重建和表面重建，如冠状动脉及和各房室的显像。

4．MRI　利用血管中流动的血液产生的流空现象，使心脏、大血管的内腔呈黑色的无信号区，显示其形态及走行。可做多平面观察。

5．心血管造影　将造影剂通过导管快速注入心腔和大血管内。观察其腔内的形态及血流动力学的改变。目前临床多用数字减影血管造影（digital subtraction angiography，DSA），因其没有骨骼与软组织的重叠，可使血管和病变显示更清楚。

### （二）正常 X 线表现

1．心脏、大血管在各投照位置上的正常影像（图 33-18）。

（1）后前位：心左缘自上而下依次可见三个弓：主动脉弓、肺动脉段（又称心腰部）、左心室。心右缘自上而下可见两个弓：升主动脉（儿童为上腔静脉）及右心房。

（2）右前斜位：心前缘依次为主动脉弓、肺动脉弓、左心室或右心室。心后缘依次为左心房及右心房。患者吞服硫酸钡后显示食管三个生理性压迹，分别为主动脉弓压迹、左主支气管压迹及左心房压迹。

（3）左前斜位：心前缘依次为右心房及右心室。心后缘依次为左心房及左心室。在主动脉窗内，左心房上方有左主支气管影。

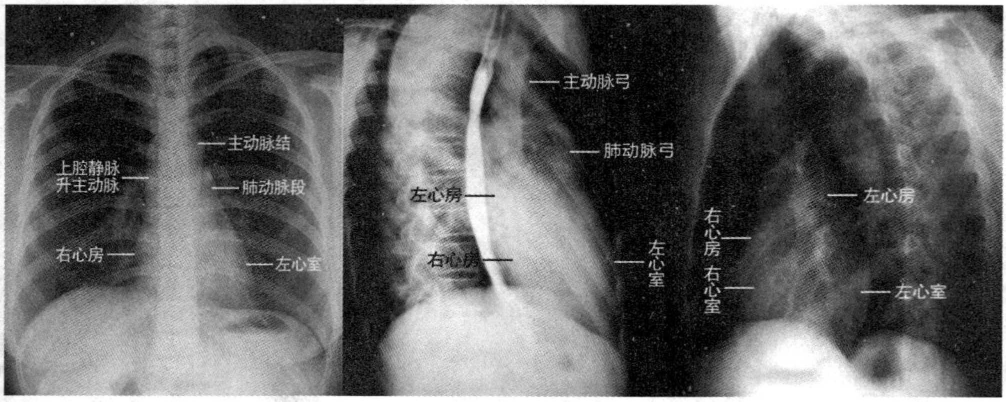


正位　　　　右前斜位　　　　左前斜位

**图 33-18　心脏大血管正常投影**

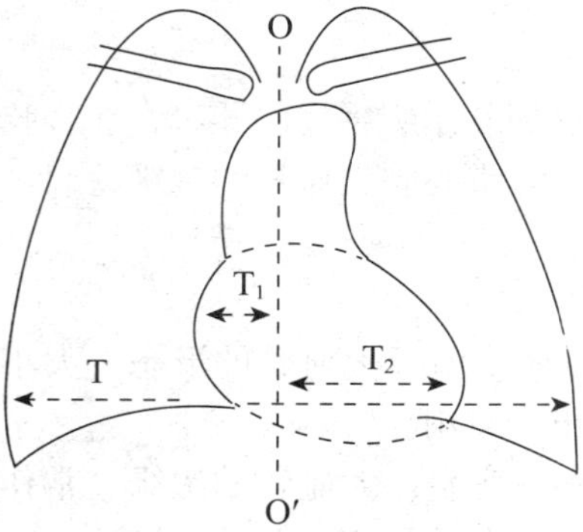


**图 33-19　心胸比率测量示意图**

2．心脏形态　正常心脏形态有三种类型：横位心，后前位心影纵轴和水平面的夹角（心轴角）小于 45°；斜位心，心轴角约为 45°；垂位心，心轴角大于 45°。

3．心脏大小　心脏后前位片上测量心胸比率是判断心脏有无增大最简单的方法。心胸比率是心影最大横径与胸廓最大横径之比。心胸比率 =（$T_1$+$T_2$）/T，正常成人心胸比率≤ 0.5（图 33-19）。

**（三）基本病变的 X 线表现**

心脏大血管疾病的 X 线诊断是根据心脏轮廓的改变，借某些房室和大血管的增大程度、搏动增强或减弱以及肺循环的改变而间接推测的。而心脏增大是诊断心脏病变的重要征象。

1．各房室增大的 X 线表现

（1）左心室增大：①后前位：心脏左心缘向左扩大，左心室段延长，心尖向左、向下延伸；②左前斜位：心后缘左心室段向后、向下突出，与脊柱重叠，心后间隙消失。

（2）右心室增大：①后前位：心脏向左侧扩大，使心尖抬高、圆钝、上翘，肺动脉段膨隆。心脏明显增大时，心脏向左后旋转，右心缘也可向右扩大；②右前斜位：肺动脉段膨隆，右心室段膨隆，心前间隙变小；③左前斜位：右心室段延长突出，心前间隙变窄，膈面延长。

（3）左心房增大：①后前位：左心缘出现四个弓，肺动脉与左心室段之间又出现一个弓即扩大的左心房，自上而下依次为：主动脉弓、肺动脉段、左心房及左心室段。右心缘出现双边影即左心房和右心房，左心房区密度增高形成双心房影；②右前斜位：吞钡的食管显示左心房段压迹加深，甚而受压后移；③左前斜位：左心房向后向上扩大，左房的增大使左主支气管抬高，气管分叉角度加大。

（4）右心房增大：①后前位：右心缘向右扩大；②右前斜位：心后下缘隆起，吞钡时食管在心脏阴影之中穿过；③左前斜位：心前缘上段延长，并向前扩大。

2．心脏形态异常　心脏、大血管疾病致心脏房室增大时，心脏可失去正常形态，后前位观察可分为三种心型（图 33-20）。

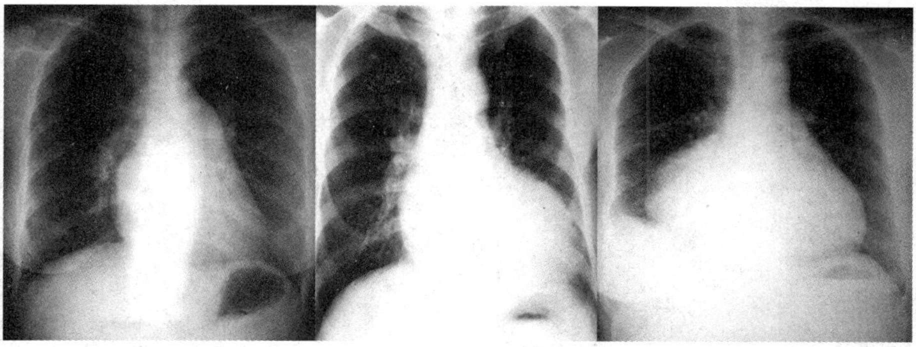


**图 33-20　心脏形态异常心型**

（1）二尖瓣型：心外形呈梨形，主要是肺动脉段的突出。见于二尖瓣病变如风湿性心脏病、肺源性心脏病、房间隔缺损、室间隔缺损及动脉导管未闭等。

（2）主动脉型：主要是主动脉球膨隆突出，心腰相对凹陷，左心缘向左下扩展。见于主动脉瓣病变如高血压性心脏病、少血型先天性心脏病——法洛四联症等。

（3）普大型：心脏向两侧增大。见于心肌炎、心包积液及全心衰竭等。

3．肺循环异常

（1）肺血增多：指肺动脉血流量异常增多，又称肺充血。后前位见肺动脉段突出，右下肺动脉扩张；肺血管纹理成比例增粗、增多，边缘清楚；肺野透亮度正常；肺门和肺动脉干搏动增强，被称为“肺门舞蹈”。常见于左向右分流的先天性心脏病、甲状腺功能亢进和贫血等。

（2）肺血减少：为肺动脉血流量异常减少，又称肺缺血。后前位见肺门影缩小，搏动减弱；右下肺动脉干变细；肺血管纹理普遍变细、稀疏；肺野透亮度增加。常见于右心排血受阻、肺动脉阻力增高等。

（3）肺淤血：指肺静脉回流受阻而导致血液淤滞于肺内。后前位见上肺静脉增粗，下肺静脉变细或正常；两肺门阴影增大模糊；肺血管纹理增多、增粗，边缘模糊；肺野透亮度降低。肺淤血严重时可出现间质性肺水肿，在肋膈角处可见到与外侧胸壁垂直的长 2 ～ 3cm、宽 1 ～ 3mm 的水平线状影（克氏 B 线）。常见于二尖瓣狭窄和左心衰竭等。

（4）肺动脉高压：指肺动脉收缩压＞ 30mmHg 或平均压＞ 20mmHg，由肺血流量增加或肺循环阻力增高所致。后前位见肺动脉段明显凸出，右下肺动脉主干增粗＞ 15mm；肺门动脉扩张、增粗，搏动增强。

**（四）常见心脏病的 X 线表现**

1．风湿性心脏病（rheumatic heart disease）　急性期以心肌炎为主，急性期过后常可遗留风湿性心瓣膜损害。各瓣膜均可损害，但以二尖瓣为常见，可引起二尖瓣的狭窄或（和）闭锁不全。

X 线表现：主要是左心房增大，肺淤血，肺门影增大，右心室增大。心脏外形呈二尖瓣型。①后前位：左心缘四个弓、肺动脉段膨隆、主动脉球正常或变小，右心缘双边影、心脏呈现双心房影，两肺门影增大呈残根状，肺纹理增粗增多；②左前斜位：左心房段膨隆、左主支气管抬高。右心室段膨隆、心前间隙下部变小；③右前斜位：食管的左心房压迹加深甚而后移、肺动脉段膨隆、右心室段膨隆及心前间隙变小（图 33-21）。

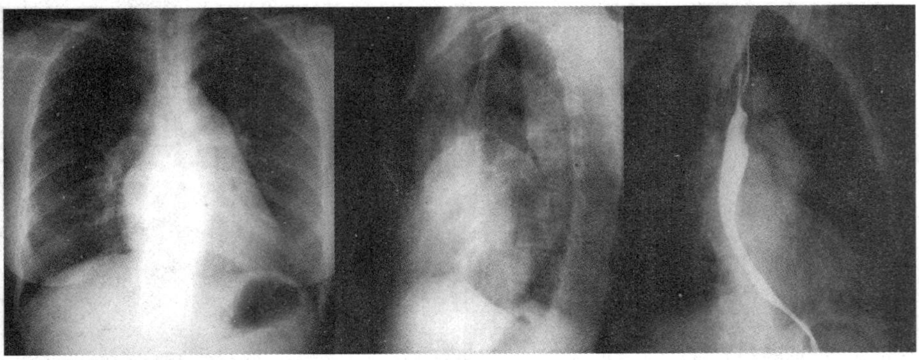

图 33-21 二尖瓣狭窄

2．高血压性心脏病（hypertensive heart disease） 长期高血压引起左心室肥厚扩大以至最后左心衰竭。

X 线表现：左心室增大和主动脉迂曲。心脏外形呈主动脉型。①后前位：左心室段向左、向下延长，主动脉弓突出，心腰相对凹陷；②左前斜位：左心室段向后扩大突出与脊柱重叠，心后间隙缩小。

3．慢性肺源性心脏病（chronic pulmonary heart disease） 是肺部慢性病变导致肺通气困难，肺血管床减少，肺循环阻力增加，肺动脉高压，右心室负担增加。

X 线表现：肺部病变、肺动脉段膨隆及右心室增大，心脏外形呈二尖瓣型。

4．心包积液（pericardial effusion） 心包膜脏层和壁层的炎性病变，常见于结核性、风湿性、化脓性或病毒性心包积液。一般心包积液在 300ml 以下心影形态和大小在 X 线平片上不易改变，而难于作出诊断。

X 线表现：在后前位 X 线片上可见：①普大型心，心影各弧度消失，心外形呈“烧瓶状”或“球状”；②在透视下可见心缘搏动减弱或消失；③上腔静脉增宽。

## 三、消化系统

### （一）检查方法

消化系统各器官之间缺乏天然对比，透视和摄片不能显示各消化器官，必须借助于人工对比即造影检查，才能显示其形态、功能及解剖关系。常用造影剂为医用硫酸钡，方法为气钡双重对比造影。

1．食管造影 检查食管疾病，检查前不需要特殊准备。

2．上消化道造影 检查食管、胃及十二指肠疾病。患者空腹 12 小时后进行检查。

3．小肠造影 检查空回、肠及回盲部疾病。于检查当日早 7 点空腹服钡剂，2 小时后首次检查，以后根据需要间隔不同时间进行检查。

4．结肠造影 用于检查结肠病变。检查方法分为口服法和钡剂灌肠法。前者观察结肠的功能及器质性疾病；后者是被动充盈方法，主要观察结肠的器质性病变。

### （二）正常 X 线表现

1．食管 口服钡剂后见食管轮廓光整，管壁柔软，食管充盈宽度为 2 ～ 3cm。右前斜位是观察食管的常用位置，其前缘由上至下可见主动脉弓压迹、左主支气管压迹和左心房压迹（图 33-22）。正常的食管黏膜皱襞表现为 2 ～ 5 条纵行的条状透亮影。皱襞之间凹沟内充满硫酸钡后表现为条状高密度影。

2．胃　胃的形态、大小变化，与人的体型、位置和胃的功能有关。胃型通常分为：牛角型、无力型、鱼钩型和瀑布型（图33-23）。

胃的黏膜面有沟峰起伏的皱襞，胃底黏膜皱襞呈不规则排列，胃体小弯侧黏膜皱襞表现为与胃长轴平行的4～8条纵行透明条纹并延续到胃窦部。胃大弯侧皱襞走行比较弯曲紊乱，使胃大弯边缘形成锯齿状影像（图33-24）。胃通向十二指肠的环形狭窄部称幽门管，在胃蠕动波的强烈冲击下，幽门即扩大开放（图33-25）。

3．十二指肠　球部呈等腰三角形，幽门管开口于十二指肠球基底部中央，球黏膜皱襞呈纵行走向，自底部向顶角聚拢。降部与升部黏膜皱襞呈花纹或羽毛状。

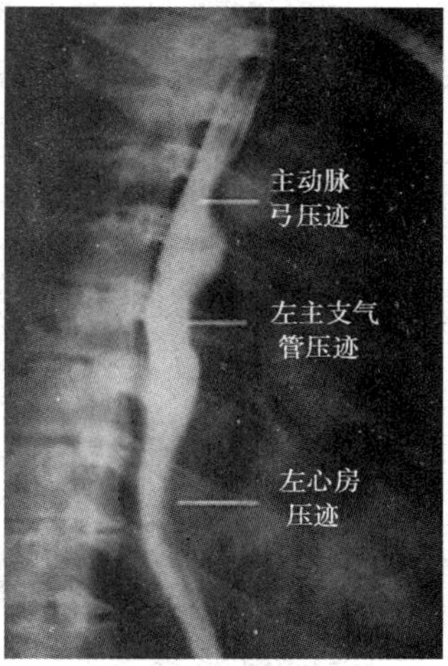

图33-22　食管压迹

4．小肠　空肠黏膜皱襞呈羽毛状排列与肠轴垂直。空肠蠕动较强，排空甚快。回肠肠腔较空肠细，皱襞也较少。回肠蠕动较缓慢，钡剂停留时间长。

5．大肠　结肠充盈钡剂时，X线上表现为腹部两侧多数半圆形袋状突出的结肠袋，近段结肠最为明显，越往远段则肠袋渐浅。结肠黏膜皱襞呈横、纵和斜互相交错组合的花纹状。

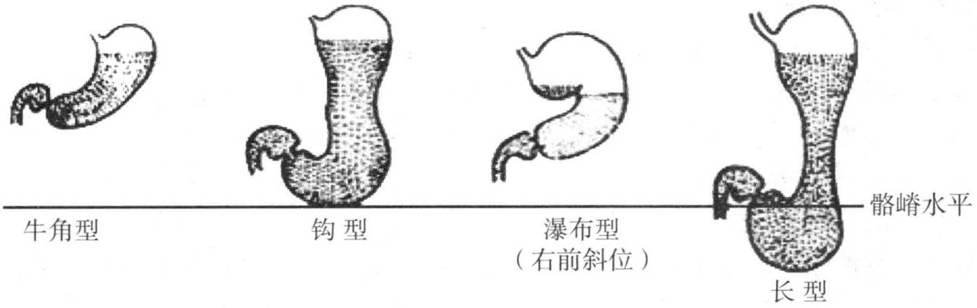

图33-23　胃的位置与形态

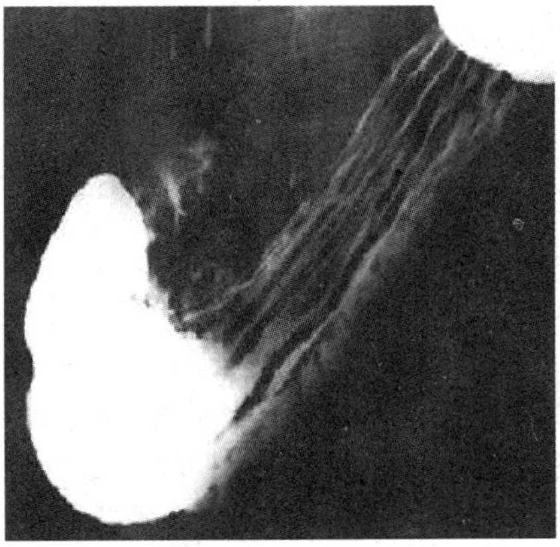
图33-24　胃体部黏膜皱襞

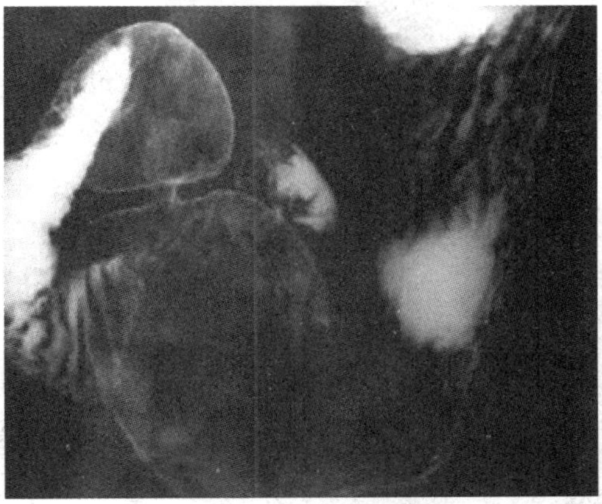
图33-25　胃及十二指肠球部

（三）基本病变的 X 线表现

1．功能性改变　为器质性病变的前期或早期表现，或伴随器质性病变出现。

（1）张力的改变：张力增强多表现为痉挛。张力降低产生肠管松弛及扩张、往往伴随运动力减弱。

（2）蠕动的改变：蠕动减弱表现为低频率及浅的蠕动波。蠕动增强表现高频率及深的蠕动波。炎症病变时蠕动多增强，而肿瘤浸润部位则肠管蠕动减退或消失。

（3）运动力的改变：表现为运动力加快或减退。如在炎症病变区，特别是存在溃疡时，多有激惹现象，表现为运动力增快。胃肠道梗阻或紧张力严重减退时，则排空减缓或停止。

（4）分泌功能的改变：一般表现为分泌亢进。在溃疡病或胃炎时，胃液分泌增加。

2．黏膜皱襞改变　①黏膜皱襞粗糙、迂曲或紊乱表示有慢性炎症；②黏膜皱襞纠集，可表示溃疡性瘢痕收缩或肿瘤的存在；③黏膜皱襞破坏、中断、消失多表示肿瘤浸润。

3．轮廓的改变　可分为突向腔外、伸向腔内两种情况。

（1）龛影：是充钡胃肠局部轮廓向外突出的含钡影像。胃肠道黏膜被炎症或肿瘤侵蚀，产生创面，且逐渐向组织深层侵蚀破坏，钡剂填入创面，在切线位时显示为龛影。正面显示圆形或椭圆形的斑点状钡影。

（2）充盈缺损：是充钡胃肠轮廓某局部向内突出而未被钡剂充盈的影像。最常见于肿瘤，也可见于炎症性肉芽组织及异物等。良性肿瘤呈边缘整齐的类圆形的阴影，恶性肿瘤多为不规则的充盈缺损。

4．管腔大小的改变

（1）狭窄性病变：胃肠道管径的狭窄多见于炎症瘢痕挛缩或肿瘤，狭窄程度有不完全性或完全性，造成肠管内容物或钡剂通过阻碍或梗阻，在狭窄近端可伴有管腔扩张。

（2）扩张性改变：胃肠道扩张多由于紧张力降低或远侧有狭窄造成，常累及较长范围。也见于神经作用不平衡所致等。

（四）常见病的 X 线表现

1．食管静脉曲张（esophageal varices）　是门静脉高压的重要并发症，常见于肝硬化。

X 线表现：早期表现为食管下段黏膜皱襞迂曲增宽，食管边缘略呈锯齿状。随静脉曲张的加重而出现典型表现，为食管中、下段黏膜皱襞明显增宽、迂曲，呈蚯蚓状或串珠状充盈缺损，食管边缘不规则呈锯齿状，并可出现食管壁张力降低、管腔扩张、蠕动减弱及排空延迟。

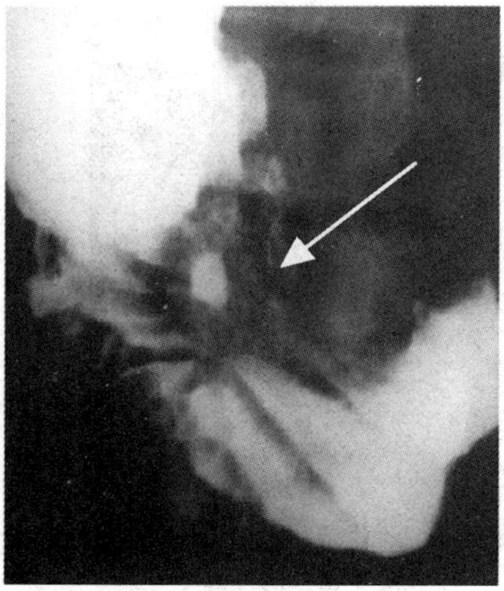

图 33-26　胃溃疡（正位）

2．胃、十二指肠溃疡（gastric ulcer and duodenal ulcer）　溃疡是一种常见的胃肠道疾病，胃溃疡还可能恶性变，早期诊断和治疗十分必要。

X 线表现：

（1）龛影：为溃疡的直接征象。正位观察表现为圆形密度增高的龛影，其周围有黏膜水肿时而致组织增厚，呈环形透明区（图 33-26）。切线位呈“乳头状”或“锥状”，边界光滑整齐，密度均匀（图 33-27）。慢性溃疡的龛影周围有放射状皱襞并达溃疡边缘，为瘢痕收缩所致（图 33-28）。

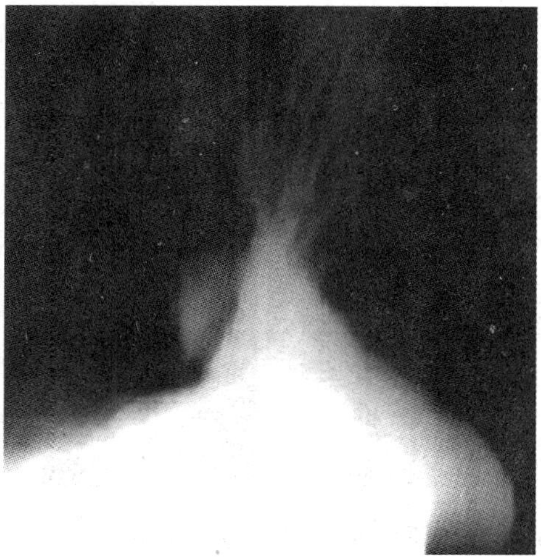

图 33-27 胃小弯溃疡

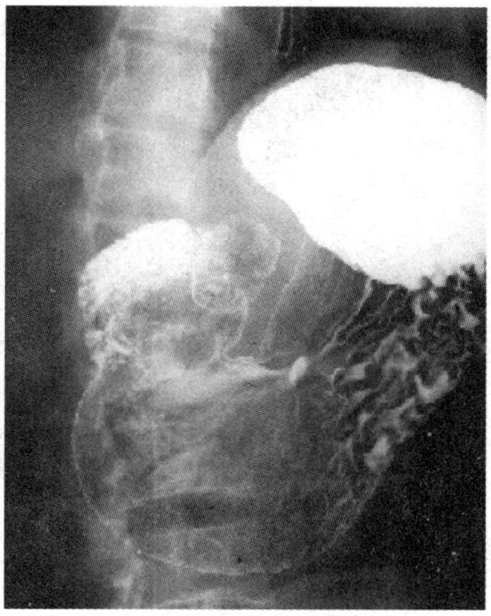

图 33-28 胃溃疡（切线位）

（2）功能性改变：为胃运动及分泌功能的异常，是溃疡的伴随改变，常随着溃疡的愈合而恢复正常。①运动功能异常：主要表现为溃疡附近有痉挛现象。如胃小弯溃疡引起环状肌痉挛收缩，使相对的大弯侧出现凹形切迹。十二指肠球部溃疡常见球部激惹。所谓激惹是指在透视下钡剂在球部不能停留，通过很快。幽门或十二指肠球部的溃疡往往伴有幽门痉挛。此外，还可表现为紧张力及蠕动的异常；②分泌功能异常：主要表现为分泌功能亢进，即胃内空腹滞留液增多。

（3）瘢痕引起的器官变形：慢性溃疡因纤维增生引起收缩而导致器官变形，并在溃疡愈合后仍持续存在。胃小弯溃疡可使胃小弯短缩，胃窦或球部的溃疡可使胃窦部或球部狭窄变形，严重者可造成不同程度的通过障碍。

3．消化道肿瘤（the digestive tract tumor） 多见于食管癌、胃癌、结肠癌等。早期肿瘤是指病变限于黏膜和黏膜下层，中晚期是指肿瘤侵及肌层及其以下者。以胃癌为例大体病理形态可分为蕈伞型、浸润型和溃疡型。

（1）蕈伞型：为突入胃腔内结节状或菜花状肿块，大小不等，肿瘤表面有浅溃疡。X线表现以充盈缺损为主，边缘不规则但较清楚。黏膜皱襞在充盈缺损周围中断或消失。胃壁也于病变区域显示限局性僵硬（图 33-29）。

（2）溃疡型：肿瘤常深达肌层，形成大的不规则形溃疡，其边缘隆起称“环堤”，较常见，溃疡位于胃轮廓之内，若溃疡骑跨角切迹或小弯垂直部，切线位投影时可形成“半月征”，即位于腔内的大而浅呈半月形的龛影以及周围边界清晰的环堤相组合的征象。溃疡形态不规则，具有特征性指压征和裂隙征。黏膜皱襞至溃疡环堤的边缘处突然中断或破坏，并显示明显僵硬（图 33-30）。

（3）浸润型：分为局限性和弥漫性浸润，后者少见。局限性浸润型胃癌的X线表现主要为局部胃腔变形，表面光滑，胃壁僵硬，蠕动消失。胃窦部的浸润型胃癌常为环形狭窄容易引起梗阻。弥漫性浸润型胃癌，由于广泛浸润，使整个胃壁增厚而无弹性，胃腔缩小形成“皮革胃”（图 33-31）。

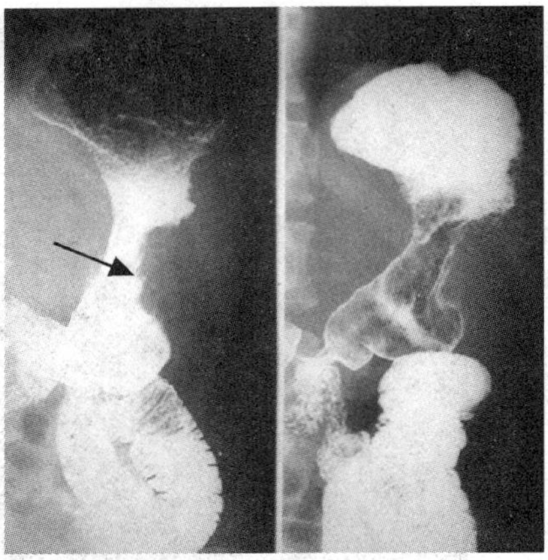

图 33-29 胃癌（蕈伞型）

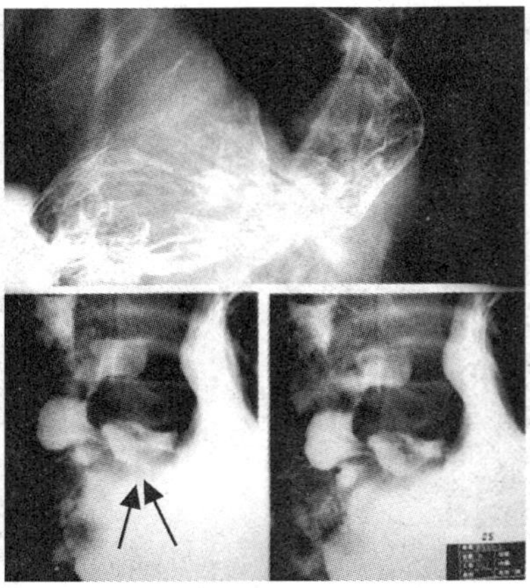

图 33-30 胃癌（溃疡型）

4．急腹症

（1）胃肠道穿孔（perforation of gastro-intestinal tract） 胃肠道穿孔病因多为溃疡，其次为伤寒、外伤或肿瘤等。穿孔后胃肠道内的气体逸入腹腔内形成气腹。立位摄片或透视时在一侧或两侧膈下呈新月形带状透光区。膈下游离气体是诊断胃肠道穿孔的重要依据（图 33-32）。

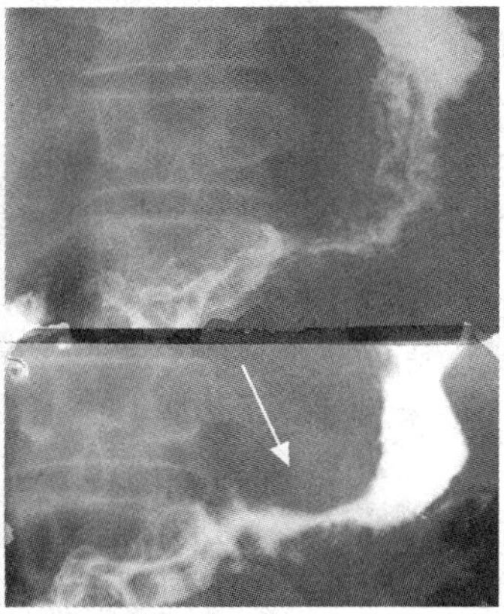

图 33-31 胃癌（浸润型）

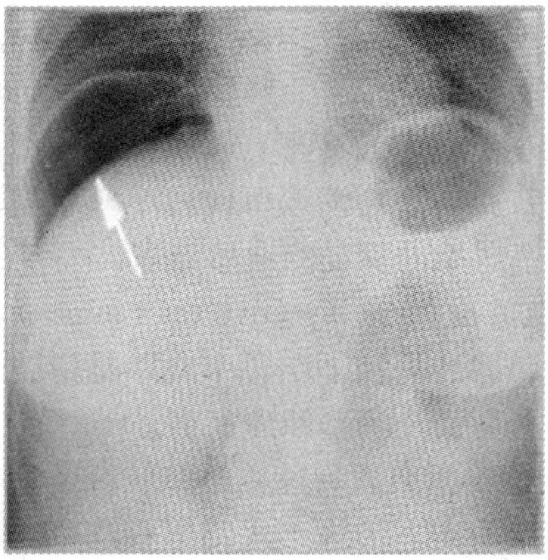

图 33-32 胃肠道穿孔图

（2）肠梗阻（intestinal obstruction） 肠梗阻分为机械性肠梗阻及麻痹性肠梗阻。机械性肠梗阻最常见原因是由肠粘连引起，此外有炎症、肿瘤、异物（如蛔虫）、肠扭转及肠套叠等。

X 线表现：①小肠内气体增加：在梗阻后 1 ～ 3 小时，肠管扩大和胀气；②小肠内液体滞留：肠梗阻 3 ～ 6 小时后，立位透视或照片可见多数高低不齐、长短不等的阶梯状液平面；③梗阻部位以上的肠腔扩张（图 33-33）。

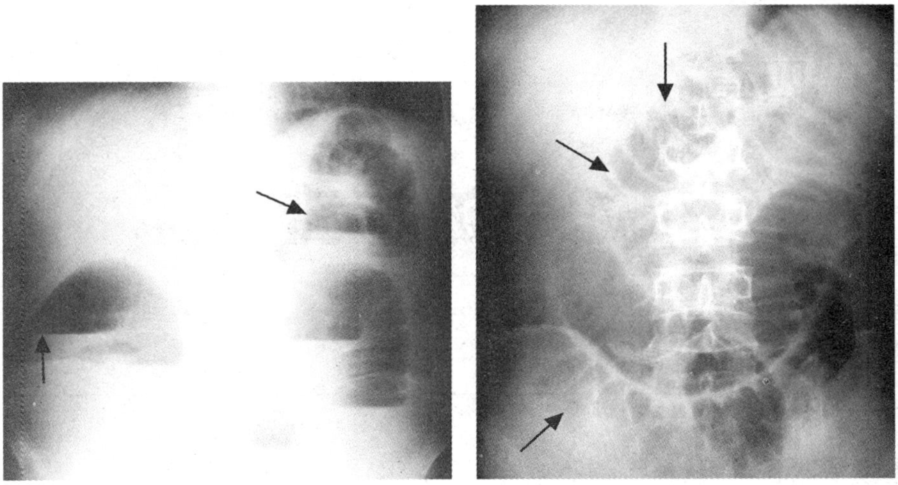

1　　　　2

图 33-33　肠梗阻

## 思考题

1．常见的造影剂反应有哪些?
2．对造影反应的观察需注意哪些方面?
3．何谓肺野？肺野应如何划分？
4．中心型肺癌的间接 X 线征象有哪些?

（佟玉荣）

# 第三十四章

# 超声波检查

学习目标

通过本课程学习，学生应会

1. 复述超声检查原理和临床应用范围。
2. 说明超声检查前的护理。
3. 识别不同回声强度的声像图。
4. 理解肝、胆道系统、肾、女性盆腔常见病的声像学特征。

## 第一节　超声检查的基础知识

### 一、物理基础

1. 超声　是指振动频率在2万赫兹（Hz）以上的机械波。人耳听觉频率范围是20～20000Hz，用于医学检查的超声频率为1～20MHz。

2. 超声的产生和接收　医学诊断用的超声仪器含有换能器（探头）、信号处理系统（主机）和显示器。超声的发射和接收是根据压电效应原理制造，超声探头中的换能器由压电晶体组成，利用压电晶体的逆压电效应，产生和发射超声波，成为超声发生器；同时利用其正压电效应接收回声声压并转变成电讯号，成为超声接收器。

3. 超声成像的基本原理　超声换能器发射一定频率的超声波，在人体组织中传播时，常可穿透多层界面，在每一层界面上均可发生不同程度的反射和（或）散射。这些反射和散射声波含有超声波传播途中所经过的不同组织的声学信息，被换能器接收并经过仪器的信号处理系统的一系列处理，在显示器上显示为波形或图像等不同的形式，形成声像图。

### 二、灰阶超声成像技术

临床广泛使用的超声诊断仪采用了灰阶超声技术，即以回声不同的振幅等级，在声像图中用相应回声的黑白层次来反映灰度的分层等级程度。如果回声的振幅大，即回波强度高，称为强回声；反之称为弱回声。因此，此类超声显像技术称为灰阶超声（brightness modulation 或 grey scale），B 型超声中的 B 则是英文 brightness 的缩写。

## 三、灰阶超声图像的特点

### （一）回声强弱

人体正常组织与病变组织声阻抗不同，相应的组织器官回声强弱也不同（图34-1）。

1．强回声　反射系数大于50%以上，灰阶明亮，后方常伴声影，如结石和各种钙化灶等。

2．高回声　反射系数大于20%左右，灰阶较明亮，后方不伴声影，如肾窦和纤维组织等。

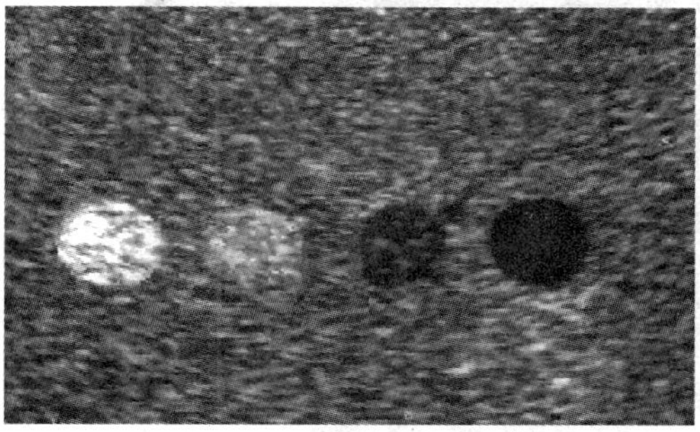

图 34-1　不同回声强度模块声像图
（从左到右分别为强回声、高回声、低回声、无回声）

3．等回声　灰阶强度呈中等水平，如肝、脾等实质脏器等。

4．低回声　呈灰暗水平的回声，如肾皮质等匀质结构。

5．弱回声　表现为透声性较好的暗区，如肾锥体和正常淋巴结的回声。

6．无回声　均匀的液体内无声阻差异的界面，如正常充盈的膀胱和胆囊腔。

### （二）回声分布

按声像图中的回声分布情况可描述为密集、稀疏、均匀或不均匀等。不均匀者包括随机性不均匀和规律性的深度递减。此外，病灶内部的回声分布可用匀质或非匀质表述。

### （三）回声形态

根据不同切面回升图像特征描述病变的整体形态，大体可分为规则和不规则，具体可描述为点状回声、斑片状回声、团状回声、环状回声、带状或线状回声等。

### （四）后方回声

病灶界面发射较强时，其后方回声减弱或消失。前者称为回声减弱，后者称为声影。回声减弱多见于实质性恶性病灶，声影多见于结石、气体。病灶本身为低回声或无回声区，其后方回声增强，强于周围组织，称为回声增强。

## 四、多普勒超声成像

多普勒效应是多普勒超声成像的基础。多普勒效应是指声发射器与声接收器之间存在先对运动时，发射频率与接受频率之间会出现频率变化（频移）的现象。通过自相关等处理技术，将这些频移信息通过频谱分析的反射分析出来，就可以计算物体的运动速度。

多普勒成像就是利用上述原理将体内的血流等运动信号表达出来的一种成像模式。分为频谱多普勒成像和彩色多普勒成像。前者是将血流速度以时间—频谱的坐标模式显示出来，偏于测量和计算，后者是将血流信息已彩色编码的形式叠加在二维灰阶图像上，更为直观。

# 第二节　超声波检查的临床应用

## 一、肝

肝具有良好的声传导特性，是人体内最适合超声检查的器官之一。灰阶超声能够有效显示肝的形态、轮廓、大小、实质、肝内血管、胆管和肝韧带等，并能显示肝弥漫性病变和肝

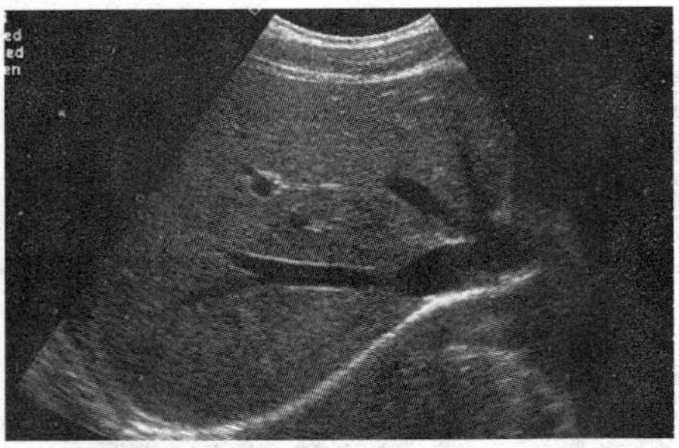

图 34-2 正常肝声像图，显示三支肝静脉汇入下腔静脉

占位性病变，已成为临床诊断肝疾病的首选检查方法。

1．正常肝的声像图 正常肝包膜整齐、光滑，呈细线样高回声。肝实质回声中等，且均匀。肝内管道结构呈自然的树枝状分布，肝血管管壁回声较强，血管腔无回声（图 34-2）。

2．肝硬化声像图 ①肝硬化早期肝可正常或轻度增大；②随着病变进展，肝体积缩小，左右叶比例失调；③肝表面凹凸不平或呈锯齿状，实质回声弥漫性增高、增粗，分布不均；④肝静脉变细或显示不清楚；⑤部分患者还可探及腹水（图 34-3）。

3．肝囊肿声像图 ①肝内见一个或多个圆形或椭圆形无回声区，部分囊肿有分隔；②囊壁菲薄，边界整齐光滑，与周围组织分界清楚；③囊肿后方回声增强，侧壁可不清楚并可见侧壁声影（图 34-4）。

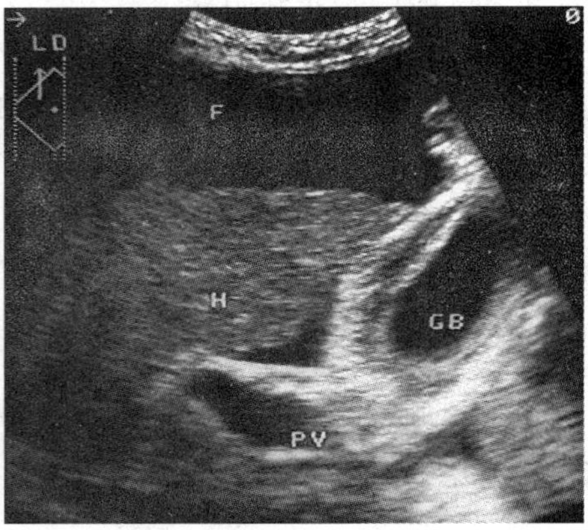


图 34-3 肝硬化合并大量腹水（F），H，肝；PV，门静脉；GB，胆囊

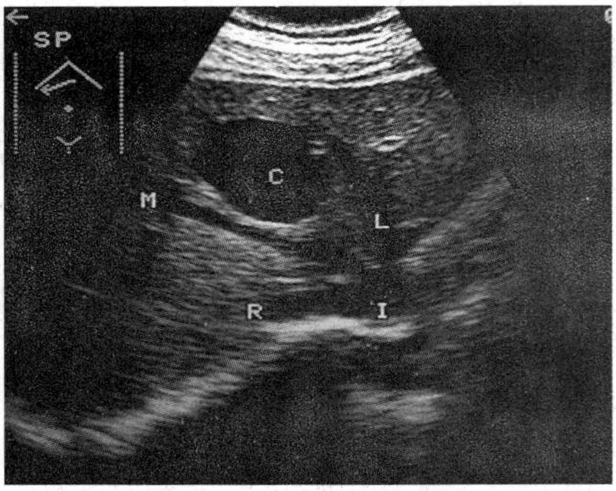


图 34-4 肝囊肿（C），L，左肝静脉；M，肝中静脉；R，右肝静脉；I，下腔静脉

4．肝血管瘤声像图 ①当血管瘤直径＜ 2cm 时，一般表现为圆形或椭圆形高回声结节，病灶内可见到细小的筛孔状弱回声，边界清晰；②当血管瘤直径 2 ~ 4cm 时，边界清晰似壁，形态或边缘不规则，多数表现为高回声，少数呈等回声、弱回声，极个别为无回声。高回声病灶中可见筛孔状虫蚀样弱回声，有时见到管状结构；③当血管瘤直径超过 4cm 时，内部回声结构复杂，高回声和弱回声交错，边界清晰似壁，后方回声增强（图 34-5）。

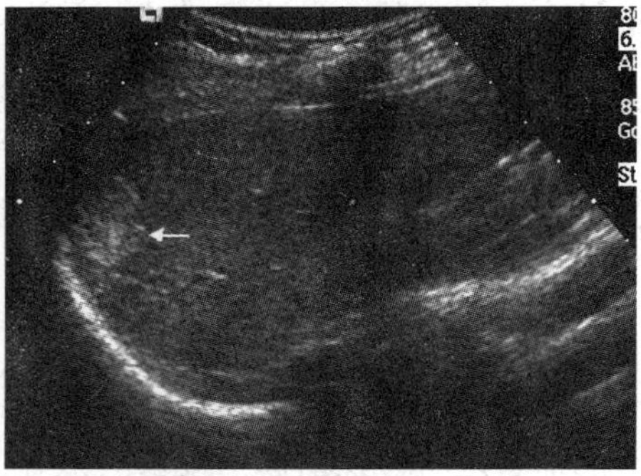

图 34-5 肝血管瘤（白箭头所指）

5．原发性肝癌声像图

较小的肿瘤：①多呈圆形或类圆形，边界清楚，轮廓线较光整；②多为均匀的低回声，肿块周边有弱回声晕，在侧后方形成声影（图 34-6）。

肿瘤较大（> 5cm）时：①显示为类圆形、椭圆形或分叶状，边界不规则，周边晕可因肿瘤穿破包膜而显示不完整或不规则；②内部回声多不均匀，以高低回声混合者居多，呈“结节中结节”；③当肿瘤出现坏死性液化时，病灶内可见无回声区。

6．转移性肝癌声像图　转移性肝癌的表现各异，形态不一，小者多呈圆形，大者呈椭圆或不规则形。根据内部回声高低分为：①高回声型：较多见，主要来自消化道肿瘤。特征性的表现是“牛眼征”，即肿瘤内部呈高回声，周围有一较宽的弱回声环。②低回声型：一般肿瘤较小，内部呈低回声，边界清，周边多有晕环（图 34-7）。③无回声型：肿瘤表现为无回声区，边界清楚，但没有明确的囊壁回声，一般后方回声无或轻度增强。④混合回声型：肿瘤周围呈环状高回声，中央为无回声，也可强弱不均，呈条状分隔。

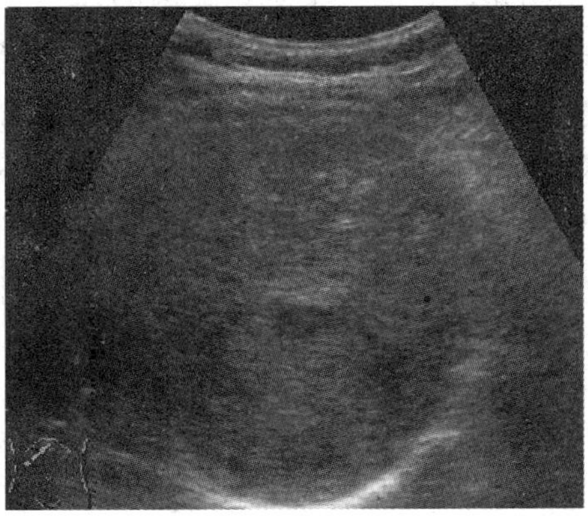

图 34-6　原发性肝癌声像图

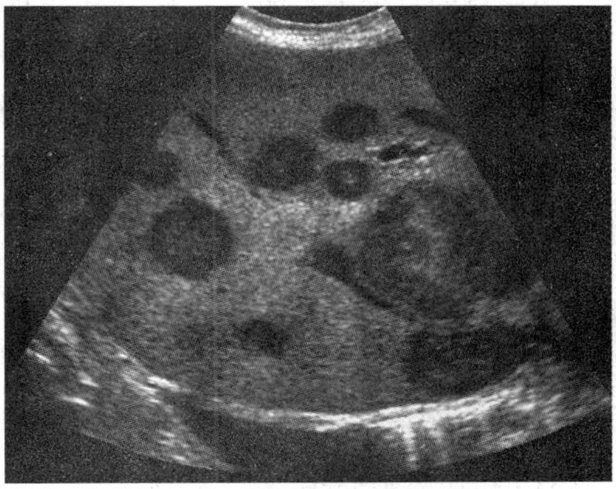

图 34-7　肝内多发低回声转移癌

## 二、胆道系统

1．正常胆道系统声像图　正常胆囊呈梨形或椭圆形无回声结构，向颈部移行逐渐变细，胆囊壁薄，光滑清晰，厚度不超过 0.3cm（图 34-8）。正常肝内胆管与门静脉分支相伴行；肝外胆管的主要超声定位标志是门静脉、下腔静脉和胰头。一般情况下，上段肝外胆管与门静脉伴行，中、下段肝外胆管与下腔静脉伴行。管壁为强回声，光滑整齐，纵切面呈无回声长管状影，横切面呈小圆形无回声影。

2．胆囊结石声像图　典型特征是：①胆囊腔内见强回声结节或斑点，其形态结构恒定；②结石回声后方伴有声影；③改变体位时结石随重力方向移动（图 34-9）。

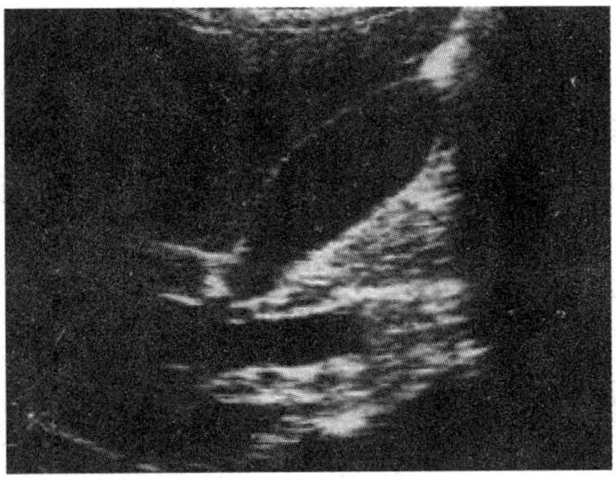

图 34-8　正常胆囊声像图

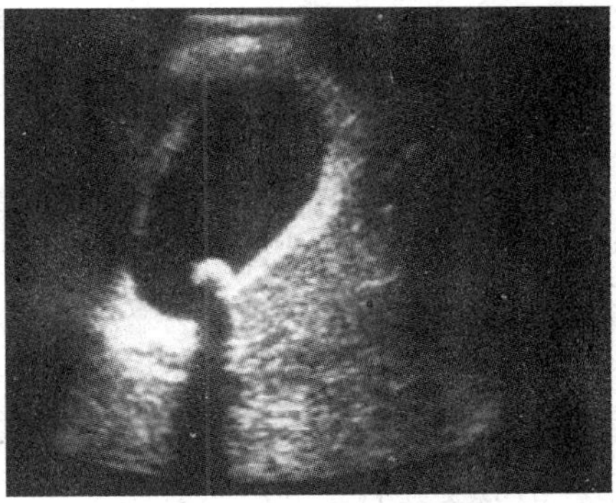

图 34-9　胆囊结石声像图

3．胆管结石声像图　典型的声像图表现是：① 扩张的胆管腔内见团块状强回声；② 团块状强回声后方可以有明显的声影或声影浅淡；③ 肝内胆管结石可以引起病变肝萎缩和正常肝代偿性增大，导致肝形态不规则；④ 肝外胆管结石于肝外胆管内见强回声团块伴后方声影，肝外胆管扩张，与后方的门静脉构成“双管征”，肝内胆管普遍扩张。

4．急性胆囊炎声像图　①胆囊轮廓饱满，胆囊横径＞ 3.5cm；②胆壁增厚、毛糙，可呈“双边影”；③部分患者胆囊颈部显示结石回声。

5．慢性胆囊炎声像图　①依病变程度不同，胆囊大小可从无明显改变到萎缩；②胆囊轮廓回声模糊，腔内可见结石或由组织碎屑所致的沉积性回声图像；③胆壁增厚，厚度可达 5mm 以上；④长期慢性炎症可引起胆囊壁钙化。

6．胆囊息肉样病变　本病包括三个类型：① 胆固醇性息肉，占全部息肉的 95% 以上。常为多发，为巨噬细胞吞噬胆固醇结晶后大量聚积的结果；② 炎性息肉，有胆囊炎病史，是慢性炎症局部增生所致；③ 腺瘤样息肉，发病率为 0.4%。声像图显示胆囊大小形态正常，胆壁可见一至多个乳头状或桑葚状高回声或等回声结节，多数有蒂，一般无声影，不随体位改变而移动，病灶多小于 10mm（图 34-10）。

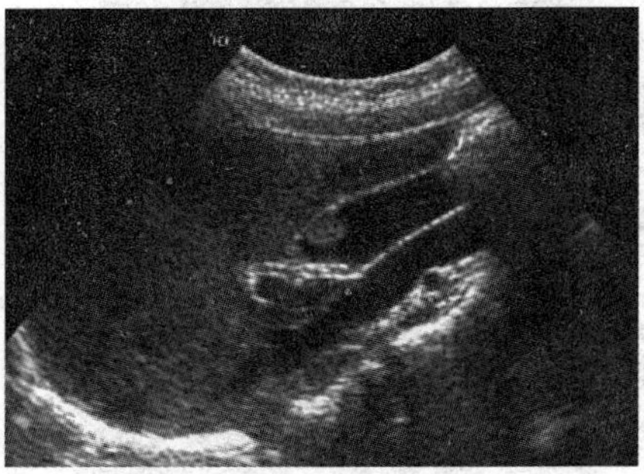
**图 34-10　胆囊息肉样病变**

7．胆管癌声像图

（1）高位胆管癌：肝大，肝内胆管显著扩张。沿扩张胆管扫查至肝门部可见强回声或等回声的结节状肿瘤，或见肝门部胆管管壁增厚和管腔狭窄，或见胆管呈截断征象。胆囊形态正常或充盈不佳，肝外胆管呈正常状态或不显示。

（2）肝外胆管癌：梗阻部位以上的肝外胆管和肝内胆管扩张，胆囊肿大。梗阻的肝外胆管可见结节状或乳头状等回声或高回声肿瘤，或见肝外胆管壁增厚和管腔狭窄，或见肝外胆管呈截断征象。

## 三、肾

1．正常肾声像图　肾皮质回声略低于肝、脾，呈均匀分布的点状低回声。肾锥体回声在肾冠状面显示清楚，回声较肾皮质低，呈弱回声。肾中央部分为肾窦区，包括肾盂、肾盏、血管和脂肪，呈不规则的强回声区，又称肾集合系统。

2．肾囊肿声像图　肾实质内可见单个或多个囊壁薄、边缘光滑、整齐呈圆形或椭圆形的无回声区，其后方回声增强，囊肿可向外凸出肾表面。当肾囊肿伴有出血或感染时，囊内可见点状或絮状回声。

3．肾积水声像图　轻度肾积水时，肾外形和肾实质一般无改变，肾窦内出现无回声区，其前后径＞ 1.5cm。重度肾积水时，肾体积增大，形态失常，呈巨大囊状无回声结构，其内可见多个锥形或圆形无回声区，呈多房囊状，并相互沟通，肾实质则受压明显变薄或不显示。声像图表现介于轻度和重度肾积水者为中度肾积水。

4．肾结石声像图　在肾集合系统内出现点状或小斑块状强回声，大结石的强回声后方可出现声影，直径小于 3mm 的结石后方可无声影。肾结石伴积水者，在积水远端可发现嵌顿的强回声结节及其后方的声影。

5．肾细胞癌声像图　肾实质内见圆形、椭圆形或不规则形病灶，有良好的球体感。病灶边界较清楚，内部回声变化较多，与病灶大小有一定的关系。直径 2 ~ 3cm 的病灶多呈高回声，4 ~ 5cm 的病灶多呈低回声，巨大肿瘤因出血、液化、坏死、钙化等表现为不均匀性回声。有时低回声病灶内见到多个结节，每个结节的边缘回声稍低于中心区。另外，肾癌往往向肾表面隆起，并可压迫或侵蚀肾窦使其变形或肾盂、肾盏扩张（图 34-11）。

6．肾血管平滑肌脂肪瘤声像图　又称肾错构瘤。该肿瘤常位于肾表面，其声像图具有一定的特征性，即肿瘤回声呈密集而均匀增强，边界清楚，后方不伴声影。肿瘤大小多为 1 ~ 3cm，但是，也有的肿瘤可大至 10cm 以上。大于 3 ~ 5cm 时，可伴有肿瘤出血，如为多次出血则形成“葱皮”样图像，该征象具有很高的诊断特异性（图 34-12）。

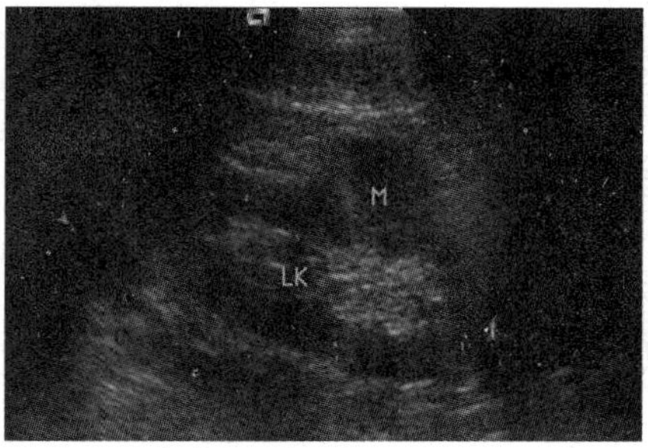


**图 34-11　左肾中部小肾癌。LK，左肾；M，小肾癌**

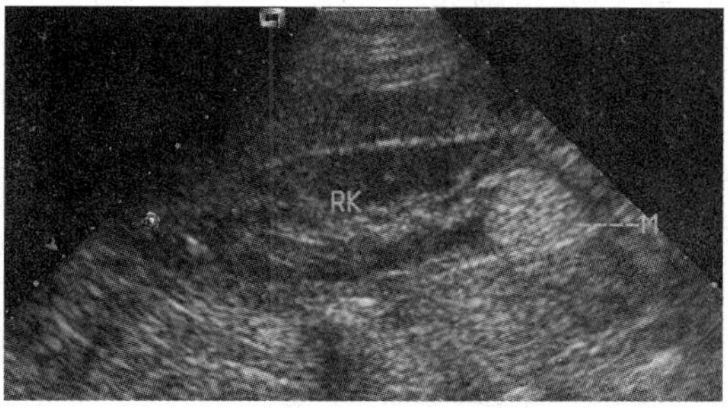


**图 34-12　右肾下极错构瘤。RK，右肾；M，错构瘤**

## 四、女性生殖系统

1．正常盆腔声像图　子宫位于充盈的膀胱后方，多为前倾位，居中，纵切面一般呈倒置的梨形，横切面子宫底部呈三角形，体部呈椭圆形，轮廓清晰，被膜光滑。子宫肌层呈均匀中等回声，宫腔呈线状强回声；周围内膜为低回声或较强回声，其回声强度和厚度与月经周期有关。宫颈回声较宫体回声稍强且致密，其内可见带状强回声的宫颈管。正常子宫大小因不同的生理阶段而有差异性，青春期前子宫未发育，体积很小，内膜也不很清晰。青春期子宫开始发育，体积逐渐增大，内膜逐渐显示清晰。育龄妇女随生育次数的增加，子宫体积也有所增大。绝经后妇女卵巢功能减退，子宫逐渐萎缩变小。卵巢在子宫横切面上位于子宫两侧外上方，断面呈圆形或卵圆形，内部回声均匀，强度略高于子宫。

2．子宫肌瘤声像图　子宫肌瘤分为三种类型：①肌壁间；②黏膜下；③浆膜下。肌瘤一般表现为低回声结节或包块，边界清楚，内部回声均匀或欠均匀。

3．子宫腺肌症声像图　子宫内膜组织异位到子宫肌层内形成腺肌症，致使子宫全部或局部体积增大，回声增强不均，内可有积血小囊形成的小透声区。

4．子宫内膜息肉声像图　表现为宫腔内的强回声结节，边界清晰，内部可见小透声区。

5．子宫内膜癌声像图　内膜癌的表现多种多样，典型的表现为宫腔内的不规则强回声结节，可伴宫腔积液。

6．卵巢的生理性变化　青春前期卵巢体积较小，2 岁前容积小于 $1cm^3$，12 岁前小于 $2cm^3$，18 岁半后未出现青春期任何临床征象的正常女孩卵巢内可有多个 4 ~ 9mm 直径的卵泡。生育期妇女卵泡的大小随月经周期可发生变化，优势卵泡会逐渐长大并排卵，排卵后形成黄体。绝经后卵巢内卵泡逐渐消失，呈低回声实性结节。

7．卵巢良性肿瘤

（1）浆液性囊腺瘤：包括单纯性囊腺瘤和乳头状囊腺瘤，前者表现为薄壁囊肿，内部透声好，一般 5 ~ 10cm 大小；乳头状囊腺瘤囊壁上可见乳头状突起。

（2）黏液性囊腺瘤：黏液性囊腺瘤通常体积较浆液性囊腺瘤大，壁较厚，内常有较多分隔，液体内常有点状回声。

（3）囊性畸胎瘤：是最常见的卵巢良性肿瘤，有很多特征性的超声表现，如“脂液分层征”、“面团征”、“杂乱结构征”等，术前多数能由超声做出明确诊断。

8．卵巢交界性肿瘤　交界性肿瘤介于良性与恶性之间，通常肿瘤体积较大，有的肿瘤内可有分隔，较厚且不规则，或囊壁上有乳头样突起。

9．卵巢恶性肿瘤

（1）原发恶性肿瘤：卵巢的原发恶性肿瘤的种类很多，有的属低度恶性，有的恶性程度却非常高。多数恶性肿瘤都是囊实性的，不规则，很多患者合并有腹腔特别是大网膜的转移及腹水。

（2）转移性卵巢恶性肿瘤：很多肿瘤都可以转移到卵巢上，以原发于消化道、乳腺的恶性肿瘤转移到卵巢上多见。一般表现为双侧卵巢以实性为主的包块，常一大一小，边界清晰，有时合并腹水。

10．正常妊娠子宫声像图　早孕 5 周时可显示妊娠囊，为增大的子宫内见圆形或椭圆形的光环；中、晚期妊娠时主要发现妊娠有无异常，评定胎儿生长发育情况、进行孕龄估计或胎儿生理功能的观察。

# 第三节　超声波检查的护理

## 一、护理基本原则

1．根据医嘱认真核对超声检查申请单上姓名、性别、年龄、床号、住院号是否准确无误；申请单上病史、重要检查、临床诊断、检查部位和申请医师各栏目是否填写齐全。

2．将申请单递送超声诊断科预约登记室，办理预约手续，领取预约通知单。

3．将预约通知单交给患者或其家属妥善保管，阅读预约单上检查前准备和注意事项，并向患者交代清楚。

4．提醒患者或家属，按预约时间进行超声检查。对于重危患者和体质虚弱的患者，宜用轮椅或活动床搬运，护理人员给予指导或陪同前往。

5．胸部检查（胸膜、肺、纵隔）者，必须带胸部 X 线片和 CT 片及其报告单。

## 二、常用超声波检查的护理

1．腹部检查　检查肝、胆囊、胰腺疾病，一般宜在晨间空腹条件下进行。必要时饮水 400 ~ 500ml，充盈胃腔作为声窗，进行胃后方的胰腺及腹内深部病变的检查。胃检查前需饮水及服胃造影剂，以显示胃黏膜和胃腔。

2．盆腔检查　检查膀胱、输尿管、前列腺疾病和妇产科患者（经腹、盆腔检查），在检查前应鼓励患者饮水 400 ~ 500ml 保持膀胱适当充盈（有明显尿意时）。

3．疑难、复杂病变检查　需与过去的超声检查结果比较的患者，应带以往超声检查记录和其他影像检查记录。

4．介入超声检查　接受肝穿刺、肾活检等介入超声检查处理者，术前需征得患者或家属的同意，并按肝穿刺、肾活检术后常规护理，注意观察和记录术后患者一般情况、定时测量和记录脉搏、血压等。

5．婴幼儿检查　不合作者可用水合氯醛灌肠，安静或入睡后再行检查。

## 思考题

1．超声检查的临床应用。

2．超声检查的护理。

3．胆囊结石的声像图特征。

（张华斌　佟玉荣）

# 第六篇　健康评估资料的整理与分析

学习目标

通过本篇学习，学员应能够

1. 说明健康评估资料整理与分析的基本步骤；
2. 解释影响健康评估资料真实性和准确性的可能原因；
3. 说明临床常用的健康评估资料的组织形式；
4. 根据所收集的健康评估资料分析患者所存在的健康问题，确立护理诊断。

通过与护理对象或其他相关人员的交谈、身体评估以及所做的各种辅助检查等，获得了有关护理对象健康状况的大量资料，这只是完成了资料的收集过程。要根据这些纷繁复杂的资料得出恰当、准确、全面的护理诊断，还需要对所收集的资料进行整理、归纳、分析、综合、推理、判断等一系列临床思维过程。事实上，不仅仅是护理诊断过程，而且在整个护理过程都贯穿着这样一个不断发现问题、分析问题和解决问题的思维过程。只有正确掌握和熟练运用这些临床思维方法，才能不断提高护理水平。当然，它的实现需要有丰富的医学知识和临床经验做基础，是需要毕生努力而不断完善的漫长过程。对于初学者来说，更要对此给予足够的重视，有意识地加强这方面的训练。

收集完资料到做出护理诊断，一般要经历以下几个步骤：资料的核实、资料的组织、资料的分析与综合、确立护理诊断四个步骤。

## 一、资料的核实

全面、真实、准确的资料收集是做出正确护理诊断的基础。因此，在完成收集资料的过程后，首先要做的就是检查所收集的资料是否全面、真实、准确。

1．资料的全面性　可根据收集资料的不同组织形式的要求逐项检查有无遗漏。注意有无只重视护理对象的某种征象而忽略了其他征象的可能。如一位因咳嗽、咳痰而就医的患者只注意了他的呼吸系统表现，事实上他可能还有高血压病或其他系统的问题存在。对于缺漏的资料一定要及时补充。

2．资料的真实性和准确性　在收集资料的过程中，可能因各种因素而影响所收集资料的真实性和准确性。

造成主观资料不真实、不准确的可能原因有：①护理对象的理解力或语言表达能力差；②护理对象有意夸大病情，以期引起医护人员的重视，或因某种原因而隐瞒病情；③代述者不能真实体验病者的痛苦和感受，或不完全了解病情；④评估者在收集主观资料时采取主观臆断及先入为主的态度。

造成客观资料不真实、不准确的可能原因有：①评估者对身体评估意义的认识不足，未能为护理对象进行全面、细致的评估，或采取不负责任的态度；②身体评估的方法不正确、不熟练，因而不能发现异常体征；③医学知识及临床经验不足，对异常体征视而不见；④由于各种原因或客观条件不能对护理对象进行满意的检查；⑤实验室及其他检查结果不真实或错误。

为此，评估者应根据具体情况对资料的真实性和准确性做出恰当的判断，确认有无上述情况存在而导致资料的相互矛盾和不真实。一旦发现，一定要采取适当的方式及时予以纠正。

## 二、资料的组织

资料的组织就是对资料进行分类的过程。健康评估常用的资料分类方式有以下几种：

1．生理－心理－社会系统模式　将资料按生理系统、心理系统和社会系统进行分类组织。该系统模式源于传统的身体系统模式。身体系统模式按组织器官的功能将身体分为呼吸系统、循环系统等不同系统来组织资料，是医生诊断疾病常用的模式。随着医学模式的转变，人们逐渐认识到心理、社会因素与健康的密切关系。因此，在原有的身体系统模式中又增加了心理、社会内容，便形成了目前国内健康评估较常用生理－心理－社会系统模式。

2．功能健康型态模式　即按照 Marjory Gordon 的 11 个功能健康型态对资料进行分类组织。其 11 个功能型态分别为：健康感知－健康管理型态、营养－代谢型态、排泄型态、活动－运动型态、睡眠－休息型态、认知－感知型态、自我感知－自我概念型态、角色－关系型态、性－生殖型态、应对－应激耐受型态、价值－信念型态。由于该模式能够帮助护理人员顺利找出护理诊断，也受到较为广泛的应用。

3．Maslow 的需要层次模式　将资料按人的需要层次由低向高依次分为生理需要、安全需要、爱与归属的需要、尊重的需要、自我实现的需要五个方面进行组织。在满足较高级的需要前必须首先满足其较低级的基本生理需要。

4．人类反应型态模式　人类反应型态是北美护理诊断协会为使护理诊断标准化而发展的一种护理诊断分类系统，包括九个人类反应型态。后来该型态也被作为一种健康评估资料的分类模式。

对资料的分类方式可有多种。每种资料分类方式都有自己的优点和不足之处。评估者可根据自己的知识基础、临床经验以及个人的护理理念而有不同的选择。本书在护理病历书写一篇中介绍的护理病历范例所体现的资料组织形式则是以生理－心理－社会系统模式为基本框架。

## 三、资料的分析与综合

在完成上述工作后，则进入另一个关键步骤，即对资料进行深入的分析与综合，以判断护理对象可能存在的健康问题及其相关因素。

1．首先是根据护理对象的具体情况对所收集的资料做出哪些是正常的，哪些是异常的判断。能否做出准确的判断取决于护理人员所具有的医学基础知识、护理学知识、人文及社会学知识和临床经验等。护理人员不仅要熟练掌握各种健康指标的正常标准或范围，还要充分考虑到个体的差异性。在明确正常与否的基础上，找出各资料之间的相互关系，并对资料做进一步的分析、判断，保留有意义的资料，去除其他无关资料。评估者必须具有敏锐的观察力，能够抓住所有有意义的资料和线索。

2．找出可能的护理诊断及其相关因素　根据所收集到的有意义的资料及其相互关系，做出可能的合理解释，形成假设。经过进一步的分析和推理，提出可能的护理诊断及其相关因素。然后再根据所提出的护理诊断及其相关因素，寻找其他可能支持或否定的资料和线索。这里值得注意的是：①要尽可能将有关信息综合起来考虑，绝不能根据单一的资料和线索就轻易得出结论；②即使有多个资料和线索支持，也要注意是否还需要其他的资料支持；③尽可能给出更多的可能的假设，只有这样才能增加结论的准确性、全面性。

## 四、确立护理诊断

经过反复分析、综合、推理、判断，对所提出的可能护理诊断进行评价和筛选，最后对照相应的护理诊断标准做出恰当的护理诊断。所确立的护理诊断是否全面、准确与资料的收集、整理和分析过程密切相关。因此，每个环节都不能疏忽大意。其中对资料的整理与分析过程是一个复杂的发现问题、分析问题和解决问题的临床思维过程，需要在实践过程中不断培养和提高。对于初学者更需要在学习和实践过程中有意加强这方面的能力训练，反复实践，才能逐渐熟练掌握和运用。

总之，健康评估不仅需要熟练掌握相应的交谈技巧、身体评估技能等以便收集全面、系统、准确、真实的健康资料，而且还要重视培养分析、综合、推理、判断等临床思维能力，而这都需要认真学习、反复实践，才能不断提高。

## 思考题

1．如何确保所收集的健康资料是真实可靠的？

2．有关常见症状、身体评估以及实验室检查等相关知识的学习，对健康评估资料的分析有何指导意义？

（孙玉梅）

# 第七篇　护理病历的书写

## 第三十五章

## 书写护理病历的基本要求

### 学习目标

通过本篇学习，学生应能够

1．叙述护理病历的重要意义；

2．解释书写护理病历的基本要求；

对于健康评估收集的资料必须进行分析、归纳和整理，并以文件的形式记录下来，即形成所谓的护理病历。编写护理病历的目的在于对患者的健康状况进行动态的观察、比较，以便为其提供高质量的护理，同时也便于同行参阅。护理病历反映了护理人员为患者进行护理的全过程，是执行护理程序、实施整体护理必不可少的记录。它不仅是反映护理工作过程和质量的基本资料和重要依据，而且也是护理教学、护理科研的宝贵资料来源，同时还是医疗纠纷的重要参考资料。每个护理人员都必须勤学苦练，以认真、负责的精神、实事求是的科学态度书写好护理病历。按照病历记录形式不同，可区分为纸质病历和电子病历。电子病历与纸质病历具有同等效力。医疗机构及其医务人员必须严格保护患者隐私，禁止以非医疗、教学、研究目的泄露患者的病历资料。

1．内容要真实、全面　护理病历必须真实、客观地反映患者的健康状况、所采取的护理措施等。要求护理人员要认真、仔细、全面、系统地收集患者的有关资料，绝不能以主观臆断代替真实而客观的评估。

2．描述要精练、准确　要使用规范的医学词汇、术语以及缩写进行书写，内容要力求精练、准确、通顺、重点突出、条理清楚。

3．格式要规范　应按规范的格式、内容和要求及时书写各种护理文件。

4．填写要完整，字迹要清晰　病历中各个项目要填写完整，不可遗漏。各种记录应注明记录的日期和时间，一律使用阿拉伯数字书写日期和时间，采用24小时制。记录者需签名，并对记录内容负有法律责任。字迹要规整、清晰，不得随意修改或粘贴。若出现错字时，应用双横线画在错字上，保持原记录清晰、可辨，在划线的错字上方更正并注明修改时间，修改人签名。

知识链接

## 病历书写的相关文件

2010年1月卫生部印发了《病历书写基本规范》，对病历书写的基本要求、不同病历的书写内容及要求等均有明确的规定。该规范中所涉及的护理病历为病重（病危）患者护理记录，被纳入到第二十二条病程记录之中，在第二十二条（二十三款）明确了病重（病危）患者护理记录内容与要求。同年4月卫生部发布了《电子病历基本规范》(试行)。

为进一步强化医疗机构病历管理，维护医患双方的合法权益，使病历管理满足现代化医院管理的需要，国家卫生计生委和国家中医药管理局组织专家对2002年下发的《医疗机构病历管理规定》进行了修订，于2013年11月发布了《医疗机构病历管理规定（2013年版）》，新版的管理规范将于2014年1月1日开始实施。

思考题

1．书写护理病历的意义有哪些？
2．护理病历应记录哪些内容？为什么？

# 第三十六章

# 护理病历的格式与内容

**学习目标**

通过本篇学习，学生应能够

1. 描述护理病历的种类、不同护理病历的主要内容及书写要求；
2. 入院护理病历的概念、主要内容等；
3. 描述首次护理记录及日常护理记录的主要内容及书写要求；
4. 按要求完成入院护理病历、护理记录及健康教育计划的书写

目前我国护理病历的书写主要限于住院患者，其种类主要包括入院护理病历、护理记录、健康教育指导等。

## 一、入院护理病历

入院护理病历是患者入院后首次进行的全面、系统的健康评估记录，其内容包括患者的一般资料、健康史、身体评估、实验室及其他检查结果等。一般要求患者入院后24小时内完成。

入院护理病历应以相应的理论框架为指导而设计。目前应用较多的是人的生理、心理、社会模式及Marjory Gordon的功能性健康型态模式，其他如Orem的自理模式、Maslow的人类基本需要层次论模式、人类健康反应类型模式等也有采用。

入院护理病历格式有开放式、表格式及混合式三种，临床上以混合式最常用。开放式要求护理人员用描述性语言记录所收集的资料，因而自由度较大，有助于使用者主动性的发挥和评判性思维能力的培养。因此，特别适合在教学过程中使用。我院教学中所使用的入院护理病历主要是按生理－心理－社会模式，并参照Orem的自理模式、Maslow的人类基本需要层次论等相关理论设计的，并采用开放式格式书写（参见附录1）。

表格式是将所要收集的资料内容以表格形式事先印制好，记录时只需在适合的备选项目上打“√”即可。该形式既可指导护理人员全面、系统地收集和记录患者的评估资料，避免遗漏，又可有效地减少书写的时间和书写负担，同时也增加了记录资料的一致性。但因其形式固定，限制了使用者的主动性和评判性思维能力的发挥。

混合式则是采用表格式的同时留出一定的空间用以描述各种有价值的发现。该形式既可保证资料记录的一致性，又可提供有价值的信息。目前被普遍应用的患者入院评估表多采用

该种形式。

对于初学者来说，应在掌握入院护理病历书写内容及格式要求的基础上，采用开放式书写方式，以便训练和培养自己独立完成入院护理病历的能力。

## 二、护理记录

护理记录是患者在整个住院期间健康状况变化及护理过程的全面记录，可分为首次护理记录、日常护理记录及病重（病危）患者护理记录等。其中病重（病危）患者记录，详见《护理学基础》。本节主要介绍首次护理记录及日常护理记录的书写要求。

### （一）首次护理记录

首次护理记录，即患者入院后的第一次护理记录，要求对患者入院时的健康状况、所存在的主要护理诊断及拟实施的主要护理措施等做出简要的描述。记录必须重点突出、简明扼要。其内容包括：①患者的姓名、年龄、性别、主要的住院原因（包括主诉及医疗诊断）；②目前的主要症状、体征及重要的实验室及其他检查结果；③确立的主要护理诊断及拟实施的主要护理措施。首次护理记录要求必须在当日（夜）负责护士下班前完成。

首次护理记录示例如下：

科别 呼吸内科　病室 3　床号 2　姓名 王莉　年龄 35岁　住院号 210394

护理记录

2012-3-28 10am

患者，女，35岁，因持续发热、腹泻18天，门诊以溃疡性结肠炎于2012年3月28日9时收入病房。患者于18天前无明显诱因出现寒战、高热，并于当日进食柑橘数小时后开始腹泻，每日6～8次，起初为黄色稀水样便，近7天为棕色稀便。曾在当地医院就诊，予抗炎、退热治疗，效果不明显。

患者既往有暴饮暴食及爱吃零食习惯。患病以来体重下降6 Kg。平时较任性，易发脾气。工作繁忙，有时感工作压力过重。因疾病久治不愈而焦虑不安。

身体评估：T 39℃，P 106次/分，BP 100/70 mmHg，H 162cm，W 52Kg，轻度贫血貌，口唇及口腔黏膜较干燥。腹软，左下腹有明显压痛。

血常规（2012.3.25）：RBC $2.9\times10^{12}$/L，Hb 90g/L，WBC $5.5\times10^{9}$/ L。便常规（2012.3.25）：棕色糊状、WBC 8～12个/HP，RBC 1～3个/HP。粪便隐血（2012.3.25）：(+++)。纤维结肠镜检查（2012.3.26）：示溃疡性结肠炎改变。

根据患者目前的情况提出以下主要护理诊断：①体温过高；②腹泻；③体液不足；④营养失调：低于机体需要量。

拟实施的主要护理措施：①密切监测生命体征、营养状况、出入液量、大便的次数、性状以及血红蛋白等；②根据体温变化及时给予降温处理；③向患者讲解合理饮食以及保持良好的情绪状态的重要性；④鼓励患者进食少渣、易消化的流质或半流质食物。

刘英

### （二）日常护理记录

日常护理记录的内容：①患者的病情变化，包括主观感觉、体征、实验室及其他检查结果及心理情绪反应等；②特殊检查与治疗的情况；③所实施的护理措施及效果评价；④需特殊注意的问题等。对于手术患者应注意记录麻醉方式、手术名称、留置管道情况等。

记录内容要真实、全面而又应重点突出，对患者的健康问题及护理措施等要有分析、有计划、有总结，前后记录要连贯。新入院患者当天要有记录；手术患者的术前、手术当日即术后第1天要有记录；记录的频率依病情而定，一般要求病情稳定的一级护理患者每周至少记录2～3次，二级、三级护理患者至少每周记录1～2次，若病情有变化随时记录；遇有特殊检查、特殊治疗等应及时记录。

护理记录示例如下：

科别 呼吸内科 病室 5 床号 2 姓名 刘淑红 年龄 25 岁 住院号 210394

护理记录

2012-4-8 4pm

患者自述发热、咳嗽、咳灰白色痰，痰量不多，易于咯出。出汗较多，口干，今晨饮水约 400ml。身体评估：T 39.1℃、P 90 次 / 分、R 20 次 / 分、BP 110/80mmHg，右下肺可闻及少量湿啰音。血常规：WBC $10.4 \times 10^9$/L、RBC $4.5 \times 10^{12}$/L、Hb 138g/L。给予酒精擦浴，并遵医嘱给予青霉素 480 万 +0.9% 生理盐水 500ml，Bid，静点。嘱患者多饮水，适当选择自己喜欢的果汁类饮品。半小时后患者体温降至 38.2℃。日间患者仍时有咳嗽，咳少量白痰，体温波动在 37.8 ～ 38.9℃之间。

刘英

## 三、健康教育计划

健康教育是护理工作的重要组成部分。健康教育计划是为患者及其相关人员所制订的具体的健康教育实施方案。

患者及其家属 / 照顾者对患者的健康状况、有关的治疗、护理及康复措施等知识的了解，不仅能增进其对医护人员的理解和采取积极合作的态度，提高其参与决策的意识和能力，而且可提高患者自我护理和预防疾病的能力以及充分发挥家庭等支持系统的作用。对患者及其家属的健康教育，是促进患者康复，恢复其最佳健康水平的重要环节。

因此，健康教育的对象不仅仅是患者本人，还应包括其家属及其照顾者。健康教育的内容涉及与恢复和促进患者健康有关的各方面知识与技能。主要包括①疾病的诱发因素、发生及发展过程；②可采取的治疗、护理方案；③有关检查的目的及注意事项；④疾病的预防及康复措施；⑤出院后的康复指导。健康教育方式可采用讲解、示范、模拟、提供书面或视听材料等多种形式。

为了做好健康教育，医护人员根据不同疾病的特点，将患者及其相关人员需要了解或掌握的有关知识和技能分别编制成标准健康教育计划。护理人员可参照标准健康教育计划提供健康教育。健康教育的内容与方式应根据患者的文化层次、认知能力、对有关知识和技能的了解程度、现有条件等具体情况而定。

根据具体情况为患者及其相关人员制订一份系统的、有针对性的健康教育计划是有效实施和评价健康教育的重要保证。

## 思考题

1．电子病历的推广使用有哪些优点？带来哪些问题？

2．对于入院护理病历，你有哪些疑问和建议？

# 附　录

## 附录1：入院护理病历参考格式

科室 ________ 病房 ________ 病室 ________ 床号 ________ 住院号 ________

### 入院护理病历

#### 一般资料

| | | |
|---|---|---|
| 姓名： | 性别： | 年龄： |
| 文化程度： | 职业： | 婚姻状况： |
| 籍贯： | 民族： | 宗教信仰： |
| 付费方式： | 通讯住址： | 联系电话： |
| 联系人： | 与患者的关系： | 联系电话： |
| 入院日期： | 入院方式： | 入院医疗诊断： |
| 病历采集日期： | 病史陈述者： | |
| 主管医生： | 主管护士 / 见习护士： | |

#### 健康史

入院原因

主诉：

现病史：

日常生活型态及自理能力

饮食与营养型态：

休息与睡眠型态：

排泄型态：

自理能力及日常活动：

既往史

个人史

过敏史

家族史

心理、社会状况

情绪状态：

对所患疾病的认识：

重大应激事件及应对情况：

社会支持系统：

生活与工作环境：

经济负担：

**身体评估**

**实验室及其他检查**

**主要护理诊断及诊断依据**

签名

# 附录 2：入院护理病历示例

科室 心内科 病房 10病房 病室 5病室 床号 3床 住院号 257961

## 入院护理病历

### 一般资料

| | | |
|---|---|---|
| 姓名：赵 ×× | 性别：女 | 年龄：62 岁 |
| 文化程度：初中 | 职业：家务 | 婚姻状况：已婚 |
| 籍贯：北京 | 民族：汉 | 宗教信仰：　　无 |
| 付费方式：医保 | 通讯住址：×××× | 联系电话：×××× |
| 联系人：吴 ×× | 与患者的关系：儿子 | 联系电话：×××× |
| 入院日期：2012.11.20 | 入院方式：步行 | 入院医疗诊断：心绞痛 |
| 病历采集日期：2012.11.20 | 病史陈述者：患者本人 | |
| 主管医生：张丽芳 | 主管护士 / 见习护士：胡颖 | |

### 健康史

入院原因

主诉：阵发性心前区疼痛 4 个月。

现病史：患者 4 个月前开始出现心前区疼痛，似重物压迫感，无放射痛，每于劳累、生气、精神紧张或饱餐后发作，疼痛剧烈时可伴出汗、恶心，无呕吐。每次发作持续 3 ～ 5 分钟，经休息或口服硝酸甘油后可缓解。曾于我院门诊就诊，未发作时心电图未见异常，蹬车试验提示心肌缺血，给予阿司匹林、消心痛及倍他乐克口服，发作次数渐减少。为进一步诊治门诊以“冠心病，心绞痛”收住院。

日常生活型态及自理能力

饮食与营养型态：平时 3 餐 / 日，主食 6 ～ 7 两 / 每日。荤素搭配，无特殊忌口，无咀嚼困难。饮水量约 2500ml/ 日，以茶水为主。自觉营养状况较好，体重维持在 60 kg 左右。患病后因进食过多可引起心前区不适或疼痛，故食量有所控制，体重 4 个月来略有下降，余无明显变化。

休息与睡眠型态：平时睡眠规律，夜间可连续睡眠 6 小时，无入睡困难、多梦、早醒等，醒后精神好。近半年来，无明显原因出现入睡困难，每日须服舒乐安定 1# 后方能入睡，夜间多梦、易醒，醒后不易入睡。白天常有困意，精力不足。

排泄型态：平时小便 6 ～ 8 次 / 日，量约 2000ml/ 日，无尿急、尿痛、尿失禁及排尿困难。大便隔日 1 次，常干结，不易排出，间断服用麻仁润肠胶囊或开塞露外用，效果好，可轻松排便。患病后因怕用力排便诱发心前区疼痛一直服用麻仁润肠胶囊，大便顺畅，1 ～ 2 日 1 次。小便病后无变化。

自理能力及日常活动：平时沐浴、洗漱、进食、穿衣、入厕等日常活动均能独立完成，从事少量家务，闲暇时喜看电视。患病后，自理能力无受限，但因担心病情加重日常活动有所减少。

既往史

2003 年因头晕而被诊为“高血压病”，血压最高 180/110mmHg，坚持口服降压 0 号 1#/

日，血压可控制在140/90mmHg左右，否认高血脂、糖尿病等。

个人史

出生及成长情况：生于辽宁省沈阳市，自1983年随丈夫来京后一直定居于此，未到过疫区。否认传染病接触史。

月经史：$15\frac{3-4}{28-32}50$，绝经后无阴道出血。

婚育史：25岁结婚，丈夫现年65岁，体健，孕2产1，育有一子，身体健康。

嗜好：吸烟史20年，10支/日，5年前已戒。无饮酒及其他特殊嗜好。

过敏史

否认药物及食物过敏史。

家族史

父亲72岁死于肺癌，母亲健在，有1妹及1弟身体健康，否认家族成员中有同类疾病、糖尿病、高血压等病史者。

心理社会状况

情绪状态：担心自己住院后家中孙女得不到很好的照顾，故有些着急。

对所患疾病的认识：出现胸痛后，知道可能与心脏有关，及时去了医院。知道这次自己患的是心绞痛，平时要随身备有硝酸甘油，不能过劳、过饱或情绪过于激动，但反复发作不是自己能控制的。希望医护人员在这方面能给予更详细、更具体的指导。

重大应激事件及应对情况："平时遇事多能独立处理，办事能力强，比较乐观，较少犯愁。"一旦遇到烦恼或困难多向家人、朋友寻求排解或帮助。6年前父亲因"肺癌"去世时，曾有过一段心情比较郁闷，通过家人的安慰及自我疏导很快就恢复了。近期无重大应激事件。

社会支持系统：夫妻二人与儿子、儿媳及孙女住在一起，家庭关系和睦。患病后家人都很关注，此次住院由老伴及儿媳陪同，家中事务已做好安排。现住楼房与邻居等交往较少，与以前的朋友经常电话联系，偶尔聚会一次。

生活与工作环境：居住楼房，条件较好，楼群周围有较大的一片绿地及休闲活动场所，但缺乏健身设施，附近没有诊所，距离医院较远，平时看病不方便。以家务劳动为主，无毒物等接触史。

经济状况：儿子及儿媳的收入较高，老伴有退休金，家庭经济状况较好，支付住院医疗费无困难。

**身体评估**

T 36.5℃　P 70次/分　R 18次/分　BP 140/85mmHg H　155cm W58Kg

一般状态：发育正常、营养良好、自动体位、神志清楚、面色红润、表情自然、无特殊病容。

皮肤黏膜：无苍白、发绀及黄染，皮肤弹性良好，无皮疹及出血点，无水肿，无蜘蛛痣及溃疡。

浅表淋巴结：右侧颌下可触及一蚕豆大小的淋巴结，质地稍硬，活动度好，无压痛，其余部位浅表淋巴结未触及。

头部：头颅大小如常、无畸形，毛发分布均匀、有光泽，头皮无损伤及触痛。

眼：眼睑无水肿及下垂，结膜无苍白、充血、出血及滤泡，巩膜无黄染，角膜透明、无溃疡，双侧瞳孔等大等圆、直径4mm，对光反射灵敏，眼球无突出及下陷、运动无障碍。

耳：耳廓无畸形、无牵拉痛，外耳道无异常分泌物，乳突无压痛，粗侧听力正常。

鼻：无畸形，皮肤颜色如常，鼻翼无扇动，鼻腔通畅、无异常分泌物，副鼻窦无压痛。

口腔：无异味，口唇红润，牙齿排列整齐，无松动、义齿及残齿，$\overline{6}|\underline{7}$龋齿，咬合无障碍，牙龈无红肿、溢脓及出血，舌苔薄白、舌质红润、伸舌无偏曲，口腔黏膜无出血点及溃疡，咽部稍红，右侧扁桃体I度肿大。

颈部：颈软，双侧对称，运动无受限，颈静脉无怒张，可见颈动脉搏动，气管居中，甲状腺无肿大。

胸廓：呈椭圆形、左右对称，未见胸壁静脉曲张，胸壁无压痛

肺部

视诊：胸式呼吸为主，节律规整，双侧呼吸运动一致。

触诊：双侧触觉语颤基本一致，无明显增强或减弱。

叩诊：呈清音，双侧肺下界一致，锁骨中线第6肋间，腋中线第8肋间，肩胛线第10肋间。

听诊：双肺呼吸音清，未闻及异常呼吸音、干湿罗音及胸膜摩擦音。

心脏

视诊：心前区无隆起，心尖搏动最强点位于左侧第五肋间锁骨中线内1cm，搏动范围直径约2cm，心前区无其他异常搏动。

触诊：心尖搏动位置同视诊，心前区未触及震颤。

叩诊：心脏相对浊音界不大，如下表所示：

| 右（cm） | 肋间 | 左（cm） |
|---|---|---|
| 2.5 | Ⅱ | 2.5 |
| 2.5 | Ⅲ | 4 |
| 3 | Ⅳ | 7 |
| | Ⅴ | 8.5 |

左锁骨中线至前正中线距离为10 cm

听诊：心率70次/分，节律规整，心音有力、$A_2 > P_2$，无心音分裂及额外心音，各瓣膜听诊区未闻及病理性杂音，无心包摩擦音。

周围血管：各浅表动脉（桡动脉、肱动脉、股动脉、足背动脉）搏动有力，双侧一致，节律规整，血管紧张度适中，肝颈静脉回流征（–），无周围血管征。

腹部

视诊：腹部平坦，未见腹壁静脉曲张，胃肠型及蠕动波，腹式呼吸无受限。

触诊：腹软、无压痛及反跳痛，未触及肿物，肝、脾及胆囊均未触及，Murphy征（-）

叩诊：鼓音，无移动性浊音，肝上界位于右锁骨中线第5肋间，肝区无叩击痛，肾区无叩击痛。

听诊：肠鸣音4次/分，无增强或减弱，无振水音及血管杂音。

脊柱：呈正常生理弯曲，无脊柱侧弯，无压痛及叩击痛，活动无受限。

四肢：无畸形，双侧对称，无静脉曲张及肌肉萎缩，关节无畸形、红肿及运动障碍，无杵状指（趾）及匙状指。

肛门、直肠及外生殖器：未查

神经系统：生理反射存在，病理反射未引出，Kernig’s 征（–）。

**实验室及其他检查**

心电图（2012.11.18）：窦性心率，75 次 / 分，Ⅱ、Ⅲ、aVF、$V_3$、$V_5$ ST 段下移，T 波倒置。

**主要理诊断**

1．疼痛：心前区疼痛：与心肌缺血、缺氧有关。

2．潜在并发症：心肌梗死。

3．焦虑：与担心住院后孙女无人照顾有关。

4．知识缺乏：缺乏心绞痛的预防、保健知识。

胡 颖

（孙玉梅）

# 附录3　NANDA 201项护理诊断一览表（2009～2011）

**领域1　健康促进（Health Promotion）**

健康维护能力低下

自我健康管理无效

持家能力障碍

有免疫状态改善的趋势

忽视自我健康管理

有营养改善的趋势

家庭执行治疗方案无效

有自我健康管理改善的趋势

**领域2　营养（Nutrition）**

无效性婴儿喂养型态

营养失调：低于机体需要量

营养失调：高于机体需要量

有营养失调的危险：高于机体需要量

吞咽障碍

有血糖不稳定的危险

新生儿黄疸

有肝功能受损的危险

有电解质失衡的危险

有体液平衡改善的趋势

体液不足

体液过多

有体液不足的危险

有体液失衡的危险

**领域3　排泄（Elimination and Exchange）**

排尿障碍

功能性尿失禁

溢出性尿失禁

反射性尿失禁

压力性尿失禁

急迫性尿失禁

有急迫性尿失禁的危险

尿潴留

有排尿功能改善的趋势

排便失禁

便秘

感知性便秘

有便秘的危险

腹泻

胃肠动力失调

有胃肠动力失调的危险

气体交换障碍

**领域4　活动/休息（Activity/Rest）**

失眠

睡眠型态紊乱

睡眠剥夺

有睡眠改善的趋势

有废用综合征的危险

缺乏娱乐活动

久坐的生活方式

床上活动障碍

躯体活动障碍

借助轮椅活动障碍

移动能力障碍

行走障碍

术后康复迟缓

能量场紊乱

疲乏
活动无耐力
有活动无耐力的危险
有出血的危险
低效性呼吸型态
心输出量减少
外周组织灌注无效
有心脏组织灌注不足的危险
有脑组织灌注无效的危险
有胃肠道灌注无效的危险
有肾灌注无效的危险
有休克的危险
自主呼吸障碍
呼吸机依赖
有自理能力增强的趋势
沐浴/卫生自理缺陷
穿着/修饰自理缺陷
进食自理缺陷
如厕自理缺陷

**领域 5 感知/认知（Perception/Cognition）**

单侧身体忽视
环境认知障碍综合征
漫游状态
感知觉紊乱（具体说明：视觉、听觉、方位感、味觉、触觉、嗅觉）
急性意识障碍
慢性意识障碍
有急性意识障碍的危险
知识缺乏
有知识增进的趋势
记忆功能障碍
有决策能力增强的趋势
活动计划无效
语言沟通障碍
有沟通增进的趋势

**领域 6 自我感知（Self-Perception）**

有个人尊严受损的危险
无望感
自我认同紊乱
有孤独的危险
有能力增强的趋势
无能为力感
有无能为力感的危险
有自我概念改善的趋势
情境性低自尊
长期性低自尊
有情境性低自尊的危险
体像紊乱

**领域 7 角色关系（Role Relationships）**

照顾者角色紧张
有照顾者角色紧张的危险
养育功能障碍
有养育功能改善的趋势
有养育功能障碍的危险
有依附关系受损的危险
家庭运作过程失常
家庭运作过程改变
有家庭运作过程改善的趋势
母乳喂养有效
母乳喂养无效
母乳喂养中断

父母角色冲突

有关系改善的趋势

无效性角色行为

社会交往障碍

**领域 8　性（Sexuality）**

性功能障碍

性生活型态无效

有生育进程改善的趋势

有母体与胎儿双方受干扰的危险

**领域 9　应对 / 应激耐受性（Coping/ Stress Tolerance）**

创伤后综合征

有创伤后综合征的危险

强暴创伤综合征

迁移应激综合征

有迁移应激综合征的危险

焦虑

对死亡的焦虑

有威胁健康的行为

妥协性家庭应对

无能性家庭应对

防卫性应对

应对无效

社区应对无效

有应对增强的趋势

有社区应对增强的趋势

有家庭应对增强的趋势

无效性否认

恐惧

悲伤

复杂性悲伤

有复杂性悲伤的危险

个人恢复能力障碍

有恢复能力受损的危险

有恢复能力增强的趋势

持续性悲伤

压力负荷过重

自主性反射失调

有自主性反射失调的危险

婴儿行为紊乱

有婴儿行为紊乱的危险

有婴儿行为调节改善的趋势

颅内调适能力降低

**领域 10　生活准则（Life Principles）**

有希望增强的趋势

有精神安适增进的趋势

抉择冲突

道德困扰

不依从行为

宗教信仰减弱

有宗教信仰增强的趋势

有宗教信仰减弱的危险

精神困扰

有精神困扰的危险

**领域 11　安全 / 防护（Safety/Protection）**

有感染的危险

清理呼吸道无效

有误吸的危险

有婴儿猝死综合征的危险

牙齿受损

有跌倒的危险
有受伤害的危险
有手术期体位性损伤的危险
口腔黏膜受损
有外周神经血管功能障碍的危险
防护能力低下
皮肤完整性受损
有皮肤完整性受损的危险
有窒息的危险
组织完整性受损
有外伤的危险
有血管损伤的危险
自伤
有自伤的危险
有自杀的危险
有对他人施行暴力的危险
有对自己施行暴力的危险
受污染
有受污染的危险
有中毒的危险
乳胶过敏反应
有乳胶过敏反应的危险
有体温失调的危险
体温过高
体温过低
体温调节无效

**领域 12　舒适（Comfort）**

有舒适增进的趋势
舒适度减弱
恶心
急性疼痛
慢性疼痛
社交孤立

**领域 13　生长 / 发展（Growth/Development）**

成人身心功能衰退
生长发展迟缓
有发展迟缓的危险
有生长比例失调的危险

# 中英文专业词汇索引

## O



## P



## Q



## R



## S



## T



## W

## X



## Y



## Z

# 主要参考文献

1．万学红，卢雪峰．诊断学．8 版．北京：人民卫生出版社，2013．
2．吴光煜．健康评估．北京：北京大学医学出版社，2008．
3．吕探云，孙玉梅．健康评估．3 版．北京：人民卫生出版社，2012．
4．张树基，王巨德．诊断学基础．5 版．北京：北京大学医学出版社，2008．
5．葛均波，徐永健．内科学．8 版．北京：人民卫生出版社，2013．
6．徐新娟，杨大明．诊断学（案例版）．北京：科学出版社，2008．
7．陈文彬，潘祥林．诊断学．7 版．北京：人民卫生出版社，2010．
8．张伯源．医学心理学．北京：北京大学出版社，2010．
9．张春兴．现代心理学．3 版．上海：上海人民出版社，2009．
10．蔡焯基．精神病学．2 版．北京：北京大学医学出版社，2009．
11．Carolyn Jarvis．Physical examination and health assessment 6th ed. Canada：Elsevier Inc，2012．
12．丛玉隆，尹一兵，陈瑜．检验医学高级教程．北京：人民军医出版社，2010．
13．吴恩惠，冯敢生．医学影像学．6 版．北京：人民卫生出版社，2008．